感染科诊疗常规

王贵强　主　编

北京医师协会　组织编写

中国医药科技出版社

《临床医疗护理常规》
编委会

《感染科诊疗常规》
编委会

序 言

　　我非常高兴地向各位推荐北京医师协会亲力亲为与北京地区35个医学专科的专家们具有历史意义合作的一个象征——北京市《临床医疗护理常规》正式出版。其宗旨仍然是致力于全市医疗质量与患者安全的持续性改进和提高。

　　提高质量的医疗服务，需要有效的领导，这种领导支持来自于医疗机构的许多方面，包括治理层领导们、临床与管理部门的负责人，以及其他处于领导职位的人的支持；质量与安全更扎根于每位医务人员和其他工作人员的日常工作生活中，当医生与护士评估患者的需要并提供医疗服务的时候，本书的内容毫无疑问有助于帮助他们理解和如何做到切实改进质量，以帮助患者并降低风险。同样，管理者、辅助人员，以及其他人员通过北京市《临床医疗护理常规》的学习并应用于日常工作中，也有助于提高工作效率，改善资源利用率，从而达到质量持续改进与医疗安全的目的。

　　我们热切地展望未来，与我们的医学同道们一起合作，在朝着医疗护理质量持续改进的历程中互相学习，为首都乃至中国的医药卫生体制改革和促进人民的健康，不失时机地做出我们的努力！

金大鹏

2012年4月

编写说明

10年前，北京医师协会受北京市卫生局委托，组织北京地区几十家医院的数百名医学专家、学科带头人及中青年业务骨干，以现代医学理论为指导，参考国内外相关版本，结合临床实践经验，编写了北京市《临床医疗护理常规》，并于2002年正式出版。

10年来，《临床医疗护理常规》对规范各级各类医院的医疗质量，规范医护人员在医疗护理实践中的诊疗行为，保障患者的健康产生了重要的作用。但是随着医疗卫生改革的深化和临床医学的发展、临床学科的细化，北京市《临床医疗护理常规》已经不能充分体现北京地区的医疗水平。

北京医师协会根据卫生部有关专业分类的规定，组织本协会内34个专科的专家委员会对北京市《临床医疗护理常规》进行修编。在编写过程中，力求体现北京地区的医疗水平，尽量保持原来的体例和风格，经反复修改定稿。

尚需说明：

1. 北京市《临床医疗护理常规》修编是根据卫生部颁布的18个普通专科和16个亚专科分类，加上临床护理专业。18个普通专科是：内科、外科、妇产科、儿科、急诊科、神经内科、皮肤科、眼科、耳鼻咽喉科、精神科、小儿外科、康复医学科、麻醉科、医学检验科、临床病理科、口腔科、全科医学科、医学影像科。16个亚专科是：心血管内科、呼吸内科、消化内科、内分泌科、血液内科、肾脏内科、感染科、风湿免疫科、普通外科、骨科、心血管外科、胸外科、泌尿外科、整形外科、烧伤科、神经外科。

2. 北京市《临床医疗护理常规》的本次修编有较大幅度的调整，由2002版的11个分册调整为现行版的35个分册。其中由于外科与普通外科、儿科与小儿外科相通颇多故各自合并为一个分册，医学影像科以放射科、超声科和放射治疗三个分册分别论述。

3. 为进一步完善我市医师定期考核工作，保证医师定期考核取得实效，2012年，北京市卫生局将根据专科医师发展情况试点开展按专科进行业务水平测试的考核方式。修编后的北京市《临床医疗护理常规》旨在积极配合专科医师制度的建设，各专科分册独立程度高、专科性强，为各专科医师应知应会的基本知识和技能。

《临床医疗护理常规》将成为在各专科领域内执业的临床医师"定期考核"业务水平测试的内容。

4. 北京市《临床医疗护理常规》的修编出版仍然是一项基础性的工作，目的在于为各级医护人员在诊疗护理工作中提供应参照的基本程序和方法，有利于临床路径工作的开展，并不妨碍促进医学进展的学术探讨和技术改选。

5. 本次修编仍不含中医专业。

北京医师协会
2012年3月

Preface
前　言

　　传染病（communicable diseases）一直是严重危害人类健康、导致突发公共卫生事件的主要问题，人类发展的历史，也是和传染病作斗争的历史。

　　感染性疾病（infectious diseases）是指由各种病原生物（病毒、细菌、真菌、寄生虫等）导致的人体疾病，包括法定传染病与其他感染性疾病。传染病是指传染性较强、社会危害大的疾病。目前我国法定传染病有 37 种。随着社会经济的发展、生活水平的提高和医疗卫生条件的改善，法定传染病发病率明显下降，患者数量减少，传染病疾病谱和类型也有了较大变化。部分传染病发病率有所下降但仍然流行，如病毒性肝炎、细菌性痢疾、肾综合征出血热等；部分曾被控制的传染病有增加和扩散趋势，如肺结核、性病、血吸虫病等；有些新发传染病已在我国出现并造成危害，如艾滋病、传染性非典型肺炎（SARS）等；还有一些潜在的新发传染病传入的可能，包括埃博拉出血热、西尼罗脑炎等。近年来细菌耐药性的迅速增加，使感染性疾病治疗面临困境，医院感染成为威胁患者安全的重要公共卫生挑战。

　　针对我国感染性疾病特点，综合医院感染病学科定位也发生了改变，除了继续担任法定传染病和新发传染病的诊治工作外，还负责发热待查鉴别诊断、各种感染性疾病的诊断和治疗、抗菌药物合理应用指导、医院感染的防控等。在 2012 年 5 月 8 日卫生部发布的《抗菌药物临床应用管理办法》中，明确"二级以上医院应当设置感染性疾病科，配备感染性疾病专业医师。感染性疾病科和感染性疾病专业医师负责对本机构各临床科室抗菌药物临床应用进行技术指导，参与抗菌药物临床应用管理工作"，也反映了感染疾病科的学科定位变化。

　　《感染科诊疗常规》是北京市各级医疗机构感染性疾病相关科室医务人员日常诊疗工作的技术规范，也是卫生行政部门检查医疗质量的依据。本书的编写立足于科学、规范、系统和适用，定位于感染性疾病专科医师需要掌握的基本内容，增加了新发传染病如新型布尼亚病毒感染导致的发热伴血小板减少综合征、人粒细胞无形体病，以及感染和发热性疾病、抗菌药物合理应用、医院感染控制等内容。希望《感染科诊疗常规》能够有助于北京地区专科医师规范感染性疾病的诊疗行为，促进感染科医师综合业务能力的提升，提高临床救治水平，使广大患者受益。

编者

2012 年 8 月

Contents

目 录

第一部分 **病毒性疾病** / 1

第一章 病毒性肝炎 …………………………………………………… （2）

第二章 艾滋病 ……………………………………………………… （10）

第三章 流行性感冒和人高致病性禽流感 ……………………… （14）

第一节 流行性感冒 ……………………………………… （14）

第二节 人高致病性禽流感 ……………………………… （15）

第四章 传染性非典型肺炎 ………………………………………… （18）

第五章 布尼亚病毒感染 …………………………………………… （21）

第一节 肾综合征出血热 ………………………………… （21）

第二节 新型布尼亚病毒感染 …………………………… （23）

第六章 麻疹 ………………………………………………………… （26）

第七章 风疹 ………………………………………………………… （28）

第八章 流行性腮腺炎 ……………………………………………… （30）

第九章 水痘－带状疱疹病毒感染 ………………………………… （32）

第十章 流行性乙型脑炎 …………………………………………… （34）

第十一章 登革热病毒感染 ………………………………………… （36）

第十二章 狂犬病 …………………………………………………… （39）

第十三章 人巨细胞病毒感染 ……………………………………… （41）

第十四章 EB 病毒感染 …………………………………………… （43）

第十五章 肠道病毒感染 …………………………………………… （45）

第一节 手足口病 ………………………………………… （45）

第二节 脊髓灰质炎 ……………………………………… （47）

第十六章 诺如病毒性胃肠炎 ……………………………………… （49）

第十七章 轮状病毒感染 …………………………………………… （51）

第二部分 细菌性疾病 / 53

第十八章 流行性脑脊髓膜炎 …………………………………………………………………（54）

第十九章 白喉 ……………………………………………………………………………（57）

第二十章 百日咳 …………………………………………………………………………（59）

第二十一章 猩红热 ………………………………………………………………………（61）

第二十二章 人感染猪链球菌病 …………………………………………………………（63）

第二十三章 霍乱 …………………………………………………………………………（65）

第二十四章 伤寒、副伤寒 ……………………………………………………………（68）

　　第一节 伤寒 …………………………………………………………………………（68）

　　第二节 副伤寒 ………………………………………………………………………（70）

第二十五章 细菌性痢疾 …………………………………………………………………（71）

第二十六章 非痢疾杆菌感染性腹泻 ……………………………………………………（73）

第二十七章 细菌性食物中毒 ……………………………………………………………（76）

第二十八章 鼠疫 …………………………………………………………………………（78）

第二十九章 炭疽 …………………………………………………………………………（81）

第三十章 布鲁菌病 ………………………………………………………………………（83）

第三十一章 脓毒症和脓毒性休克 ………………………………………………………（86）

第三十二章 细菌性肝脓肿 ………………………………………………………………（91）

第三部分 螺旋体感染 / 93

第三十三章 钩端螺旋体病 ………………………………………………………………（94）

第三十四章 莱姆病 ………………………………………………………………………（96）

第四部分 立克次体感染 / 99

第三十五章 斑疹伤寒 ……………………………………………………………………（100）

　　第一节 流行性斑疹伤寒 ……………………………………………………………（100）

　　第二节 地方性斑疹伤寒 ……………………………………………………………（101）

第三十六章 恙虫病 ………………………………………………………………………（103）

第三十七章 人粒细胞无形体病 …………………………………………………………（105）

第三十八章 Q 热 …………………………………………………………………………（107）

第五部分 真菌病 / 109

第三十九章 深部真菌病 …………………………………………………………………（110）

第一节 念珠菌病 ·· (110)

第二节 曲霉病 ·· (111)

第三节 隐球菌病 ·· (112)

第四节 组织胞浆菌病 ·· (113)

第六部分 寄生虫病 / 115

第四十章 阿米巴病 ·· (116)

第一节 肠阿米巴病 ·· (116)

第二节 肝阿米巴病 ·· (117)

第四十一章 疟疾 ·· (119)

第四十二章 内脏利什曼病 ·· (122)

第四十三章 弓形虫病 ·· (124)

第四十四章 肺孢子虫病 ·· (126)

第四十五章 血吸虫病 ·· (129)

第四十六章 华支睾吸虫病 ·· (131)

第四十七章 并殖吸虫病 ·· (133)

第四十八章 丝虫病 ·· (136)

第四十九章 旋毛虫病 ·· (139)

第五十章 囊虫病 ·· (141)

第五十一章 包虫病 ·· (143)

第五十二章 广州管圆线虫病 ·· (145)

第七部分 巴尔通体病 / 149

第五十三章 巴尔通体病 ·· (150)

第八部分 临床病症或综合征的诊断分析及治疗 / 153

第五十四章 不明原因发热 ·· (154)

第五十五章 黄疸待查 ·· (158)

第一节 溶血性黄疸 ·· (158)

第二节 肝细胞性黄疸 ·· (158)

第三节 胆汁淤积性黄疸 ·· (159)

第四节 先天性非溶血性黄疸 ·· (160)

第五十六章 中枢神经系统感染 ·· (162)

第五十七章 肝硬化并发症 ·· (165)

第一节 腹水 ·· (165)

第二节　自发性腹膜炎 ·· （167）

第三节　肝肾综合征 ·· （169）

第四节　肝性脑病 ·· （170）

第五节　肝肺综合征 ·· （173）

第六节　胃食管静脉曲张及出血 ·· （173）

第七节　原发性肝癌 ·· （176）

第九部分　感染及抗菌药物使用　/177

第五十八章　常见细菌的感控特点 ······································ （178）

第五十九章　粒细胞减少或免疫缺陷患者感染 ···························· （182）

第一节　粒细胞减少患者的感染 ·· （182）

第二节　其他免疫缺陷患者的感染 ······································ （185）

第六十章　抗菌药物合理应用 ·· （186）

第十部分　消毒、隔离和传染病预防控制　/191

第六十一章　消毒与隔离 ·· （192）

第六十二章　传染病预防控制 ·· （195）

附录一　中华人民共和国传染病防治法 ·································· （197）

附录二　抗菌药物临床应用管理办法 ···································· （211）

附录三　突发公共卫生事件应急条例 ···································· （219）

第一部分
病毒性疾病

第一章　病毒性肝炎

病毒性肝炎（viral hepatitis）是由多种肝炎病毒引起的以肝脏损害为主的全身性疾病，根据病原不同分为甲型、乙型、丙型、丁型及戊型。临床上以疲乏、食欲减退、肝肿大、肝生化检查异常为主要表现，部分病例可出现黄疸，无症状者常见。除肝炎病毒外，很多其他病毒，如巨细胞病毒、EB 病毒、黄热病毒、风疹病毒、单纯疱疹病毒、柯萨奇病毒、出血热病毒、艾柯（ECHO）病毒等，也可引起肝脏损害，但同时有其他脏器、系统损害，且各有特点，不包括在病毒性肝炎中。

五型病毒性肝炎的特点见表 1 - 1。

表 1 - 1　五型病毒性肝炎的特点

	甲型	乙型	丙型	丁型	戊型
病毒核酸及直径	RNA，27nm	DNA，42nm	RNA，30～60nm	RNA，36nm	RNA，27～38nm
主要传播途径	粪-口	血液、体液、母婴	血液、体液	血液、体液	粪-口
流行性	散发或流行	散发	散发	散发	散发或流行
季节性	秋冬	无	无	无	雨季或洪水后
潜伏期（天）	30（15～45）	70～80（28～160）	52（30～83）	4～20 周	36（15～75）
发病	急性起病	多缓慢	多缓慢	多缓慢	急性起病
黄疸	有黄疸者较多	多无黄疸	多无黄疸	多无黄疸	黄疸常较重
慢性化	无	有	有	有	无
预防要点	水、粪管理，饮食卫生，个人卫生，疫苗接种	疫苗为主，阻断母婴及医源性传播	控制医源性（主要血液）传播	控制医源性（主要血液）传播	水、粪管理，饮食卫生，个人卫生

【诊断标准】

一、临床诊断与分型

（一）急性肝炎

1. 急性无黄疸型肝炎

（1）流行病学资料　有与确诊的病毒性肝炎患者密切接触史；或接受输血、血液制品及消毒不严格的注射和针刺史；或接受血液透析、脏器移植史。

（2）症状　近期内出现持续数天无其他原因可解释的乏力、食欲减退、恶心、厌油、腹胀、肝区痛等；小儿尚可出现呕吐、腹痛、腹泻、精神不振及发热。

（3）体征　肝肿大并有压痛、肝区叩击痛，部分患者可有轻度脾肿大。

（4）实验室检查　主要为血清 ALT 增高。

（5）病原学检测阳性。

凡化验阳性并且流行病学资料、症状、体征三项中有两项阳性或化验及体征（或化验及症状）均明显阳性，并已排除其他疾病者可诊断为急性无黄疸型肝炎。

凡单项血清 ALT 增高，或仅有症状、体征，或仅有流行病学史及（2）～（4）三项中之一项，均为疑似病例。对疑似病例应进行动态观察或结合其他检查（包括肝活体组织检查）作出诊断。疑似病例如病原学诊断为阳性，且能除外其他疾病者可以确诊。

2. 急性黄疸型肝炎

凡符合急性无黄疸型诊断条件，且血清胆红素大于 17.1μmol/L，或尿胆红素阳性，并能排除其他原因引起的黄疸，可诊断为急性黄疸型肝炎。

（二）慢性肝炎

既往有乙型、丙型、丁型肝炎或 HBsAg 携带史或急性肝炎病程超过半年，而目前仍有肝炎症状、体征及肝功异常者可诊断为慢性肝炎。发病日期不明或虽无肝炎病史，但影像学、腹腔镜或肝组织学检查符合慢性肝炎改变，或根据症状、体征、化验综合分析亦可作出相应诊断。

（三）重型肝炎（肝衰竭）

1. 急性重型肝炎（急性肝衰竭）

急性黄疸型肝炎患者如有严重的消化道症状、极度乏力，同时出现昏迷前驱症状者，即应考虑本病；若肝浊音界进行性缩小，黄疸急剧加深，肝功能明显异常（特别是血清胆红素大于 171μmol/L），且起病后 14 天内迅速出现精神神经症状（肝性脑病Ⅱ度以上）、凝血酶原活动度低于 40% 并可排除其他原因者，即可诊断为急性重型肝炎。

2. 亚急性重型肝炎（亚急性肝衰竭）

急性黄疸型肝炎患者凝血酶原活动度低于 40%，起病 15 天～26 周，具备以下指征之一者，可诊断为亚急性重型肝炎：①出现Ⅱ度以上肝性脑病症状；②数日内血清胆红素升至 171μmol/L 以上，酶胆分离，白/球蛋白比例倒置；③高度乏力及明显食欲减退或恶心、呕吐，重度腹胀或腹水，可有明显出血现象。

3. 慢性重型肝炎（慢加急性肝衰竭）

临床表现同亚急性重型肝炎但有慢性肝炎、肝硬化或乙肝病毒表面抗原携带史，或虽无上述病史，但影像学检查、腹腔镜检查或肝组织学检查支持慢性重型肝炎者，可诊断为慢性重型肝炎。

（四）淤胆型肝炎

起病类似急性黄疸型肝炎，但自觉症状常较轻，常有肝肿大，皮肤瘙痒，大便呈白陶土样；实验室检查为梗阻性黄疸，且黄疸持续 3 周以上并能除外其他肝内外梗阻性黄疸者，可诊断为急性淤胆型肝炎。在慢性肝炎基础上发生上述临床表现者可诊断为慢性淤胆型肝炎。

（五）肝炎肝硬化

凡慢性肝炎患者具有肯定的门脉高压证据，且可除外其他能引起门脉高压的原因，或影像学证实或肝组织学检查证实者，可诊断为肝硬化。

1. 活动性肝硬化

慢性肝炎的表现依然存在，特别是 ALT 或 AST 升高、黄疸、白蛋白减低，肝脏质地变硬，脾进行性增大，且伴有门脉高压症。

2. 静止性肝硬化

ALT 和 AST 正常，无黄疸，肝质硬，脾大，伴门脉高压症，血清白蛋白降低。

二、病原学诊断、病原学分型

（一）甲型肝炎

急性肝炎患者血清抗 – HAV – IgM 阳性，可确诊为 HAV 近期感染。

（二）乙型肝炎

有以下任何一项阳性，可诊断为现症 HBV 感染：①血清 HBsAg 阳性；②血清 HBV DNA 阳性；③血清抗 – HBc – IgM 阳性；④肝内 HBcAg 和（或）HBsAg 阳性，或 HBV DNA 阳性。

1. 急性乙型肝炎诊断

须与慢性乙型肝炎急性发作鉴别，可参考下列动态指标：①HBsAg 滴度逐渐下降，消失后抗 – HBs 阳转；②急性期抗 – HBc – IgM 滴度大于 1∶1000。

2. 慢性乙型肝炎诊断

临床符合慢性肝炎，并有一种以上现症 HBV 感染标志阳性。

3. 慢性 HBsAg 携带者诊断

无任何临床症状和体征，肝生化正常，HBsAg 持续阳性 6 个月以上者。

（三）丙型肝炎

诊断须血清 HCV RNA 阳性；或抗 – HCV 阳性者，需检测 HCV RNA 阳性。仅抗 – HCV 阳性，检测 HCV RNA 阴性者，不能作为现症 HCV 感染。

1. 急性丙型肝炎诊断

急性肝炎患者，血清或肝内 HCV RNA 阳性；无其他型肝炎病毒的急性感染标志。

2. 慢性丙型肝炎诊断

临床符合慢性肝炎，血清和（或）肝内 HCV RNA 阳性。

（四）丁型肝炎

HDV 为缺陷病毒，只在 HBsAg 阳性患者中复制，表现为 HBV 与 HDV 混合感染，可分以下几型。

1. 急性 HDV、HBV 同时感染

急性肝炎患者，除急性 HBV 感染标志阳性外，血清抗 – HDV – IgM 阳性，抗 – HDV – IgG 低滴度阳性；或血清和（或）肝内 HDAg、HDV RNA 阳性。

2. HDV – HBV 重叠感染

慢性乙型肝炎患者或慢性 HBsAg 携带者，血清 HDV RNA 和（或）HDAg 阳性，或抗 – HD – IgM 和（或）抗 – HD – IgG 高滴度阳性，肝内 HDV RNA 和（或）HDAg 阳性。

3. 慢性丁型肝炎诊断

临床符合慢性肝炎，血清抗 – HD – IgG 持续高滴度，HDV RNA 持续阳性，和（或）肝内 HDV RNA 和（或）HDAg 阳性，且 HBsAg 阳性。

（五）戊型肝炎

急性肝炎患者血清抗 – HEV 阳转或滴度由低到高，或抗 – HEV – IgM 阳性或斑点

杂交法或聚合酶链反应（PCR）检测血清和（或）粪便 HEV RNA 阳性。

【治疗原则】

一、急性病毒性肝炎的治疗

由于急性甲型肝炎是自愈性疾病，预后良好，不转为慢性，发生重型肝炎者亦较少，一般均能顺利恢复，故治疗主要是对症及支持治疗。充分休息防止发生重型肝炎，清淡饮食、补充足够热量和维生素，及抗炎、保肝、抗氧化治疗药物。对有黄疸和明显消化道症状者，可给予甘草酸制剂等药物治疗。另外，应禁酒、禁用可能损伤肝脏的药物。

急性戊型肝炎常较甲型肝炎重，尤其是妊娠妇女患戊肝时易发生重型肝炎，病死率可达 10%～20%，必要时可按重型肝炎处理。戊型肝炎常常表现为急性淤胆型肝炎，黄疸持续时间长，必要时可以使用熊去氧胆酸（UDCA），S-腺苷蛋氨酸（S-adenosyl-L-metionine，简称 SAMe），或肾上腺皮质激素。个别严重黄疸患者可行血浆置换或胆红素吸附。

急性乙型肝炎的预后大都良好，95%的成人患者可自愈，其治疗同甲型肝炎。

急性丙型肝炎若 HCV RNA 阳性，需要抗病毒治疗。建议普通 IFN-α 3MU～5MU，隔日 1 次，皮下注射；或聚乙二醇干扰素-α 2a 180μg，或聚乙二醇干扰素-α 2b 1.5μg/kg，每周 1 次。疗程为 24 周，同时服用利巴韦林 800～1000mg/d。

二、慢性乙型肝炎的治疗

包括抗病毒、免疫调节、抗炎和抗氧化、抗纤维化和对症治疗，其中抗病毒治疗是关键，只要有适应证，且条件允许，就应进行规范的抗病毒治疗。

（一）支持、对症治疗

应强调高蛋白饮食，包括动物蛋白及植物蛋白；新鲜蔬菜、水果也很重要。热量以能维持标准体重为度，勿过胖以防发生脂肪肝，勿食糖太多以防诱发糖尿病。适当休息、生活规律，肝炎明显活动时应卧床休息，相对稳定时可适当活动和轻微锻炼。保持精神愉快。忌酒、忌用损害肝脏的药物和疗法。

（二）减轻肝脏炎症、保护肝细胞、防止肝纤维化

1. 甘草甜素 具有较明确的抗炎作用，一般剂量（80～120ml/d，静脉滴注）无诱发继发感染的副作用。临床上有缓解症状、降酶、退黄的作用。应用半年对肝脏炎症有减轻作用（可先静脉滴注，后改口服）。

2. 水飞蓟制剂 具有较明确的抗氧化作用。

3. 双环醇 具有抗氧化、保肝等作用。

4. 多种中药复方制剂 具有抗纤维化作用，如安络化纤丸，扶正化瘀等但需要进一步大样本临床试验证实其有效性。

（三）抗病毒治疗建议

目前主要有两类抗病毒药物，一是干扰素，具有抗病毒和免疫增强双重作用，包括普通干扰素-α（2a，2b 和 1b）和聚乙二醇干扰素 α（2a 和 2b）。二是核苷（酸）类似物，包括：①L-核苷类：拉米夫定（Lamivudine）、替比夫定（Telbivudine）、克拉夫定（Clevudine）、恩曲他滨（Emtricitabine）等，属于胞嘧啶核苷类似物；②无环

磷酸盐类：阿德福韦酯（Adefovir Dipivoxil），替诺福韦酯（Tenofovir Disoproxil Fumarate）；③环戊烷类：恩替卡韦（Entecavir），属于鸟嘌呤核苷类似物。

目前拉米夫定、阿德福韦酯、恩替卡韦和替比夫定已经在我国上市。

慢性乙型肝炎治疗的总体目标是：最大限度地长期抑制 HBV，减轻肝细胞炎症坏死及肝纤维化，延缓和减少肝脏失代偿、肝硬化、HCC 及其并发症的发生，从而改善生活质量和延长存活时间。

抗病毒治疗的一般适应证包括：① HBeAg（+）慢性乙肝患者，HBV DNA ≥ 20000IU/ml（相当于 10^5 拷贝/ml），HBeAg（-）慢性乙肝患者，HBV DNA ≥ 2000IU/ml（相当于 10^4 拷贝/ml）。②ALT≥2×ULN；如用干扰素治疗，ALT 应≤10×ULN，血清总胆红素应＜2×ULN。③ALT ＜2×ULN，但肝组织学病变，炎症坏死分级≥G2，或纤维化分期≥S2。

对持续 HBV DNA 阳性但达不到上述治疗标准且有以下情形之一者，亦应考虑给予抗病毒治疗：①对 ALT 大于正常上限且年龄＞40 岁者，也应考虑抗病毒治疗。②对 ALT 持续正常但年龄较大者（＞40 岁），应密切随访，最好进行肝活检；如果肝组织学病变，炎症坏死分级≥G2，或纤维化分期≥S2，应积极给予抗病毒治疗。③动态观察发现有疾病进展的证据（如脾脏增大）者，建议行肝组织学检查，必要时给予抗病毒治疗。

在开始治疗前应排除由药物、酒精或其他因素所致的 ALT 升高，也应排除应用降酶药物后 ALT 暂时性正常。在一些特殊病例如肝硬化或服用联苯结构衍生物类药物者，其 AST 水平可高于 ALT，此时可将 AST 水平作为主要指标。

1. 慢性 HBV 携带者和非活动性 HBsAg 携带者

慢性 HBV 携带者暂时不需抗病毒治疗，但应每 3～6 个月进行生化学、病毒学、甲胎蛋白（AFP）和影像学检查，若符合抗病毒治疗适应证，可用 IFN-α 或核苷（酸）类似物治疗。对于年龄＞40 岁，特别是男性或有 HCC 家族史者，即使 ALT 正常或轻度升高，建议肝组织学检查确定是否需抗病毒治疗。

非活动性 HBsAg 携带者一般不需抗病毒治疗，但应每 6 个月进行一次生化、HBV DNA、AFP 及肝脏超声显像检查。

2. HBeAg 阳性慢性乙型肝炎患者

普通 IFN-α，3～5MU，每周 3 次或隔日 1 次，皮下注射，一般疗程为 12 个月。聚乙二醇 IFN-α 2a 180μg，或聚乙二醇 IFN-α 2b 1.0～1.5μg/kg，每周 1 次，皮下注射，疗程 1 年。应注意剂量及疗程的个体化。

拉米夫定 100mg 或阿德福韦酯 10mg 或恩替卡韦 0.5mg 或替比夫定 600mg，每日 1 次口服。治疗至少 1 年时，如 HBV DNA 低于检测下限值（PCR 法）ALT 复常、HBeAg 血清学转换，再巩固治疗至少 1 年可考虑停药，但延长疗程可减少复发。

3. HBeAg 阴性慢性乙型肝炎患者

此类患者复发率高，疗程宜长。最好选用干扰素或耐药发生率低的核苷（酸）类似物治疗。核苷（酸）类似物治疗至少 1 年时，当 HBV DNA 低于检测下限值和 ALT 复常，再巩固至少 1.5 年可考虑停药，由于停药后复发率较高，可以延长疗程。

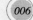

4. 代偿期乙型肝炎肝硬化患者

HBeAg 阳性者的治疗指征为 HBV DNA ≥ 2000IU/ml（10^4 拷贝/ml），HBeAg 阴性者的治疗指征为 HBV DNA ≥ 200IU/ml（10^3 拷贝/ml），ALT 正常或升高。治疗目标是延缓和降低肝功能失代偿和 HCC 的发生。因需要较长期治疗，最好选用耐药发生率低的核苷（酸）类似物治疗，其停药标准尚不清楚。干扰素因其有导致肝功能失代偿等并发症的可能，应十分慎重。如认为有必要，宜从小剂量开始，根据患者的耐受情况逐渐增加到预定的治疗剂量。

5. 失代偿期乙型肝炎肝硬化患者

对于失代偿期肝硬化患者，只要能检出 HBV DNA，不论 ALT 或 AST 是否升高，建议在知情同意的基础上，及时应用核苷（酸）类似物抗病毒治疗，以改善肝功能并延缓或减少肝移植的需求。因需要长期治疗，应选用耐药发生率低的核苷（酸）类似物治疗，不能随意停药，一旦发生耐药变异，应及时加用其他已批准的能治疗耐药变异的核苷（酸）类似物。干扰素治疗可导致肝衰竭，因此，对失代偿期肝硬化患者应禁用。

6. 核苷（酸）类似物耐药的预防和治疗

（1）严格掌握治疗适应证　对于肝脏炎症病变轻微、难以取得持续应答的患者（如 ALT 正常、HBeAg 阳性的免疫耐受期），特别是当这些患者 < 30 岁时，应当尽量避免使用核苷（酸）类似物治疗。

（2）谨慎选择核苷（酸）类药物　开始治疗时最好选用抗病毒作用强和耐药发生率低的药物如恩替卡韦。

（3）治疗过程中密切监测　定期检测 HBV DNA，以及时发现原发性无应答或病毒学突破。

（4）一旦发现耐药，尽早给予救援治疗　对于接受拉米夫定治疗的患者，一旦检出基因型耐药或病毒学突破（在治疗过程中，HBV DNA 水平间隔 1 个月连续 2 次均较最低值升高 > 1logIU/ml）时应加用阿德福韦酯联合治疗。对于替比夫定、恩替卡韦发生耐药者，亦可加用阿德福韦酯联合治疗。对于阿德福韦耐药者，可换用恩替卡韦或加用拉米夫定或替比夫定治疗。对于核苷（酸）类似物发生耐药者，亦可考虑改用或加用干扰素类治疗。

（5）尽量避免单药序贯治疗。

（6）加强患者依从性。

7. 其他特殊情况的抗病毒治疗

应用化疗和免疫抑制剂治疗的患者，应常规筛查 HBsAg；若为阳性，即使 HBV DNA 阴性和 ALT 正常，也应在治疗前 1 周开始服用拉米夫定或其他核苷类似物预防乙肝发作。对于 HBsAg 阴性、抗 - HBc 阳性患者，在给予长期或大剂量免疫抑制剂或细胞毒药物（特别是针对 B 或 T 淋巴细胞单克隆抗体）治疗时，应密切监测 HBV DNA 和 HBsAg，若出现阳转则应及时加用抗病毒治疗。乙型肝炎导致的肝衰竭及原发性肝细胞癌，若 HBV DNA 阳性，建议应用核苷（酸）类似物抗病毒治疗。

（四）免疫调节药物的治疗

免疫调节治疗是慢性乙型肝炎治疗的重要手段之一，但目前尚缺乏乙型肝炎特异性免疫治疗方法。胸腺素 α1 增强非特异性免疫功能，不良反应小，使用安全，对于有抗病毒适应证，但不能耐受或不愿接受干扰素和核苷（酸）类似物治疗的患者，有条件可用胸腺素 α1 1.6mg，每周 2 次，皮下注射，疗程 6 个月。

三、慢性丙型肝炎的治疗

血清 HCV RNA 阳性的慢性丙型肝炎患者需要抗病毒治疗。代偿期丙肝肝硬化患者，若 HCV RNA 阳性则应积极抗病毒治疗。可以应用普通干扰素或聚乙二醇干扰素，联合利巴韦林。失代偿期肝硬化患者，在有经验医师严密病情监测下，从小剂量开始应用干扰素治疗。对部分肝硬化脾功能亢进不能耐受治疗者，可以考虑进行脾栓塞或脾切除，创造条件应用干扰素抗病毒治疗。治疗前应进行 HCV RNA 基因分型（1 型和非 1 型），以决定抗病毒治疗的疗程。

药物选择：应用 PEG – IFN – α 2a 180μg，PEG – IFN – α 2b 1.0 ~ 1.5μg/kg，每周 1 次皮下注射；或普通干扰素 3MU ~ 5MU，隔日 1 次或每周 3 次，皮下注射；均需要联合口服利巴韦林 800 ~ 1200mg/d。

疗程：基因 1 型，或（和）HCV RNA 定量 $\geq 2 \times 10^6$ 拷贝/ml 者，疗程 12 个月，若出现病毒学应答则继续巩固治疗 6 个月。非基因 1 型，或（和）HCV RNA 定量 $< 2 \times 10^6$ 拷贝/ml 者，疗程 6 个月。也可以根据 12 周治疗应答决定疗程。

四、重型肝炎（肝衰竭）的治疗

各型病毒导致的重型肝炎缺乏特效疗法，应采取综合治疗。强调早期诊断、早期治疗。原则是减少肝细胞坏死，促进肝细胞再生，人工肝支持治疗，预防和治疗各种并发症，加强监护，维持患者生命以待肝细胞再生修复，有条件尽早肝移植。乙型肝炎病毒引起者及时应用抗病毒治疗。

（一）一般支持治疗

卧床休息，保证充足的热量和液体量，维持电解质及酸碱平衡，密切观察病情变化，加强护理，防止褥疮及继发感染。积极纠正低蛋白血症，补充白蛋白或新鲜血浆，并酌情补充凝血因子。

（二）减少肝细胞坏死

促进肝细胞再生：肝细胞生长刺激因子，前列腺素 E1（PGE1），甘草酸制剂等。

（三）免疫调节治疗

若病情发展迅速且无严重感染、出血等并发症者，可酌情使用肾上腺糖皮质激素治疗。也可以应用胸腺素 α1 等免疫调节剂。

（四）其他治疗

可应用肠道微生态调节剂、乳果糖等，减少肠道细菌易位或内毒素血症；酌情选用改善微循环药物及抗氧化剂，如 NAC 和还原型谷胱甘肽等治疗。

（五）预防和治疗并发症

有条件者尽早进行血浆置换、MARS 等人工肝支持治疗。肝移植是治疗晚期肝衰竭最有效的治疗手段。积极治疗并发症。

1. 肝性脑病

积极治疗感染、出血及电解质紊乱等；乳果糖或拉克替醇口服，清洁和食醋保留灌肠；支链氨基酸的应用；必要时限制蛋白质的摄入。

2. 脑水肿

密切监测，及时应用脱水剂，如20%甘露醇或甘油果糖，以及利尿剂等。

3. 肝肾综合征

保证液体量，肾灌注压不足者可应用白蛋白扩容或加用特利加压素（Terlipressin）等，但需要注意有加重脑水肿的风险。

4. 感染

及时发现可能的感染，细菌培养，并应用强效抗菌药物，同时注意二重感染。

5. 出血

可应用抑酸药如法莫替丁或质子泵抑制剂。若合并门脉高压性出血，则应用生长抑素治疗，可用三腔管压迫止血，或行内镜下硬化剂注射或套扎治疗止血。

【预防】

一、管理传染源

（1）隔离和治疗急性甲型及戊型肝炎患者，自发病日算起隔离3周。

（2）对患者的分泌物、排泄物、血液以及污染的医疗器械及物品均应进行消毒处理。

（3）献血员管理　筛查HBsAg和抗－HCV测定，阳性者不得献血。

二、切断传播途径

（1）加强饮食卫生、水源、环境卫生管理以及粪便无害化处理，提高个人卫生意识，防止"病从口入"。

（2）加强各种医疗器械的消毒处理，使用一次性注射器，对牙科器械、内镜等医疗器具应严格消毒。注意个人卫生，不共用剃须刀和牙具等用品。

三、保护易感人群

（1）甲型肝炎疫苗接种，主要适用于易感儿童和成人。

（2）乙型肝炎疫苗接种是预防HBV感染最有效方法。对HBsAg阳性母亲的新生儿，应在出生后12h内注射乙型肝炎免疫球蛋白（HBIG），同时或24h内在不同部位接种10μg重组酵母或20μg中国仓鼠卵母细胞（CHO）乙型肝炎疫苗，间隔1和6个月分别接种第2和第3针乙型肝炎疫苗。

第二章 艾 滋 病

艾滋病，全称为获得性免疫缺陷综合征（acquired immunodeficiency syndrome，AIDS）是由人类免疫缺陷病毒（human immunodeficiency virus，HIV）感染引起的一种传染病。其特征是 HIV 病毒特异性地侵犯 CD4$^+$T 淋巴细胞，造成 CD4$^+$T 淋巴细胞数量和功能的进行性破坏以及易发生感染和少见癌瘤，导致 AIDS。临床初始表现为无症状病毒感染期，仅血清 HIV 抗体检测阳性；继之出现发热、消瘦、腹泻、鹅口疮和全身淋巴结肿大，最后并发各种严重的机会性感染和机会性肿瘤，进入艾滋病期。艾滋病死亡率极高，如不予特殊治疗，几乎 100% 的艾滋病患者在发病后的 2 年内死亡。

从 1981 年美国发现首例艾滋病至今，全世界已有约 6000 万艾滋病患者和 HIV 感染者，并已造成 1390 万人死亡。我国自 1985 年发现第一例患者至今，估计有约 87 万感染者和患者。

【诊断标准】

1. 流行病学

（1）传染源 艾滋病患者和 HIV 感染者是艾滋病的惟一传染源。

（2）传播途经 艾滋病不通过呼吸道、消化道和一般日常生活接触传染，只通过体液传播，包括性接触、血液传播和母婴垂直传播。性接触是目前世界上 HIV 传播的首要原因，包括同性恋、双性恋和异性恋。其中，同性恋较异性恋传播 HIV 的危险性更大。口交也有传染 HIV 的可能。血液传播包括静脉吸毒、输血及血液制品，目前国内通过静脉吸毒感染 HIV 是艾滋病传播的重要原因。HIV 阳性的孕妇，其新生儿感染 HIV 的概率为 11% ~60%。

2. 临床表现和分期

（1）急性期 通常发生在初次感染 HIV 后 2~4 周左右。部分感染者出现 HIV 病毒血症和免疫系统急性损伤而产生临床症状。大多数患者症状轻微，持续 1~3 周后缓解。临床表现以发热最为常见，可伴有咽痛、盗汗、恶心、呕吐、腹泻、皮疹、关节痛、淋巴结肿大及神经系统症状。

此期血液中可检出 HIV RNA 和 P24 抗原，而 HIV 抗体则在感染后数周才出现。CD4$^+$T 淋巴细胞计数呈一过性减少，同时 CD4/CD8 比值亦可倒置。部分患者可有轻度白细胞和血小板减少或肝功能异常。

（2）无症状期 可从急性期进入此期，或无明显的急性期症状而直接进入本期。无症状期持续时间一般为 6~8 年。其时间长短与感染病毒的数量、型别，感染途径，机体免疫状况的个体差异，营养条件及生活习惯等因素有关。在无症状期，由于 HIV 病毒在感染者体内不断复制，机体免疫系统受损，CD4$^+$T 淋巴细胞计数逐渐下降，同时具有传染性。

（3）艾滋病期 为感染 HIV 后的最终阶段。患者 CD4$^+$T 淋巴细胞计数明显下降，多低于 200 个/mm^3，HIV 血浆病毒载量明显升高。此期主要临床表现为 HIV 相关症状、各种机会性感染及肿瘤。

HIV 相关症状：主要表现为持续 1 个月以上的发热、盗汗、腹泻；体重减轻 10% 以上。部分患者表现为神经精神症状，如记忆力减退、精神淡漠、性格改变、头痛、癫痫及痴呆等。另外还可出现持续性全身性淋巴结肿大，其特点为：①除腹股沟以外有两个或两个以上部位的淋巴结肿大；②淋巴结直径≥1cm，无压痛，无粘连；③持续时间 3 个月以上。

3. 实验室检查

（1）HIV 抗体检查　多数 HIV 感染者在病毒进入机体的 3 个月内血清抗体阳转，常用方法有 ELISA 法和蛋白印迹试验法（WB）测定血清抗体。ELISA 法敏感性好，且操作简便，但有一定的假阳性，故目前用作初筛检查。WB 法是目前最特异、敏感的证实 HIV 感染的方法，仅用作确认试验。

（2）HIV 抗原检测　用 ELISA 法测定血清中的 HIV P24 抗原，操作简便，能帮助判断病毒的复制水平，对"窗口期"HIV 感染者的早期确诊有帮助意义，但敏感性差。

（3）HIV 病毒定量检测　HIV 病毒定量检测包括血浆或淋巴细胞中病毒培养定量测定、血浆病毒 RNA 定量检测和淋巴细胞内病毒 cDNA 定量检测。其中，最常用的方法是血浆病毒 RNA 定量检测（又称血浆病毒载量），该法敏感、准确。

（4）免疫功能检测　目前临床上最常用的方法是用流式细胞仪检测 T 淋巴细胞亚群，该法方便、准确。HIV 感染后，CD4$^+$T 淋巴细胞数进行性减少，CD8$^+$T 淋巴细胞数在 HIV 感染的早期增多，艾滋病期也减少。测定 CD4$^+$ 和 CD8$^+$T 淋巴细胞亚群，即纯真细胞和记忆 CD4$^+$T 细胞亚群、激活亚群、功能亚群、凋亡亚群、记忆和纯真亚群，能进一步判断病情和预后。

4. 诊断标准和原则

（1）诊断原则　HIV/AIDS 的诊断需结合流行病学史（包括不安全性生活史、静脉注射毒品史、输入未经抗 – HIV 抗体检测的血液或血液制品、HIV 抗体阳性者所生子女或职业暴露史等）、临床表现和实验室检查等进行综合分析，慎重作出诊断。诊断 HIV/AIDS 必须是 HIV 抗体阳性（经确证试验证实），而 HIV RNA 和 P24 抗原的检测有助于 HIV/AIDS 的诊断，尤其是能缩短抗体"窗口期"和帮助早期诊断新生儿的 HIV 感染。

（2）中华医学感染病分会制订的我国艾滋病诊断标准

1）急性期　诊断标准：患者近期内有流行病学史和临床表现，结合实验室 HIV 抗体由阴性转为阳性即可诊断，或仅实验室检查 HIV 抗体由阴性转为阳性即可诊断。

2）无症状期　诊断标准：有流行病学史，结合 HIV 抗体阳性即可诊断，或仅实验室检查 HIV 抗体阳性即可诊断。

3）艾滋病期　①原因不明的持续不规则发热 38℃以上，>1 个月；②腹泻（大便次数多于 3 次/日），>1 个月；③6 个月之内体重下降 10% 以上；④反复发作的口腔念珠菌感染；⑤反复发作的单纯疱疹病毒感染或带状疱疹病毒感染；⑥肺孢子菌肺炎（PCP）；⑦反复发生的细菌性肺炎；⑧活动性结核或非结核分枝杆菌病；⑨深部真菌感染；⑩中枢神经系统病变；⑪中青年人出现痴呆；⑫活动性巨细胞病毒感染；⑬弓形虫脑病；⑭青霉菌感染；⑮反复发生的败血症；⑯皮肤、黏膜或内脏的卡波西肉瘤、淋巴瘤。

4）艾滋病期 诊断标准：有流行病学史、实验室检查血 HIV 抗体阳性，加上述 16 项中的任何一项，即可诊为艾滋病。或者 HIV 抗体阳性，而 $CD4^+T$ 淋巴细胞数 <200 个/mm^3，也可诊断为艾滋病。

5. 如何早期发现艾滋病感染者和患者

早期发现 HIV 感染者及患者，能争取治疗的机会，减少传播 HIV 的可能。因此，对于下列人群，建议进行 HIV 抗体检查：

（1）高危人群 性乱者和性病患者，静脉吸毒者，应用进口血液制品（1996 年以前）者。

（2）原因未明的长期发热。

（3）原因不明的消瘦。

（4）原因不明的腹泻。

（5）原因不明的淋巴结肿大。

（6）原因不明的皮疹。

（7）无明显原因出现各种神经系统病变。

（8）无明显原因出现各种机会性感染。

【治疗原则】

目前仍缺乏根治 HIV 感染的药物，多采用综合治疗：抗 HIV 病毒治疗、预防和治疗机会性感染、增加机体免疫功能、支持疗法以及心理方面的关怀，其中以抗病毒治疗最为关键。

1. 抗 HIV 治疗

目前采用联合抗病毒治疗（HAART，俗称"鸡尾酒"疗法）。

（1）治疗目标 ①减少 HIV 相关的发病率和死亡率、减少非艾滋病相关疾病的发病率和死亡率使患者获得正常的期望寿命，改善生活质量；②抑制病毒复制使病毒载量降低至检测下限；③重建或者维持免疫功能；④减少免疫重建炎性反应综合征；⑤减少 HIV 的传播、预防母婴传播。

（2）治疗指征和开始时机 在开始 HAART 前，如果患者存在严重机会性感染和（或）既往慢性疾病急性发作期，应先控制相关疾病，待病情稳定后，再开始 HAART 治疗。HIV 感染急性期有症状者建议给予 HAART 治疗；无症状期感染者若 $CD4^+T$ 淋巴细胞数 <350 个/mm^3，也建议治疗；无症状期 $CD4^+T$ 淋巴细胞数 ≥350 个/mm^3 但 <500 个/mm^3，若有以下情况时建议治疗：高病毒载量（ >10^5 拷贝/ml）、$CD4^+T$ 淋巴细胞数下降较快（每年降低 >100 个/mm^3）、心血管疾病高风险、合并活动性 HBV/HCV 感染、HIV 相关肾脏疾病、妊娠。

2. 机会性感染的治疗

（1）肺孢子菌肺炎（见 PCP）。

（2）弓形虫病

①首选治疗 乙胺嘧啶 + 磺胺嘧啶，有效率可达 80% ~90%。使用方法是冲击期乙胺嘧啶 50 ~75mg（严重者首剂加倍），1 次/日，磺胺嘧啶 4 ~6g/d，分 4 次口服，疗程至少 3 周，症状缓解后两药均改为半量长期维持。主要的毒副作用有血液系统的毒

性、发热、皮疹和血尿。为减少对血液系统的毒性，应同时加用叶酸 25mg/d。对磺胺药过敏者禁用。

②次选治疗　乙胺嘧啶＋氯林可霉素。使用方法是冲击期乙胺嘧啶 50～75mg ，1次/日，氯林可霉素 600mg/d，分 4 次，口服或静脉滴注，疗程至少 3 周，症状缓解后两药也改为半量长期维持。主要的毒副作用有胃肠道反应和皮疹。

（3）巨细胞病毒感染　更昔洛韦（Ganciglovir）是治疗 CMV 感染的首选药物，冲击期治疗是 10mg/（kg·d），分 2 次静脉滴注，平均疗程 3 周。主要副作用是骨髓抑制，故治疗期间应监测血象。膦甲酸钠（Foscarnet）用于不能耐受更昔洛韦副作用或更昔洛韦治疗无效的 CMV 感染，用法是 180mg/（kg·d），分 2 次静脉滴注，平均疗程 3 周，主要毒副作用是肾脏损害，故需溶于 1000ml 的生理盐水缓慢静脉滴注。由于 CMV 感染复发率较高，故应长期维持用药，一般建议在冲击治疗后将更昔洛韦或膦甲酸钠减半量终生维持。

（4）鸟分枝杆菌感染　治疗鸟分枝杆菌感染的一线药物有甲红霉素（克拉霉素）、阿齐霉素、利福布丁，二线药物有乙胺丁醇、丁胺卡那、氯苯吩嗪和环丙沙星，选择以上药物中的二或三种联合使用，疗程同结核杆菌感染的治疗。需要注意的是，对结核杆菌有效的一线药物如利福平和异烟肼对鸟分枝杆菌均无治疗效果。

【预防】

由于缺乏根除 HIV 感染的药物和预防性疫苗，HIV/AIDS 的预防在防止艾滋病传播中就显得尤其重要。目前 HIV/AIDS 的预防主要是采取以切断传染途径为主的综合性预防措施：关键是洁身自爱，提倡安全的性生活，远离毒品，加强血液制品管理，切断母婴传播。

临床工作者在救治艾滋病患者时应注意：采血和输液时应戴手套；艾滋病患者用过的空针、针头、输液器等物品应单独存放在密闭、不易被刺破的容器内，一次性处理。如果不慎被污染针头刺破的应急处理：①立即将受伤局部血液挤出，并以消毒酒精进行局部消毒；②在伤后的 48h 内（最好在 1～2h 内，美国疾病控制中心推荐即使伤后的 1～2 周内，也应预防用药）进行三联预防用药；③在伤后的 6 周、12 周、6 个月时分别进行有关血清学检查。

第三章　流行性感冒和人高致病性禽流感

第一节　流行性感冒

流行性感冒，简称流感（influenza）是由流感病毒引起的急性呼吸道传染病。流感病毒分为甲、乙、丙三型。依据其外膜血凝素（H）和神经氨酸酶（N）蛋白抗原性的不同，目前可分为 16 个 H 亚型（H1～H16）和 9 个 N 亚型（N1～N9）。甲型流感病毒为人与鸡、鸭、猪、马等共患，人和动物流感病毒之间的这种抗原性转换，更促发了甲型流感病毒的变异，20 世纪人类曾发生过 4 次流感大流行，几乎都与这种抗原性转换有关。乙型常引起流感局部暴发，丙型主要以散发形式出现。2009 年全球范围内暴发甲型 H1N1 流感，流感大流行具有发病率和病死率高、传播迅速和波及范围广的特点。年龄 >65 岁及 <5 岁、孕产妇、有慢性心肺及神经系统基础疾病、免疫功能低下、肥胖（体重指数 >40）、年龄 <19 岁且长期口服阿司匹林治疗及久居医疗护理机构人群为出现流感并发症的高危人群。

【诊断标准】

1. 临床表现

根据临床表现，流感可分为单纯型、肺炎型、中毒型和胃肠型四种类型。

（1）单纯型　该型最常见。轻者类似普通感冒，症状有畏寒、高热、乏力、头痛、全身酸痛、咽部疼痛，开始时呼吸道症状不明显。高热持续 2～3 天后逐渐下降，各种症状经 1 周左右消失。

（2）肺炎型　主要发生于老幼体弱者。典型流感 1～2 日后病情加重，高热不退、剧烈咳嗽、吐黏痰或血痰，气急发绀，可伴发心力衰竭。双肺满布湿啰音，X 线检查双肺散在絮状或结节状阴影。

（3）中毒型　极少见。病毒侵入神经系统和心血管系统引起中毒症状。主要表现为脑炎、脑膜炎症状，高热、血压下降，易发生呼吸、循环衰竭而死亡。

（4）胃肠型　除呼吸道症状外主要以腹泻、呕吐为特征。

2. 实验室检查

（1）血象　白细胞总数正常或减少，淋巴细胞相对增加。合并细菌性感染时，白细胞总数和中性粒细胞增多。

（2）病毒分离　是确定诊断的主要依据。将急性期病人的咽拭子、鼻咽分泌物或咽含漱液接种于鸡胚羊膜囊或组织培养，可分离出病毒。

（3）血清学检查　发病 3 日内与 2～4 周后的双份血清做血凝抑制试验或补体结合试验，测定急性期和恢复期血清中的抗体，如有 4 倍以上增长，则为阳性。

（4）反转录酶-聚合酶链反应（RT-PCR）测定流感病毒 RNA　直接检查患者上呼吸道分泌物中病毒 RNA，快速、敏感、特异。

（5）免疫荧光或酶联免疫法检测抗原　用免疫荧光抗体试验或酶联免疫吸附试验可直接检测鼻咽细胞、鼻咽液中的病毒抗原，可较快获得阳性结果，灵敏度高，有助于早期诊断。如应用单克隆抗体检测抗原则能鉴定甲、乙、丙型流感。

【治疗原则】

流感患者应及早卧床休息，多饮水、防止继发感染，给予抗病毒及对症处理。抗病毒药物应用见表3-1。近年来由于甲型流感病毒对金刚烷胺和金刚乙胺耐药广泛增多，所以不推荐为一线抗流感病毒药物。

表3-1　抗流感病毒药物的应用范围及疗程

药名	适应证	禁忌证	剂量和疗程	不良反应和处理
奥司他韦（Oseltamivir）	确诊或疑似的A型或B型流感患者（发病<48h）、流感并发症高危人群、重症流感患者及化学预防		治疗 <1岁患者：每次3mg/kg，2次/日 ≥1岁患者： ≤15kg，30mg/次，2次/日 >15kg～≤23kg，45mg/次，2次/日 >23kg～≤40kg，60mg/次，2次/日 >40kg，75mg/次，2次/日 疗程5天 预防： <3个月患儿，不推荐预防用药 ≥3个月患者，单次剂量同上，用法1次/日，疗程10天	常见恶心、呕吐、腹痛、腹泻；短暂的神经精神症状如谵妄，建议用药期间严密观察患者的精神行为
扎那米韦（Zanamivir）	>7岁确诊或疑似A型或B型流感（发病<48h）、流感并发症高危人群、重症流感患者及>5岁患者化学预防（针对可应用吸入装置患者）	慢性心、肺基础疾病患者	治疗：10mg/次，2次/日，疗程5天；当患者病情危重可延长 预防：10mg/次，1次/日，疗程10天	腹泻、恶心、鼻部不适、气管炎、支气管哮喘、头痛、眩晕等。出现支气管哮喘需停药，应用速效支气管扩张药物

第二节　人高致病性禽流感

人高致病性禽流感（human - avian influenza）是一种由禽流感病毒中某些亚型病毒所引起的急性呼吸道传染病，它所表现出的临床症状随所感染病毒亚型不同而不同。目前能够感染人的禽流感病毒主要有 H5、H7、H9 亚型，而 H5N1 亚型病毒为高致病性，所引起的症状重，病死率较高。人或动物通过呼吸道、消化道、皮肤损伤和眼结膜传染，其中以呼吸道和消化道为主要传播途径。一般认为，人类对禽流感病毒并不易感，但在已发现的 H5N1 感染病例中，13 岁以下儿童所占比例较高，病情较重。从事家禽养殖业者及其同地居住的家属、在发病前 1 周内到过家禽饲养、销售及宰杀等场所者、接触禽流感病毒感染材料的实验室工作人员、与禽流感患者有密切接触的人员为高危人群。

【诊断标准】

1. 流行病学

禽流感一年四季均可流行，但冬春季节多发。

2. 临床表现

根据对 H5N1 亚型感染病例的调查结果，潜伏期一般为 1~7 天，通常为 2~4 天。不同亚型的禽流感病毒感染人类后，可引起不同的临床症状。患者呈急性起病。主要为发热，体温大多持续在 39℃ 以上，可伴有流涕、鼻塞、咳嗽、咽痛、头痛、肌肉酸痛和全身不适等上呼吸道感染样症状。部分患者可有恶心、腹痛、腹泻、稀水样便等消化道症状。重症患者可出现高热不退，病情发展迅速，几乎所有患者都有临床表现明显的肺炎，可出现急性肺损伤、急性呼吸窘迫综合征（ARDS）、肺出血、胸腔积液、全血细胞减少、多脏器功能衰竭、休克及瑞氏（Reye）综合征等多种并发症。H5N1 亚型病毒感染者的胸部影像学检查可出现肺部片状影。重症患者肺内病变进展迅速，呈大片状毛玻璃样影及肺实变影像，病变后期为双肺弥漫性实变影，可合并胸腔积液。感染 H5N1 者预后较差，据目前医学资料报告，病死率超过 30%。

3. 实验室检查

重症患者多有白细胞总数及淋巴细胞减少，并有血小板降低。取患者呼吸道标本采用免疫荧光法（或酶联免疫法）检测甲型流感病毒核蛋白抗原（NP）或基质蛋白（M1）、禽流感病毒 H 亚型抗原。还可用 RT – PCR 法检测禽流感病毒亚型特异性 H 抗原基因。从患者呼吸道标本中（如鼻咽分泌物、口腔含漱液、气管吸出物或呼吸道上皮细胞）分离禽流感病毒。发病初期和恢复期双份血清禽流感病毒亚型毒株抗体滴度 4 倍或以上升高，有助于回顾性诊断。

4. 诊断

根据流行病学史、临床表现及实验室检查结果，排除其他疾病后，可以作出人高致病性禽流感的诊断。

（1）医学观察病例 有流行病学史，1 周内出现临床表现者。

（2）疑似病例 有流行病学史和临床表现，患者呼吸道分泌物标本采用甲型流感病毒和 H 亚型单克隆抗体抗原检测阳性者。

（3）确诊病例 有流行病学史和临床表现，从患者呼吸道分泌物标本中分离出特定病毒或采用 RT – PCR 法检测到禽流感 H 亚型病毒基因，且发病初期和恢复期双份血清抗禽流感病毒抗体滴度有 4 倍或以上升高者。

【治疗原则】

对医学观察病例、疑似病例和确诊病例应进行隔离治疗。对症治疗可应用解热药、缓解鼻黏膜充血药、止咳祛痰药等。重症患者应当送入 ICU 病房进行救治。对于低氧血症的患者应积极进行氧疗。出现多脏器功能衰竭时，应当采取相应的治疗措施。人感染高致病性 H5N1 病毒药物应用见表 3 – 2，因金刚烷胺和金刚乙胺在治疗中易出现耐药问题以及中枢神经系统不良反应，因此不作为一线用药，仅在不能应用神经氨酸酶抑制剂治疗情况下可考虑使用。

表 3 - 2　人感染高致病性 H5N1 病毒药物应用及疗程

药名	适应证	禁忌证	剂量和疗程	不良反应和处理
奥司他韦 (Oseltamivir)	确诊或疑似的高致病性 H5N1 禽流感患者及暴露人群化学预防（强烈推荐）		治疗： ≤15kg，30mg/次，2 次/日 >15kg~≤23kg，45mg/次，2 次/日 >23kg~≤40kg，60mg/次，2 次/日 >40kg，75mg/次，2 次/日 疗程 5 天 预防：暴露后立即开始，单次剂量同上，疗程 7~10 天	常见恶心、呕吐、腹痛、腹泻；短暂的神经精神症状如谵妄，建议用药期间严密观察患者的精神行为
扎那米韦 (Zanamivir)	>7 岁确诊或疑似高致病性 H5N1 禽流感患者及 >5 岁暴露人群预防（针对可应用吸入装置患者）	慢性心、肺基础疾病患者	治疗：10mg/次，2 次/日，疗程 5 天 预防：暴露后立即开始，10mg/次，1 次/日，疗程 7~10 天	腹泻、恶心、鼻部不适、气管炎、支气管哮喘、头痛、眩晕等。出现支气管哮喘需停药，应用速效支气管扩张药物
金刚烷胺 (Amantadine)	对于不能应用神经氨酸酶抑制剂或对其耐药患者	精神病，脑动脉硬化，癫痫，哺乳期妇女慎用。可致畸胎，孕妇禁用	治疗： <10 岁，5mg/(kg·d)，每日至总量 150mg，分 2 次给药 ≥10 岁~<65 岁，100mg/次，2 次/日 ≥65 岁，≤100mg/d，疗程 5 天	幻觉、精神混乱，特别是老年患者，可能由于抗胆碱作用所致；情绪或其他精神改变，一般由于中枢神经系统受刺激或中毒
金刚乙胺 (Rimantadine)	对于 13 岁以上不能应用神经氨酸酶抑制剂或对其耐药患者	同金刚烷胺	治疗： ≥13 岁，<65 岁，100mg，2 次/日 ≥65 岁，100mg/d	与金刚烷胺相似，但毒性低，不良反应轻微

第四章　传染性非典型肺炎

传染性非典型肺炎是由 SARS 冠状病毒（SARS – CoV）引起的一种具有明显传染性、可累及多个脏器系统的特殊肺炎，世界卫生组织（WHO）将其命名为严重急性呼吸综合征（severe acute respiratory syndrome，SARS）。临床上以发热、乏力、头痛、肌肉关节酸痛等全身症状和干咳、胸闷、呼吸困难等呼吸道症状为主要表现，部分病例可有腹泻等消化道症状；胸部 X 线检查可见肺部炎性浸润影；实验室检查外周血白细胞计数正常或降低；抗菌药物治疗无效是其重要特征。重症病例表现为明显的呼吸困难，并可迅速发展成为急性呼吸窘迫综合征。SARS 患者是最主要传染源，在发病的第 2 周最具传播力。近距离呼吸道飞沫传播，即通过与患者近距离接触，吸入患者咳出的含有病毒颗粒的飞沫，是 SARS 经空气传播的主要方式，通过手接触传播是另一种重要的传播途径，一般认为人群普遍易感，儿童感染率较低，原因尚不清楚。

【诊断标准】

具有临床症状和出现肺部 X 线影像改变，是诊断 SARS 的基本条件，除此之外，是否有流行病学史极为重要。

1. 流行病学

病史的询问很重要，尤其应详细询问流行病学史，包括：①发病前有无探视或护理过 SARS 患者或疑似患者；②发热前 2 周是否接触过发热患者；③发病前 2 周是否去过 SARS 流行区；④发病前 2 周是否坐过飞机、火车、轮船、长途汽车、出租车；⑤发病前 2 周是否到过空气污染、人口拥挤的公共场所和地方；⑥发病前 2 周内是否接触过家养或野生动物。对于未能追及前向性流行病学依据者，需注意动态追访后向性流行病学依据。

2. 临床表现

（1）起病急，发热，体温 >38℃，伴或不伴流感样症状，如头痛、关节肌肉酸痛、食欲不振、乏力、胸闷、腹泻等。

（2）常无上呼吸道卡他症状，中后期可有咳嗽、胸闷，严重者出现呼吸加速，气促，或明显呼吸窘迫。

（3）肺部体征不明显，部分患者可闻少许湿啰音，或有肺实变体征。

3. 实验室检查

外周血白细胞计数不高或降低；常有淋巴细胞计数减少。

4. 胸部影像学

SARS 的正确诊断要将影像学与临床相结合。肺部有不同程度的片状、斑片状浸润性阴影或呈网状改变，进展迅速者呈大片状阴影；常为多叶或双侧改变，阴影吸收消散较慢。如检查结果阴性，1～2 天后应复查。胸部 CT（尤其是高分辨 CT）较 X 线胸片更敏感，可在 X 线检查阴性时选择，且应在了解肺部康复情况中做相对应复查。

5. 抗菌药治疗效果不明显

对病情演变（症状，氧合状况，肺部影像）、抗菌治疗效果和 SARS 病原学指标进行动态观察，对于诊断具有重要意义。

6. 诊断

（1）临床诊断　对于有 SARS 流行病学依据、有症状、有肺部 X 线影像改变，并能排除其他疾病诊断者，可以作出 SARS 临床诊断。对病情演变（症状，氧合状况，肺部 X 线影像改变）、抗菌治疗效果和 SARS 病原学指标进行动态观察，对于诊断具有重要意义。

（2）实验室诊断　在临床诊断的基础上，若分泌物 SARS – CoV RNA 检测阳性，或血清 SARS – CoV 抗体阳转，或抗体滴度 4 倍及以上增高，则可作出确定诊断。

（3）重症 SARS 的诊断标准

1）呼吸困难，成人休息状态下呼吸频率 ≥30 次/分，且伴有下列情况之一：①胸片显示多叶病变或病灶总面积在正位胸片上占双肺总面积的 1/3 以上；②病情进展，48h 内病灶面积增大超过 50%，且在正位胸片上占双肺总面积的 1/4 以上。

2）低氧血症，在吸氧 3～5L/min 条件下，动脉血氧分压（PaO_2）<70mmHg，或脉搏容积血氧饱和度（SpO_2）<93%，或已可诊为急性肺损伤或急性呼吸窘迫综合征（ARDS）。

3）休克或多器官功能障碍综合征（MODS）。

4）具有严重基础疾病或合并其他感染或年龄 >50 岁。

（4）疑似病例　对于缺乏明确流行病学依据、但具备其他 SARS 支持证据者，可以作为疑似病例，需进一步进行流行病学追访，并安排病原学检查以求印证。

对于有流行病学依据、有临床症状，但尚无肺部 X 线影像学变化者，也应作为疑似病例。对此类病例，需动态复查 X 线胸片或胸部 CT，一旦肺部病变出现，在排除其他疾病的前提下，可以作出临床诊断。

（5）医学隔离观察病例　对于近 2 周内有与 SARS 患者或疑似 SARS 患者接触史，但无临床表现者，应自与前者脱离接触之日计，进行医学隔离观察 2 周。

【治疗原则】

1. 一般和对症治疗

（1）卧床休息，避免劳累、用力。

（2）避免剧烈咳嗽，干咳剧烈者可予镇咳药。发热超过 38.5℃者，可予解热镇痛药。高热者予物理降温。儿童禁用水杨酸类解热镇痛药。

（3）如有心、肝、肾功能损害，应做相应处理。

（4）注意水、电解质平衡，营养支持。

重症病例需住 ICU 治疗，密切观察病情变化。加强氧疗，必要时予机械通气治疗。在治疗过程中应严密监测病情变化，包括症状、体温、呼吸频率、SpO_2 或动脉血气分析，血常规、胸片、重要脏器功能。患者要做好隔离，在诊治患者过程中医护人员要做好个人防护。

当住院患者同时满足以下条件时可考虑出院：体温正常 >48h；咳嗽症状改善；此前异常实验室检查恢复正常；胸部影像学好转。

2. 药物治疗

（1）肾上腺糖皮质激素的应用　出现 PaO_2 <75mmHg 或 SpO_2 <90%，可给予中等

量激素治疗，泼尼松 30 ~ 40mg/d。中毒症状严重、高热 3 天不退；48h 肺部阴影进展超过 50%；有急性肺损伤或出现 ARDS 者可应用。

（2）抗病毒药物　目前无证据支持利巴韦林可改变临床预后，且由于其可引起溶血性贫血等不良反应，因此不推荐常规应用。

（3）干扰素　有报道干扰素 - β 体外对 SARS - CoV 有效，但对于 SARS 患者应用干扰素治疗，尚无定论。

（4）恢复期血清及免疫球蛋白　有报道对于部分 SARS 患者，除应用利巴韦林及干扰素外，亦应用了恢复期血清或免疫球蛋白治疗。但其确切作用无法排除疾病并发症、病程不同阶段的表现以及其他药物作用等因素的影响，具体治疗疗效尚不确切。

第五章 布尼亚病毒感染

第一节 肾综合征出血热

肾综合征出血热（hemorrhagic fever with renal syndrome，HFRS），是由汉坦病毒引起的以鼠类为主要传染源的自然疫源性疾病。主要病理基础是病毒及其诱发的免疫反应引起的全身小血管损害，以急性发热、出血、充血、低血压性休克及肾脏损害为主要临床表现。

【诊断标准】

1. 流行病学

野鼠、家鼠等为主要传染源，人为传染源的意义小。患者可因鼠咬伤或伤口接触带有病毒的血液、排泄物经皮肤直接感染，或经革螨间接感染；也可因食用被该病毒污染的血液、尿、粪、排泄物污染的饮食或吸入此类物污染尘埃形成的气溶胶感染；感染孕妇可经胎盘和分娩传染给胎儿和新生儿。人群普遍易感，青壮年高发，四季散发，家鼠型在3～6月、野鼠型在10月至次年1月高发。病后有持久免疫力。

2. 临床表现

潜伏期4～46天，一般为2周。典型临床经过分为五期：发热期、低血压休克期、少尿期、多尿期和恢复期。重症病例前三期可相互重叠，轻症可有缺期。

（1）发热期 起病急，常为稽留热和弛张热，持续3～7天，有"热退病重"特点。全身乏力、酸痛、肾区叩击痛及胃肠道症状。"酒醉貌"，眼结膜充血，球结膜水肿，重者呈"鱼泡眼"。颜面、颈、上胸充血潮红（"三红"）和剧烈的头痛、腰痛、眼眶痛（"三痛"）症状。重者浆膜腔积液、神志改变等。结膜、软腭可见出血斑，腋窝、前胸后背部皮肤可见出血点，呈抓痕样或条索状。严重者可有鼻出血、各腔道出血或全身瘀斑。

（2）低血压休克期 多在第4～6病日，血管通透性增加、出血和渗出，血容量急剧下降，致低血容量性休克。表现为血压下降、心率快、呼吸促、肢端发凉发绀、尿少、烦躁不安或意识不清等。

（3）少尿期 发生于休克期后或与其重叠，24h尿量少于400ml，消化道症状、出血现象及神经系统症状加重，可有尿毒症、高血压、心力衰竭、肺水肿、脑水肿和继发感染等及引起死亡。

（4）多尿期 第8～12病日多见，持续7～14天。尿量4000～6000ml/d左右，大量的水分和电解质排出体外，极易造成脱水和电解质紊乱等并发症。

（5）恢复期 尿量、症状逐渐恢复正常，复原需数月。

并发症：脑出血、急性心力衰竭、急性呼吸窘迫综合征（ARDS）、高血容量综合征、电解质紊乱等。

3. 实验室检查

（1）血象和尿检查　病初外周血白细胞总数低或正常，3 天后逐渐升高，血小板明显减少，常见异型淋巴细胞和异型血小板。发热晚期血细胞比容和血红蛋白升高等血液浓缩现象。尿蛋白阳性，部分见膜状物、管型和红细胞。

（2）血生化检查　血尿素氮、肌酐升高，50% 以上患者 ALT、AST 升高，胆红素异常，可有血气分析异常及电解质紊乱。少数第Ⅷ因子相关抗原减少、血小板黏附、凝聚及释放功能降低，凝血酶原时间延长、纤维蛋白原下降。继发纤溶亢进：FDP 增加，3P 试验阳性。

B 超、X 线和 CT 可见肾、肺、脑水肿、出血、积液，感染的相应表现和心电图异常。

（3）特异性抗原、抗体和病原学检查　早期用免疫荧光法、酶联免疫法、胶体金法在血清、尿沉渣细胞可查特异性抗原。检测血清特异性抗体 IgM 1∶20 以上和 IgG 抗体 1∶40 为阳性，恢复期特异性 IgG 抗体比急性期有 4 倍以上增高有诊断意义。可用 RT‐PCR 法检测汉坦病毒 RNA。

4. 诊断

（1）疑似病例　流行季节发病，或病前 2 个月内有疫区旅居史或有与鼠类或其排泄物直接或间接接触史。同时具备发热、"三痛"、"三红"，充血、渗出、水肿，出血的全身中毒症状。

（2）临床诊断病例　疑似病例条件加五期临床经过和相应常规化验异常。

（3）确诊病例　具备临床诊断病例加以下三条之一：①血清特异性 IgM 抗体阳性；②恢复期血清特异性 IgG 抗体比急性期有 4 倍以上增高；③从患者血液细胞或尿沉渣细胞检查到 EHF 病毒抗原或 EHF 病毒 RNA。

【鉴别诊断】

本病应与流感、败血症、钩端螺旋体病、肾炎、中毒型痢疾、流行性脑脊髓膜炎、消化道出血鉴别。

【治疗原则】

1. 一般原则

早发现、早休息、早治疗和就近治疗；按乙类传染病报告，密切观察体温、血压、脉搏、尿量变化，针对五期的临床情况进行相应综合治疗。

2. 发热期

卧床休息，高热者给予物理降温，慎用解热镇痛药。频繁呕吐者给予甲氧氯普胺等。中毒症状重者可短期用氢化可的松或地塞米松。血小板过低、出血明显者可输凝血因子和血小板。病初（6 天内）给予利巴韦林 1000mg/d 加入葡萄糖液中静脉滴注，疗程 5 天，或干扰素 3MU，1~2 次/日，疗程 2~3 天控制感染，用胸腺素改善免疫状态。给予芦丁、维生素 C、平衡液、葡萄糖氯化钠溶液、甘露醇减少外渗组织水肿。适量低分子右旋糖酐、丹参注射液等，给予小剂量肝素（高凝时）预防弥散性血管内凝血。

3. 低血压休克期

补充血容量，可给予低分子右旋糖酐、平衡液、甘露醇、血浆、蛋白等，液体总量<3000ml/d。后期防止输液过快、过多诱发并发症。必要时给予5%碳酸氢钠纠正酸中毒和间羟胺、多巴胺、苄胺唑啉等血管活性药物及毛花苷丙等强心剂。

4. 少尿期

限制输液量，按前一天尿、便、呕吐量加400ml。适量葡萄糖液或碳酸氢钠纠正酸中毒。甘露醇减少水肿，呋塞米、丁脲胺、酚妥拉明、山莨菪碱静注利尿。口服甘露醇或硫酸镁或芒硝、大黄导泻；氮质血症、高钾、高血容量综合征等尽早透析治疗，抽搐可给予地西泮、氯丙嗪、异丙嗪、哌替啶等药物治疗。

5. 多尿期

补充足量液体及电解质等，以口服为主。继发感染选用肾毒性低并适当抗菌药物治疗。

6. 恢复期

注意防止并发症，加强营养，逐步恢复活动。

【预防】

防鼠、灭鼠、灭螨。做好食品、环境、个人卫生，必要时可用出血热疫苗预防注射。

第二节　新型布尼亚病毒感染

近年来，河南、湖北、山东、安徽等省相继发现并报告一些以发热伴血小板减少为主要表现的感染性疾病病例，其中少数重症患者可因多脏器损害而救治无效死亡。经中国疾病预防控制中心等合作研究，初步认定该病是由一种新型布尼亚病毒感染所致。新发现的病毒属于布尼亚病毒科（*Bunyaviridae*）白蛉病毒属（*Phlebovirus*），病毒颗粒呈球形，直径80～100nm，外有脂质包膜，表面有棘突。基因组包含三个单股负链RNA片段（L、M和S）。布尼亚病毒科病毒抵抗力弱，不耐酸，易被热、乙醚、去氧胆酸钠和常用消毒剂及紫外线照射等迅速灭活。

由于该病毒命名和进一步确认工作还在进行之中，暂以"发热伴血小板减少综合征"命名此病毒感染所致疾病。卫生部于2010年制订了相应的防治方案。

【诊断标准】

1. 流行病学

（1）传染源　尚不清楚。

（2）传播途径　传播途径尚不确定。目前，已从病例发现地区的蜱中分离到该病毒。部分病例发病前有明确的蜱叮咬史。患者的血液和血性分泌物具有传染性。

（3）人群易感性　人群普遍易感，在丘陵、山地、森林等地区生活、生产的居民和劳动者以及赴该类地区户外活动的旅游者感染风险较高。

（4）流行特点　目前病例主要分布在河南、湖北、山东、安徽、辽宁、江苏等省的山区和丘陵地带的农村，呈高度散发。发病季节多于春、夏季。

2. 临床表现

潜伏期尚不十分明确，可能为1～2周。

急性起病，主要临床表现为发热，体温多在38℃以上，重者持续高热，可达40℃

以上，部分病例热程可长达 10 天以上。伴乏力、明显纳差、恶心、呕吐等，部分病例有头痛、肌肉酸痛、腹泻等。查体常有颈部及腹股沟等浅表淋巴结肿大伴压痛，上腹部压痛及相对缓脉。

少数病例病情危重，出现意识障碍、皮肤瘀斑、消化道出血、肺出血等，可因休克、呼吸衰竭、弥散性血管内凝血等多脏器功能衰竭死亡。

绝大多数患者预后良好，但既往有基础疾病、老年患者、出现精神神经症状、出血倾向明显、低钠血症等提示病重，预后较差。

3. 实验室检查

（1）血常规　80% 以上外周血白细胞计数减少，多为（1.0~3.0）×10^9/L，重症可降至 1.0×10^9/L 以下，中性粒细胞比例、淋巴细胞比例多正常；90% 以上患者的血小板降低，多为（30~60）×10^9/L，重症者可低于 30×10^9/L。

（2）尿常规　半数以上病例出现蛋白尿（+~+++），少数病例出现尿潜血或血尿。

（3）生化检查　可出现不同程度 LDH、CK 及 AST、ALT 等升高，尤以 AST、CK-MB 升高为主，常有低钠血症，个别病例 BUN 升高。

（4）病原学检查　血清新型布尼亚病毒核酸检测，血清中分离新型布尼亚病毒。

（5）血清学检查　新型布尼亚病毒 IgM 抗体和 IgG 抗体阳性。

4. 诊断

依据流行病学史（流行季节在丘陵、林区、山地等地工作、生活或旅游史等或发病前 2 周内有被蜱叮咬史）、临床表现和实验室检查结果进行诊断。

（1）疑似病例　具有上述流行病学史、发热等临床表现且外周血血小板和白细胞降低者。

（2）确诊病例　疑似病例具备下列之一者：①病例标本新型布尼亚病毒核酸检测阳性；②血清检测新型布尼亚病毒 IgM 抗体阳性或 IgG 抗体阳转或恢复期滴度较急性期 4 倍以上增高者；③血清分离到新型布尼亚病毒。

【鉴别诊断】

本病应与人粒细胞无形体病等立克次体病、肾综合征出血热、登革热、败血症、伤寒、血小板减少性紫癜等疾病相鉴别。

【治疗原则】

本病尚无特异性治疗手段，主要为对症和支持治疗。

患者应卧床休息，流食或半流食，多饮水。密切监测生命体征及尿量等。

不能进食或病情较重的患者，应当及时补充热量，保证水、电解质和酸碱平衡，尤其注意对低钠血症患者补充。高热者物理降温，必要时使用药物退热。有明显出血或血小板明显降低（如低于 30×10^9/L）者，可输血浆、血小板。中性粒细胞严重低下患者（低于 1.0×10^9/L），建议使用粒细胞集落刺激因子。

继发细菌、真菌感染者，应选用敏感抗菌药物治疗。同时注意基础疾病的治疗。目前尚无证据证明肾上腺糖皮质激素的治疗效果，应当慎重使用。

【预防】

（1）传染源可能是家畜或野生动物，患者血液或血性分泌物具有传染性，因此，一般患者不需隔离，但有出血表现者尽量安排单间隔离。患者的血液、分泌物、排泄物及被其污染的环境和物品，采取高温、高压、含氯消毒剂等方式进行消毒处理。

（2）户外活动时注意个人防护，防治蜱虫叮咬。医务及陪护人员在接触患者血液、体液、分泌物、排泄物等时应戴乳胶手套。从事气管插管或其他可能接触患者血液或血性分泌物的操作时，应穿隔离衣并戴护目镜（或防护面罩）和外科口罩。

第六章 麻 疹

麻疹（measles，rubeola）是麻疹病毒引起的急性呼吸道传染病，主要临床表现有发热、口腔麻疹黏膜斑、全身斑丘疹等。主要并发症有支气管肺炎、心肌炎和喉炎，偶见脑炎，远期并发症为亚急性硬化性全脑炎。

【诊断标准】

1. 流行病学

（1）传染源　患者是惟一的传染源，自发病前2日至出疹后5日内，患者鼻、咽、眼结膜和气管等部位的分泌物和血液中都含有病毒。

（2）传播途径　主要借飞沫经呼吸道传播。

（3）易感人群　凡未患过麻疹或未接种过麻疹疫苗者均为易感者。

2. 临床表现

潜伏期8~12天，有被动免疫者可延至20~28天。

（1）**典型麻疹**

①前驱期　从发病到出疹约3~5日。主要症状有发热及上呼吸道卡他症状，一般发热低到中度，亦有突发高热伴惊厥者，出现咳嗽、流涕、眼结膜充血、流泪、畏光。在起病第2~3日可于双侧近臼齿颊黏膜处出现细砂样灰白色小点，绕以红晕，称麻疹黏膜斑（Koplik spots）为本病早期特征。黏膜斑可逐渐增多，互相融合，也可见于下唇内侧及牙龈黏膜，偶见于上腭，一般维持16~18h，有时延至1~2日，大多于出疹后1~2日内消失。

②出疹期　起病约3~5日后，全身症状及上呼吸道症状加剧，体温可高达40℃。首先于耳后发际出现皮疹，迅速发展到面颈部，一日内自上而下蔓延到胸、背、腹及四肢，约2~3日内遍及手心、足底。皮疹约2~3mm大小，初呈淡红色，散在，后渐密集呈鲜红色，进而转为暗红色，疹间皮肤正常。出疹时全身淋巴结、肝、脾可肿大。

③恢复期　皮疹出齐后按出疹顺序隐退，留有棕色色素斑，伴糠麸样脱屑，约存在2~3周。

（2）**非典型麻疹**

①轻型麻疹　因体内对麻疹病毒有一定的免疫力所致。症状轻，病程短，可产生麻疹病毒特异性抗体，病后可获免疫力。

②重型麻疹　常出现循环衰竭及中枢神经系统症状，皮疹密集融合呈棕紫色或出而又隐；或呈出血性，可伴内脏出血，又称出血性麻疹，病死率高。

③成人麻疹　病情重，易致重要脏器损害和流产。出疹顺序依然典型，麻疹黏膜斑存在时间长，皮疹粗大，颜面和躯干密集，易融合，肌痛明显，常伴肌酸激酶（CK）增高，胃肠道症状多见，肝损害发生率高。

④非典型麻疹综合征　高热，多数患者无典型Koplik斑，起病后2~3天出现皮疹，源于肢端，向心发展渐及头、胸及躯干，疹型多样，初为斑丘疹，继而出现瘀点

或瘀斑，疱疹或荨麻疹。一般可见其中的二三种形态，可并发弥散性血管内凝血、血小板减少和心肌炎等。

并发症：主要有支气管肺炎、心肌炎和喉炎，偶见脑炎，远期并发症为亚急性硬化性全脑炎。

3. 实验室检查

（1）血常规　外周血象在出疹期白细胞计数常下降，淋巴细胞相对增高。

（2）分泌物涂片检查多核巨细胞　在出疹前后 1~2 天即可阳性，比麻疹黏膜斑出现早，对早期诊断有帮助。

（3）病原学检查　早期从鼻咽部及眼分泌物和血液白细胞中分离到麻疹病毒可肯定诊断。

（4）血清学检查　恢复期血清血凝抑制及补体结合抗体有 4 倍以上增高或发病 1 个月后抗体滴度大于 1:60，均有助诊断；特异性 IgM 测定也有早期诊断价值。

4. 诊断标准

典型麻疹可根据流行病学史及临床表现、Koplik spots、外周血白细胞减低、淋巴细胞相对增高可诊断。血清特异抗体的测定和病毒分离是确诊依据。

【鉴别诊断】

本病需与风疹、幼儿急疹、猩红热、肠道病毒感染 、药疹等鉴别。

【治疗原则】

（1）一般支持及对症治疗。

（2）呼吸道隔离至疹后第 6 日，居室应保持通风、多饮水、清淡饮食，避免突然剧烈退热。

（3）并发症的治疗　急性喉炎可予蒸气吸入稀释痰液，重症者用肾上腺皮质激素以缓解喉部水肿；合并重型肺炎时可适当应用利巴韦林，如退疹后突然症状加重并伴有呼吸道症状提示继发细菌感染，需加用抗菌药物，在细菌未明时可选用革兰阳性菌和革兰阴性菌兼顾的抗菌药物；出现黄疸和肝损害时予以保肝、退黄治疗。

（4）中医中药治疗　①初期，可用辛凉透表法，选用升麻葛根汤、银翘散加减；②热症重者，可用三黄石膏汤或犀角地黄汤，体虚肢冷宜用人参败毒汤；③恢复期热退疹收，宜用养阴清热法，可用沙参麦冬汤等。

第七章 风　疹

风疹（rubella，German measles）是由风疹病毒引起的急性呼吸道传染病，临床表现以发热、全身红色斑丘疹为特征，常伴有耳后、枕下及颈部淋巴结肿大。多数患者全身症状较轻，病程短，偶有重症病例报道。孕妇早期感染风疹病毒，易引起胎儿先天畸形。

【诊断标准】

1. 流行病学

（1）传染源　患者是惟一的传染源，包括亚临床或隐性感染者。传染期为发病前5~7天到发病后3~5天。患者口、鼻、咽部分泌物以及血液、大小便等中均可分离出病毒。

（2）传播途径　主要经空气飞沫传播，也可通过病毒污染的食具、衣物及直接接触等传播，孕妇感染风疹病毒可通过胎盘传给胎儿。

（3）易感人群　本病一般多见于儿童，未患过风疹者均易感。

2. 临床表现

依据感染方式分为自然感染的风疹（获得性风疹）和先天性风疹，前者又分为典型风疹和无皮疹性风疹，具体表现如下。

（1）自然感染的风疹　潜伏期14~21天，平均18天。

1）典型风疹

①前驱期：较短暂，约1~2天，症状较轻，有低热或中度发热、头痛、食欲减退、乏力及咽痛、咳嗽、打喷嚏、流涕、结膜充血等急性上呼吸道感染表现。偶伴呕吐、腹泻、鼻出血、齿龈肿胀等。部分患者软腭及咽部可见玫瑰色或出血性斑疹，但颊黏膜光滑，无充血及黏膜斑。

②出疹期：通常于发热1~2天后出现皮疹，皮疹初见于面颈部，迅速向下蔓延，1天内布满躯干和四肢，但手掌、足底大都无疹。皮疹初起呈细点状淡红色斑疹、斑丘疹或丘疹，直径2~3mm。面部、四肢远端皮疹较稀疏，部分融合类似麻疹或猩红热。皮疹一般持续3天（1~4天）消退，有人称为"三日麻疹"。面部有疹为风疹之特征，少数患者出疹呈出血性，可伴全身出血倾向，出疹期常伴低热，轻度上呼吸道感染，脾肿大及全身浅表淋巴结肿大，尤以耳后、枕后、颈部淋巴结肿大最为明显，肿大淋巴结轻度压痛，不融合，不化脓。

③疹退后体温正常，全身症状消失，但脾脏及淋巴结肿大恢复较慢，常需3~4周。皮疹消退后一般不留色素沉着，亦不脱屑。仅少数重症患者可有细小糠麸样脱屑，大块脱皮则极少见。

2）无皮疹性风疹　部分风疹患者可以只有发热、上呼吸道症状、淋巴结肿痛，而无皮疹。也可以无任何症状、体征，即所谓隐性感染或亚临床型患者。而血清学检查风疹抗体为阳性。

并发症：风疹并发症少见，少数患者可并发中耳炎、脑炎、支气管炎、肺炎或心肌炎、胰腺炎、肝炎、消化道出血、血小板减少性紫癜、溶血性贫血、肾病综合征、急慢性肾炎等。

（2）先天性风疹综合征　指孕妇感染风疹病毒（尤以妊娠3个月内）后，风疹病毒经过胎盘传给胎儿，除可发生死胎、流产、早产外，还可导致婴儿出生后多种先天性疾病，如先天性心脏病、白内障、青光眼、耳聋、大脑发育不全、发音障碍、皮疹、黄疸等。

3. 实验室检查

（1）血常规　外周血白细胞总数减少，淋巴细胞比例升高，并出现异型淋巴细胞及浆细胞。

（2）病毒分离　取鼻咽部分泌物，先天性风疹患者取尿、脑脊液、血液、骨髓等培养于 RK-13、Vero 或 SIRC 等传代细胞，可分离出风疹病毒，再用免疫荧光法鉴定。

（3）血清学检查　用血凝试验、中和试验、补体结合试验和免疫荧光法，双份血清抗体效价4倍以上升高为阳性；还可用 ELISA 检测风疹病毒特异性 IgM 抗体，出疹后 5~14 天阳性率可达90%以上。

（4）病毒核酸检测　可用斑点杂交、RT-PCR 法等检测风疹病毒的 RNA，以诊断风疹感染。

4. 诊断

临床表现（发热、皮疹；或伴耳后、枕后及颈部等全身浅表淋巴结肿大、结膜炎等）和血清特异性抗体的测定和病毒分离、RT-PCR 法等检测风疹病毒的 RNA 阳性是确诊依据。

【鉴别诊断】

部分风疹皮疹不典型，应与麻疹和猩红热鉴别；婴幼儿及儿童风疹应与幼儿急疹、药物疹、传染性单核细胞增多症、肠道病毒感染（手足口病）相鉴别；先天性风疹综合征还需与宫内感染的弓形虫病、巨细胞病毒感染、单纯疱疹病毒感染相鉴别。

【治疗原则】

（1）尚无特效疗法，以对症、支持治疗和处理并发症为主。无特效的抗风疹病毒药物，可试用干扰素和利巴韦林等，可缩短病程、减轻症状。

（2）一般支持及对症疗法　风疹患者一般症状轻微，不需要特殊治疗。症状较显著者，应卧床休息，流质或半流质饮食。对高热、头痛、咳嗽、结膜炎者可予对症处理。

（3）并发症治疗　脑炎伴有高热、嗜睡、昏迷、惊厥者，应按流行性乙型脑炎的原则治疗。出血倾向严重者，可用肾上腺糖皮质激素治疗，必要时输新鲜全血。

第八章　流行性腮腺炎

流行性腮腺炎（mumps）是由腮腺炎病毒（mumps virus）引起的急性呼吸道传染病，其特征为腮腺的非化脓性肿胀并可侵犯各种腺组织或神经系统及肝、肾、心、关节等几乎所有器官，常可引起脑膜脑炎、睾丸炎、卵巢炎、胰腺炎等并发症，病后可获持久免疫力。腮腺炎病毒对物理和化学因素均很敏感，暴露于紫外线下迅速死亡。

【诊断标准】

1. 流行病学

患者和隐性感染者是本病传染源，自发病前3天和腮腺肿后9天均可在患者唾液中检出病毒，通过飞沫和密切接触传播，人群对本病普遍易感染，其易感性随年龄的增加而下降，多见于4~15岁的儿童和青少年。

2. 临床表现

潜伏期8~30天，起病急，常见临床表现包括发热、头痛、食欲不佳、唾液腺肿胀，腮腺最常受累，肿大一般以耳垂为中心，向前、后、下发展，边缘不清，轻度触痛，张口咀嚼及进酸性饮食时胀痛加剧，局部皮肤发热、紧张发亮但多不红，通常一侧腮腺肿胀后2~4天累及对侧，双侧肿胀者约占75%。颌下腺或舌下腺也可被波及，舌下腺肿大时可见舌及颈部肿胀，并出现吞咽困难。腮腺管口在早期可有红肿，有助于诊断。不典型病例可始终无腮腺肿胀，而以单纯睾丸炎、脑膜脑炎的症状出现，也有仅见舌下腺或颌下腺肿胀者。

3. 实验室检查

（1）血常规　白细胞总数正常或轻度增多，分类中淋巴细胞相对增多；有继发细菌感染时白细胞总数和中性粒细胞明显增高。

（2）血清或尿淀粉酶测定　淀粉酶增高与腮腺肿胀程度成正比，90%患者血清淀粉酶有轻至中度增高，尿中淀粉酶也增高。

（3）血清学检查　血清特异性抗体可用中和抗体试验、补体结合试验（CF）、血凝抑制试验（HI）及ELISA技术。HI和CF操作简单但敏感性低。病程早期与第2~3周双份血清的效价相比4倍升高或一次血清效价达1:64有诊断意义。可应用ELISA方法检测血清特异性IgM抗体，其滴度在症状出现后1周达到高峰，升高持续6周。

（4）病毒分离　有条件可从早期病例的唾液、尿、血、脑脊液以及脑、甲状腺等组织中分离腮腺炎病毒。

（5）用RT-PCR检测腮腺炎病毒RNA也可用于诊断。脑脊液中采用ELISA方法检测到腮腺炎病毒IgG抗体可诊断脑膜脑炎。

4. 诊断

根据流行情况及接触史，上述腮腺肿大的特征等临床表现和实验室检查可诊断。

【鉴别诊断】

本病需与化脓性腮腺炎，糖尿病、慢性肝病及营养不良引起的症状性腮腺肿大、颈部或耳前淋巴结炎，青春期无症状性腮腺肿大等鉴别，其他病毒如副流感病毒1、3型，甲型流感病毒，A型柯萨奇病毒，单纯疱疹病毒，巨细胞病毒均可引起腮腺炎，应注意鉴别。

【治疗原则】

（1）卧床休息，隔离患者至腮腺肿大完全消退。没有特异的治疗方法，对症治疗与休息有利于病情恢复，抗菌药物无效。

（2）肾上腺糖皮质激素治疗尚无肯定效果，对重症患者、并发脑膜脑炎、心肌炎等时可考虑短期使用。

（3）氦-氖激光局部照射治疗流行性腮腺炎对止痛、消肿有一定的效果。

（4）男性成人患者在本病早期应用己烯雌酚，每日3次，每次1mg口服，以防止睾丸炎发生。

（5）中医中药 内服以普济消毒饮方为主随症加减。局部可用紫金锭或青黛散调醋外涂，每日1次。

【预防】

隔离患者直到腮腺消肿为止。对集体儿童机构、医院、学校、部队等单位中密切接触者应医学观察3周，发现可疑对象应立即隔离治疗。腮腺炎常在幼儿入托、新生入学、新兵入伍时暴发流行，中国的腮腺炎发病主要集中在4～15岁人群，占总病例数的80%以上，所以目前预防腮腺炎应以儿童和青少年为主。接种疫苗是预防流行性腮腺炎最有效的方法。

第九章 水痘－带状疱疹病毒感染

水痘（varicella，chickenpox）和带状疱疹（herpes zoster）是由同一病毒即水痘－带状疱疹病毒（varicella－zoster virus，VZV）所引起的两种不同表现的急性传染病。原发感染为水痘，多见于小儿。临床特点是分批出现的皮肤黏膜斑疹、丘疹、疱疹和结痂，重症水痘可发生肺炎、脑炎、肝炎等合并症。带状疱疹多见于成人，是潜伏在感觉神经节的 VZA 再激活后所致。临床特征为沿身体单侧感觉神经相应皮肤节段出现成簇的疱疹，常伴局部神经痛。VZV 不耐热、不耐酸和碱，在干燥的疱疹痂壳内很快就失去活性，在室温中 1h 可灭活。

【诊断标准】

1. 流行病学

患者是惟一的传染源，自疱液、鼻腔黏膜、咽部分泌物及血液中均可分离到 VZV，从发病前 1~2 天至皮疹干燥结痂为止均有传染性，主要由空气飞沫经呼吸道传播，也可通过污染的玩具、用品、被褥等间接传播，输入潜伏期内的血液可患病。孕妇感染 VZV 后，特别是在孕初 4~5 个月，可使胎儿发生先天性水痘综合征（7%~9%）。人群普遍易感，多见于儿童，病后可获得持久免疫力，二次感染少见，但以后可发生带状疱疹。孕妇患水痘可使胎儿出生后在儿童期发生带状疱疹的危险性增大，易感儿童接触带状疱疹患者后也可患水痘。

2. 临床表现

（1）典型水痘　潜伏期约为 10~20 天。①前驱期：成人症状较重，于皮疹出现前 1~2 天可先有发热、关节痛、恶心、咳嗽等症状；小儿则皮疹和全身症状同时出现，而无前驱症状。②出疹期：皮疹先见于躯干、头部，渐延及面部及四肢，呈向心性分布，以躯干为多，四肢远端及手掌、足底较少。初为红斑疹后为丘疹，数小时后变为疱疹，形似露珠水滴，壁薄易破，疱液初透明后渐转浑浊，如继发化脓性感染则成脓疱。皮疹发展快是本病特征之一。部分患者黏膜可发疹，形成溃疡。早期通常十分瘙痒，因分批出现，发疹 2~3 天后各期皮疹可同时存在。一般水痘皮疹经过斑疹、丘疹、疱疹、结痂四个阶段。痂皮通常 1~2 周脱落，病后免疫力持久，但体内高效价的抗体不能清除潜伏的病毒，多年后仍可能发生带状疱疹。

（2）非典型水痘　①进展性播散性水痘：表现为高热、疱疹融合成大疱，皮下组织坏死，病情危重；②出血性水痘：发生在出疹后 2~3 天，疱疹为出血性，呈紫黑色结痂，尚可伴发腔道出血，严重者危及生命；③孕期水痘：母亲孕期 4~5 个月感染 VZV 可使胎儿发生先天性水痘综合征（7%~9%）；④免疫功能低下者的 VZV 感染：易发生播散性水痘和带状疱疹及广泛性皮损及合并症，病情危重。

（3）带状疱疹　带状疱疹是 VZV 感染的复发，主要发生在成人，皮疹发生前 2~5 天可出现发热，皮肤可出现瘙痒，皮疹成批出现，为成簇而不融合的粟粒状，表面光滑透明，约 1 周后浑浊或呈出血性，渐干瘪成痂。皮疹沿受累神经分布区呈带状分布，常见于肋间神经、三叉神经和颈部神经分布区，神经痛是带状疱疹的特征，年龄越大，疼痛越严重。

3. 实验室检查

（1）血常规　白细胞总数正常或增多。

（2）血清学检查　目前多用 ELISA 法，于发病后 2 个月内检测血清特异性 IgM 和 IgA 抗体，有诊断价值。

（3）PCR 法检测 VZV 的 DNA，灵敏、准确，也可用荧光显微镜查痂中 VZV 抗原，比培养快而敏感。

4. 诊断

有水痘接触史；出现发热、皮疹等上述临床表现和检测到 VZV 抗体和 VZV－DNA 及荧光显微镜检查到痂中的 VZV 抗原是确诊依据。

【鉴别诊断】

本病需与丘疹性荨麻疹及单纯疱疹、手足口病、巨细胞病毒感染等引起的皮疹鉴别。带状疱疹需与肋骨炎、胸膜炎、胆囊炎及心绞痛等鉴别。

【治疗原则】

1. 水痘

隔离患者至发病后 14 天，疱疹破裂者外涂抗菌药物软膏。一般禁用肾上腺糖皮质激素。病重者应用抗病毒治疗：首选阿昔洛韦，每次 5～10mg/kg，每 8h 1 次，静脉滴注，疗程 7～10 天，也可使用阿昔洛韦衍生物如伐昔洛韦或泛昔洛韦；其次可用单磷酸阿糖腺苷（Ara－AMP）5～10mg/（kg·d），静脉滴注，疗程 7～10 天。α－干扰素早期应用可减轻疱疹的播散，缓解疼痛，用法：1MU～3MU/d，肌内注射，连用 5～7 天。

2. 带状疱疹

以抗病毒和对症治疗为主，组胺 H_2 受体拮抗剂雷尼替丁或西咪替丁能迅速缓解带状疱疹的症状。用法：雷尼替丁，每次 150mg，2 次/日，早晚各服 1 次；西咪替丁每次 0.2～0.4g，4 次/日，口服。

【预防】

（1）一般措施　隔离患者直到疱疹全部干瘪、结痂或出疹后 7 天。对密切接触者应医学观察 3 周，免疫缺陷者和孕妇应避免与水痘和带状疱疹患者接触。

（2）接触后预防　有密切接触史的免疫缺陷者、孕妇、过期产的婴儿和产前 5 天或产后 2 天内患水痘的母亲所育的新生儿应当在 72h 内注射 VZV 免疫球蛋白。对不适宜注射疫苗者可在接触后给予阿昔洛韦片每天 40～80mg/kg 分次口服，连用 7 天。

（3）鼓励适龄儿童自愿接种水痘疫苗是保护易感人群最有效的措施。

第十章　流行性乙型脑炎

流行性乙型脑炎（epidemic encephalitis B，简称乙脑）由乙型脑炎病毒引起的自然疫源性疾病，主要侵犯中枢神经系统，多见于夏秋季，经蚊媒传播。临床以高热、意识障碍、惊厥、呼吸衰竭为特征。重症者可留有后遗症。

【诊断标准】

1. 流行病学

传染源为家畜和家禽，以未过夏天的幼猪最重要。通过蚊类叮咬传播。我国以三带喙库蚊为主。人群普遍易感，多呈隐性感染，与显性感染之比为 300∶1。2～6 岁儿童发病率最高。近年来由于儿童普遍预防接种，故成人和老人发病相对增多。病后具有稳定的免疫力。世界范围内流行。我国是乙脑的高流行区，除新疆、青海和西藏少数省市外均有病例报告。病死率 5%～15%，老年患者可高达 50%～70%，病残率 30% 左右。7、8、9 月是主要的流行季节。

2. 临床表现

潜伏期 4～21 天，一般 14 天。典型病例的病程可分为以下四个阶段。

（1）初期　病初 1～3 天。起病急，1～2 天内体温达 39～40℃，伴头痛、恶心和呕吐，有不同程度意识障碍。

（2）极期　持续 1～2 周。持续高热可达 40℃ 以上。意识障碍明显，嗜睡、昏睡乃至昏迷。严重者出现惊厥、抽搐。呼吸衰竭的发生率 15%～40%，是该病的主要死因。部分患者颅压增高。脑膜刺激征、病理征等可呈阳性。

（3）恢复期　体温逐渐下降，语言、意识及各种神经反射逐渐恢复。重症患者可有瘫痪，意识、语言及吞咽障碍等。经过积极治疗可望在半年内恢复。

（4）后遗症期　少数重症患者半年后仍有精神神经症状。

3. 临床分型

根据病情轻重将乙脑分为以下四型。

（1）轻型　体温 39℃ 以下，无神志改变，一般无抽搐（个别患儿因高热而惊厥），仅有轻微头痛、嗜睡等，多数在 1 周内恢复。依靠脑脊液和血清学检查确诊。

（2）普通型　体温一般在 40℃ 左右，昏睡或浅昏迷。脑膜刺激征及病理征明显。病程约 4～5 天，少有后遗症。

（3）重型　体温持续在 40℃ 以上。昏迷、反复抽搐。可出现中枢性呼吸衰竭。常有定位症状和体征。病程常在 2 周以上，部分患者留有后遗症。

（4）极重型　体温骤升，持续高热或超高热，反复或持续抽搐，迅速出现深昏迷。出现脑疝和中枢性呼吸衰竭，病死率高。幸存者均有严重后遗症。

4. 实验室检查

（1）血常规　发病初期白细胞总数常增高，一般在（10～20）×10^9/L；白细胞分类：中性粒细胞 0.8 以上，后期恢复正常。

（2）脑脊液检查　外观呈无色清亮，压力仅轻度增高，有核细胞（50～500）× $10^6/L$，个别可正常或高达 $1000×10^6/L$ 以上；初期以中性粒细胞为主，以后淋巴细胞逐渐增多。糖和氯化物正常，蛋白质常轻度增高。

（3）血清学检查

①血或脑脊液中乙脑特异性 IgM 抗体测定　可用作早期诊断。感染后 4 天即可出现，2～3 周内达高峰。

②补体结合试验　特异性较高，但抗体阳性出现较迟，一般只用于回顾性诊断和当年隐性感染者的调查。

③中和试验　特异性较高，但方法复杂，抗体可持续 10 多年，仅用于流行病学调查。

④血凝抑制试验　抗体产生早，敏感性高、持续久，但特异性较差，有时出现假阳性。可用于诊断和流行病学调查。

（4）病原学检查

①病毒分离　病程 1 周内死亡病例脑组织中可分离到乙脑病毒，从脑脊液或血清中不易分离到病毒。

②免疫荧光法（IFT）　脑组织中检测到乙脑病毒抗原。

5. 诊断

根据流行病学、流行季节，结合典型临床表现、实验室检查结果可作出诊断。

【鉴别诊断】

本病主要与中毒型菌痢、化脓性脑膜炎、结核性脑膜炎、恶性疟疾（脑型）及其他病毒性脑炎相鉴别。

【治疗原则】

（1）一般和支持治疗　细心护理并密切观察病情变化。补充足够热量和适当水分。昏迷患者行鼻饲。

（2）对症治疗　保持呼吸道通畅。采用物理或药物控制体温在 38.5℃ 以下。使用地西泮、水合氯醛、苯妥英钠等镇静、抗惊厥治疗。使用脱水剂、肾上腺糖皮质激素治疗脑水肿、脑疝。中枢性呼吸衰竭患者及时采用呼吸机辅助呼吸。

（3）抗病毒治疗　目前尚无疗效确切的抗乙脑病毒药物。

（4）中医药治疗。

（5）后遗症和康复治疗　重点在于智力、吞咽、语言和肢体功能等的锻炼，可采用高压氧、理疗、中药、按摩、推拿、针灸等治疗，以促进恢复。

第十一章　登革热病毒感染

登革热（dengue fever，DF）是由登革病毒（dengue virus，DV）引起的，以高热，全身肌肉、骨、关节疼痛，乏力，皮疹，出血，白细胞和血小板减少为主要表现的一组急性虫媒传染病；主要通过埃及伊蚊和白纹伊蚊传播。广泛流行于全球热带和亚热带地区，呈大幅上升趋势，死亡率2.5%，儿童5%～10%。

【诊断标准】

1. 流行病学

患者和隐性感染者是主要传染源，患者病前6～8h至病后第6天有病毒血症，轻型和隐性感染者在流行期有重要意义，可达人群1/3。蚊为本病的传播媒介。当蚊虫叮咬患者吸入带有登革病毒的血液而受染，病毒在蚊体内8～14天后具传染性，再次叮咬人体时将病毒传播给人。新疫区人群普遍易感，青壮年发病率高且症状明显。流行区多见于儿童。不同型别毒株感染无交叉免疫力，可二次感染。同型病毒免疫可持续1～4年。

2. 临床表现

按世界卫生组织标准分为典型登革热、登革出血热和登革休克综合征三型。我国近年来将登革热分为典型登革热、轻型登革热和重型登革热。

（1）登革热　潜伏期3～14天，一般为5～7天。发热占100%，急性起病，寒战或畏寒，体温24h内可达39℃～40℃。持续5～7天后骤降至正常，不规则或弛张热多见，部分病例第3～5天体温降至正常，1天后又再升高，称为双峰热或鞍型热。伴头痛、眼眶痛、腰背痛及骨、关节剧痛，似骨折或碎骨样，严重者影响活动。面部潮红，咽喉炎，咳嗽，皮肤过敏，味觉紊乱，浅表淋巴结肿大和消化道等全身中毒症状。严重者疲乏无力呈衰竭状态。约1/4病例有肝脏肿大。偶见黄疸，束臂试验阳性。

病程3～7天可出现多样性充血性皮疹，1～3天后变为针尖大点状出血疹。分布全身，多见于四肢，有痒感，持续5～7天。典型皮疹发生融合，中间有正常皮肤，似红色海洋中的岛屿（称皮岛）。疹退无脱屑及色素沉着。25%～50%的病例有鼻出血、牙龈和消化道出血、咯血、血尿及阴道出血、注射部位瘀斑等。

（2）登革出血热　临床分为登革出血热（DHF）和登革休克综合征（DSS）两型。世界卫生组织依据DHF的严重程度分为四级，第三、四级为DSS，第一、二级同时出现血小板减少和血液浓缩表现，是DHF与登革热的区别。

1级：发热伴不典型症状，只有束臂试验阳性，和（或）青肿、挫伤等。

2级：1级的表现加上出血，包括皮肤其他部位出血。

3级：循环衰竭表现，脉搏细数，血压降低，低血压，烦躁和皮肤湿冷。

4级：血压和脉搏测不出，进展性休克。

典型登革出血热以高热、出血、肝肿大、循环衰竭为主要临床特征。除具有登革热表现外，由于血浆外渗，使血液浓缩，血细胞比容增加，浆液渗漏及低蛋白血症等。

（3）登革休克综合征 病程第 3 ~ 7 天，体温下降或退热后，病情突然加重，有明显出血倾向伴周围循环衰竭。皮肤湿冷，瘀斑，发绀，脉快而弱，脉压差进行性缩小，血压低甚至测不到，酸中毒，电解质紊乱，脏器出血，可有烦躁、惊厥、昏迷等症状，常见胸腔积液和腹腔积液。重症可在 12 ~ 24h 内死亡。

并发症：脑病，溶血性尿毒症综合征，败血症，ARDS，感染，水中毒及肝、肾、心、肺功能衰竭。

病程多为 7 ~ 10 天。

3. 实验室检查

周围血白细胞减少，中性粒细胞显著减少，约 1/2 ~ 3/4 病例伴血小板减少。DHF 伴血细胞比容增高（>20%），血红蛋白升高。部分有短暂蛋白尿和大便潜血阳性。可有 ALT、AST、CK、LDH、BUN、胆红素增高。DHF 可有低蛋白血症，低钠、低钾血症。PT 及 APTT 时间延长。纤维蛋白原、凝血酶原及凝血因子显著降低。血清补体 C3 下降。合并中枢神经系统病变时脑脊液压力升高，白细胞和蛋白正常或轻度增加，糖和氯化物正常。部分 DHF 患者 X 线见胸腔积液（多为右侧），休克时常有双侧胸腔积液，B 超可见腹水及肝、脾肿大。

血清学和病原学检查：补体结合试验 >1：32，血凝抑制试验 >1：1280，或双份血清恢复期抗体效价比急性期高 4 倍以上者；免疫层析法和 ELISA 方法检测出 DV－IgM 和 IgG 抗体。免疫荧光法检测血清、肝及组织的病毒抗原。从血清、脑脊液、骨髓等分离出病毒和 RT－PCR 检测血清和组织的 DV RNA 及鉴定血清型。

4. 诊断

（1）登革热 流行季节或 15 天内去过或来自流行区，病前 5 ~ 9 天曾被蚊虫叮咬。或有典型症状及体征，外周血白细胞和血小板减少。特异性抗体阳性或恢复期血清抗体滴度有 4 倍及以上升高，或分离出登革病毒或检测出病毒抗原或 DV RNA 者可确诊。

（2）登革出血热 登革热确诊病例伴器官大出血、肝肿大、血细胞比容增加 20% 以上者。

（3）登革休克综合征 确诊登革出血热伴有休克者。

【鉴别诊断】

登革热应与流行性感冒、风疹、麻疹、猩红热、药疹、Chikungunya 热相鉴别。

登革出血热和登革休克综合征应与钩端螺旋体病、肾综合征出血热、败血症、流行性脑脊髓膜炎等相鉴别。

【治疗原则】

（1）早发现、早隔离、早就地治疗。卧床休息，流质或半流质饮食，防蚊灭蚊，隔离至退热。病毒血症严重者，短期使用小剂量糖皮质激素。

（2）对高热者给予物理降温。出血明显者避免酒精擦浴。慎用水杨酸类解热镇痛药避免出血或 Reye 综合征及诱发 G6PD 缺乏者溶血。有惊厥危险的婴幼儿用醋氨酚。白细胞过低者可用升白细胞药物和抗菌药物预防细菌感染。有肝脏或心肌损害者给予硫普罗宁、复方甘草酸苷、维生素 C 等。对脑型病例，及时快速用 20% 甘露醇或交替用低分子右旋糖酐及呋塞米、地塞米松，防止脑疝。呼吸中枢受抑制者应使用人工呼吸机。

（3）维持水、电解质平衡。轻者口服补液，休克病例快速静脉输液，包括血浆或代血浆。静脉滴注糖皮质激素。出血者用卡巴克洛、氨基己酸、酚磺乙胺、维生素 K 等止血药物。大出血者应输入新鲜全血或血小板，消化道出血可口服凝血酶、雷尼替丁或静脉注射奥美拉唑等。有弥散性血管内凝血证据者给予抗弥散性血管内凝血治疗。

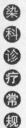

第十二章　狂　犬　病

狂犬病（rabies）又称恐水症（hydrophobia），为狂犬病毒所致，以侵犯中枢神经系统为主的急性人畜共患传染病。人狂犬病通常由病兽以咬伤方式传给人，还没有人传人的报道。临床表现为特有的恐水、恐声、怕风、恐惧不安、咽肌痉挛、进行性瘫痪等。病死率几乎为100%。

【诊断标准】

1. 流行病学

据世界卫生组织公布，狂犬病主要发生在发展中国家，全球每年死于狂犬病的患者约有3万~7万人。我国狂犬病流行较为严重，发病率居世界第二位，为0.4~1.58/10万，仅次于印度。

（1）传染源　携带狂犬病毒的动物均是传染源，约80%~90%的狂犬病是由病犬传播，其次为猫、狼和吸血蝙蝠等。

（2）传播途经　包括：①被带狂犬病毒动物咬伤、抓伤或舔触伤口感染；②在实验室或蝙蝠群居洞穴因吸入含狂犬病毒气溶胶经呼吸道感染；③宰杀或剥带狂犬病毒动物的皮而感染。

（3）人群对狂犬病普遍易感。

2. 临床表现

潜伏期长短不一，可在5天~10年以上，一般1~3个月，潜伏期长短与伤口部位、伤口深浅、病毒入侵数量及毒力等因素有关。典型狂犬病临床经过分三期，发病后整个病程一般不超过6天。

（1）前驱期　持续2~4天。表现复杂多样，大多有低热、乏力、恶心、周身不适、头痛等类似感冒症状，继而出现恐惧、烦躁不安，对风、声、光敏感，咽喉部有紧缩感，若已愈合伤口周围有烧灼样刺痛、痒、麻及蚁走感等异样感觉对早期诊断具有重要意义。

（2）兴奋期　持续1~3天。体温常升高（38~40℃）。患者处于高度兴奋状态，狂躁不安，极度恐惧，恐水、怕风是本期最具有特征性的临床表现，受风或水刺激时出现全身肌肉阵发性抽搐及咽喉肌痉挛，甚至看见水或听到水声都引起咽肌痉挛，以致极度干渴而拒饮水，因咽肌、呼吸肌痉挛而出现声嘶、语言含糊、吐字不清。光线刺激或触摸也能引起患者发生痉挛。由于交感神经兴奋，大量流涎、大汗淋漓、心率加快，血压升高。部分患者可伴有幻觉、幻听及幻视等精神症状。

（3）麻痹期　持续6~18h。由狂躁渐变为安静，烦躁及恐惧症状消失，出现全身弛缓性瘫痪，呼吸减弱，心律不齐，逐渐进入昏迷，终因呼吸、循环衰竭而死亡。

个别病例仅有前驱期表现，后即出现麻痹症状，并最终因瘫痪、呼吸麻痹而死亡，被称为麻痹型狂犬病，但此型较为少见。

3. 辅助检查

（1）血、尿常规及脑脊液　白细胞总数轻至中度升高，中性粒细胞多在80%以上。

尿常规可发现轻度蛋白尿，偶有透明管型。脑脊液压力稍增高，细胞数轻度增高，一般不超过 $200 \times 10^6/L$，以淋巴细胞为主，蛋白轻度增高，糖及氯化物正常。

（2）免疫学试验　①荧光抗体检查法：取患者唾液、咽部或气管分泌物、尿沉渣、角膜印片及有神经元纤维的皮肤切片，用荧光抗体染色检查狂犬病毒抗原；②酶联免疫法检测狂犬病毒抗原：可供快速诊断及流行病学之用，如患者能存活 1 周以上则中和试验可见效价上升，曾经接种狂犬疫苗的患者，中和抗体须超过 1∶5000 方可诊断为本病；③病毒分离：患者唾液、脑脊液或死后脑组织混悬液可接种动物分离病毒，经中和试验鉴定可以确诊，但阳性率较低；④内基小体检查：从死者脑组织印压涂片或做病理切片，用染色镜检及直接免疫荧光法检查内基小体，阳性率约 70%～80%。

【治疗原则】

1. 暴露后的有效预防措施

（1）伤口冲洗　用 20% 的肥皂水（或者其他弱碱性清洁剂）和有一定压力的流动清水交替彻底清洗、冲洗所有咬伤和抓伤处至少 15min。然后用生理盐水（也可用清水代替）将伤口洗净，最后用无菌脱脂棉将伤口处残留液吸尽，避免在伤口处残留肥皂水或者清洁剂。较深伤口冲洗时，用注射器或者高压脉冲器械伸入伤口深部进行灌注清洗，做到全面彻底。消毒处理：彻底冲洗后用 2% 碘酒或者 75% 乙醇涂擦伤口。如伤口碎烂组织较多，应当首先予以清除。

（2）如伤口情况允许，应当尽量避免缝合。

（3）首次暴露后的狂犬病疫苗接种应当越早越好。接种程序：一般咬伤者于 0（注射当天）、3、7、14 和 28 天各注射狂犬病疫苗 1 个剂量。狂犬病疫苗不分体重和年龄，每针次均接种 1 个剂量。注射部位：上臂三角肌肌内注射。2 岁以下婴幼儿可在大腿前外侧肌内注射。

（4）如有抗狂犬病免疫球蛋白或免疫血清，则应在伤口广泛部和周围行局部浸润注射。

（5）注意预防破伤风及细菌感染。

2. 管理传染源

以犬的管理为主。捕杀野犬，管理和免疫家犬，并实行进出口动物检疫等措施。病死动物应予焚毁或深埋处理。

3. 治疗

无有效特异性治疗，主要为对症和支持治疗。包括：①单间隔离患者，减少或避免水、风、声及光线对患者的刺激；②补充足够营养，维持水、电解质及酸碱平衡；③对症处理，维持正常的心、肺功能，保持其重要器官功能稳定，酌情予以镇静剂，有脑水肿颅内高压表现者给予甘露醇、利尿剂，有心律紊乱者给予抗心律失常治疗；④患者的分泌物、排泄物及其被污染物品须严格消毒。马或人源性抗狂犬病毒免疫球蛋白治疗仅能延长患者的病程，不能改变病死率。

第十三章　人巨细胞病毒感染

人巨细胞病毒（human cytomegalovirus，HCMV）为疱疹病毒科病毒、双链 DNA 病毒，仅在人与人间传播。胎儿经胎盘感染 HCMV（先天性宫内感染），是人类最常见的先天性病毒感染，可导致流产、死产、胎儿畸形和新生儿智力障碍、感觉神经性听力丧失等。感染 HCMV 后的临床表现和转归与个体的免疫功能状态密切相关。免疫功能正常个体因密切接触感染者的分泌物感染 HCMV（后天获得性感染），多表现为隐性感染，部分为单核细胞增多症样表现；病毒随后潜伏存在于人体内，机体免疫功能受损时可再活动。免疫功能缺陷者因输血（血液制品）/器官移植等感染 HCMV 或 HCMV 再活化后，可表现为单个或多个脏器受累，最常见为间质性肺炎、肝炎、胃肠炎和视网膜炎等。更昔洛韦可用于治疗 HCMV 感染。

免疫功能缺陷者 HCMV 感染的相关内容见本书第八部分第二章"免疫缺陷患者感染"。

【诊断标准】

一、先天性宫内感染

1. 临床表现

在不发达国家先天性 HCMV 感染的发生率约为 1.2%。胎儿感染后约 10% 为有症状性感染，以畸形（小头、脑积水等）和肝脏受累（肿大、黄疸等）最常见，其次尚可见肺炎、脉络膜视网膜炎、溶血性贫血等，病死率约为 40%。多数受染胎儿出生时无临床症状，但约 15% 的患者出现听力、智力、视力、语言障碍和精神、运动功能异常等后遗症。听神经性耳聋患儿中约 25% 是先天性 HCMV 感染所致。

2. 实验室检查

（1）产前　羊水中病毒分离、HCMV DNA 检测的敏感性（80%～100%）和特异性均较高；且 HCMV DNA 水平越高、生后为症状性感染的风险越高。脐血穿刺检查因敏感性低且风险较大，现已弃用。

（2）出生后　出生时或生后 2～3 周内，HCMV IgM 阳性提示先天性宫内感染，需经病毒分离确诊。需注意：约有 25% 的个体感染后不产生 HCMV IgM 抗体，因此阴性结果也无法完全排除诊断。血清 HCMV IgG 由阴性转为阳性或者双份血清抗体滴度 4 倍及以上增高，提示活动性感染。在婴儿血液、尿液、唾液检测到 HCMV DNA 和（或）HCMV pp65 抗原，提示活动性感染。将血液、尿液、唾液等标本接种于成纤维细胞、培养后分离到病毒，是确诊的金标准。

二、后天获得性感染

1. 临床表现

正常新生儿围生期和儿童期感染 HCMV 后，仅部分可表现为 HCMV 肝炎（肝脏肿大、肝功能异常、胆道闭锁等），多无症状。极低体重儿（<1500g）和早产儿（<37孕周）后天获得性 HCMV 感染，临床表现较重（常见肝脏、肺和血液系统受累）。免疫功能正常的青少年和成人感染后多为隐性感染，偶有单核细胞增多症样表现（发热、皮疹、肝功能损伤，常无咽颊炎，嗜异凝集试验阴性）。

2. 实验室检查

出生 3 周以后的新生儿或患者尿液、唾液、血液中检测到 HCMV DNA 或（和）HCMV pp65 抗原，或血清 HCMV IgM 阳性，或血清 HCMV IgG 由阴性转为阳性或者双份血清抗体滴度 4 倍及以上增高，均有助于诊断后天获得性感染。从血液、尿液、唾液等标本接种于成纤维细胞、培养后可分离到病毒，是确诊的金标准。

【治疗原则】

免疫功能正常且无症状感染者，无需治疗。

对有症状的先天性 HCMV 感染患儿，可用更昔洛韦（Ganciclovir）治疗：每次5mg/kg，每天 2 次，静脉滴注，疗程 14 天（诱导治疗），随后改为 5mg/(kg·d)，静脉滴注，疗程 2~3 个月（维持治疗）。需密切监测药物的不良反应（外周血白细胞、血小板降低，肝、肾功能异常等）。

更昔洛韦不耐受或耐药毒株感染的成人患者，可考虑采用膦甲酸钠（Foscarnet）治疗：每次 60mg/kg，每 8h 1 次，疗程 14~21 天（诱导期），随后改为 90mg/(kg·d)维持治疗。需注意药物不良反应。该药不用于患儿。

第十四章　EB 病毒感染

EB 病毒（Epstein – Barr virus，EBV）属于人类疱疹类病毒，可长期存在于唾液腺隐窝上皮细胞或 B 淋巴细胞中，主要通过接触含有病毒的唾液传播，偶有经血传播（输血或器官移植）。初次感染多发生于幼儿和青少年，无性别差异，全年发病。幼儿感染后多为隐性感染；约 35% ~ 50% 的青少年感染后表现为传染性单核细胞增多症（infectious mononucleosis，IM），约 95% 成人的 EB 病毒抗体阳性。EB 病毒与鼻咽癌、Burkitt 淋巴瘤、器官移植后淋巴增殖性疾病、多发性硬化等关系密切，同时应当注意其在免疫功能低下人群中的疾病表现（见第八部分第二章）。如果 EB 病毒感染持续 >6 个月，应警惕发生慢性活动性 EB 病毒感染（chronic active EBV infection，CAEBV）。

【诊断标准】

（一）传染性单核细胞增多症

1. 临床表现

潜伏期 4~6 周，常见临床表现包括发热、皮疹、咽颊炎、淋巴结肿大、肝脾肿大和非特异性消化道症状（纳差、恶心、呕吐、腹泻）等。重者可有血液系统（溶血性贫血、血小板减少、再生障碍性贫血、溶血性尿毒症综合征）、神经系统（吉兰 – 巴雷综合征、病毒性脑膜炎、脑膜脑炎、周围神经炎）、呼吸系统（病毒性肺炎、胸腔积液）、心血管系统（病毒性心肌炎、心包积液）等受累表现。病程常持续 4~8 周，偶可长达 4 个月，不应超过 6 个月。

2. 实验室检查

（1）血常规　白细胞总数正常或增多，分类中淋巴细胞和单核细胞明显增多（可 >50%）、异型淋巴细胞 >10%（病后数日出现，7 天最多）。

（2）血清学　嗜异凝集试验的阳性率约为 80%，假阳性率约为 10%，见于淋巴瘤、血清病等。EBV – IgM 出现早，持续阳性 4~8 周，为现症感染证据。

3. 诊断标准

临床表现（发热、皮疹、咽颊炎、淋巴结肿大、脾大）和实验室检查（异型淋巴细胞 >10%、EBV – IgM 阳性），为传染性单核细胞增多症的诊断依据。

（二）慢性活动性 EBV 感染诊断标准

（1）持续或间断存在的 IM 样症状　发热、淋巴结肿大、肝脾大，脏器受累的表现如血液系统、消化道、神经系统、肺部、眼、皮肤和心血管系统等。

（2）EBV 抗体阳性［抗 – VCA（病毒衣壳抗原）– IgG ≥ 1：640 和抗 – EA（早期抗原）– IgG > 1：160，抗 – VCA – IgA 和（或）抗 – EA – IgA 阳性］组合，和（或）受累组织（包括外周血）中检测到 EBV 基因组（DNA、RNA、蛋白或外周血中 EBV DNA > $10^{2.5}$ 拷贝/μg DNA）。

（3）慢性疾病无法用其他已知的疾病解释。

【鉴别诊断】

传染性单核细胞增多症应与巨细胞病毒感染、人类免疫缺陷病毒感染、人类疱疹病毒 6 型感染和弓形虫感染的急性期鉴别。

CAEBV 有可能是血液系统恶性疾病的前期表现，故诊断时必须重视病理检查结果；对已诊断 CAEBV 的患者还需定期复查病理检查，以尽早发现病情变化。

【治疗原则】

（一）传染性单核细胞增多症

1. 自然病程

4～8 周。无特效治疗，以对症、支持治疗为主：肝脏受累者可加用保护肝细胞、控制肝脏炎症药物（如甘草酸制剂、水飞蓟素制剂、多不饱和卵磷脂制剂等）；心肌受累者可加用保护心肌细胞药物（如辅酶、ATP、维生素 C 等）。

2. 抗病毒治疗

本病为自限性，且阿昔洛韦（Acyclovir）和伐昔洛韦（Valacyclo vir）仅可一过性降低口咽部病毒载量，无助于降低血中病毒量，故不推荐用于治疗轻症 IM。

3. 肾上腺糖皮质激素治疗

有严重并发症者（如上呼吸道阻塞、溶血性贫血、血小板减少、心肌炎等）可短期应用。

（二）CAEBV

尚无特效治疗。可试用干扰素－α、阿昔洛韦、泛昔洛韦或更昔洛韦等。还可试用免疫抑制剂、细胞毒药物和干细胞（骨髓）移植等方法。

第十五章　肠道病毒感染

第一节　手足口病

手足口病是主要由柯萨奇 A 组 16 型（Cox A16）、肠道病毒 71 型（EV71）等肠道病毒引起的急性传染病，多发生于学龄前儿童，尤以 3 岁以下年龄组发病率最高。患者和隐性感染者均为传染源，主要通过消化道、呼吸道和密切接触等途径传播。主要症状表现为手、足、口腔等部位的斑丘疹、疱疹。少数病例可出现脑膜炎、脑炎、脑脊髓炎、肺水肿、循环障碍等，多由 EV71 感染引起，致死原因主要为脑干脑炎及神经源性肺水肿。

【诊断标准】

1. 流行病学

夏秋季为高发季节，学龄前儿童多见，幼儿园、托儿所集体感染或家庭聚集发病时流行病学意义更大。

2. 临床表现

潜伏期多为 2～10 天，平均 3～5 天。

（1）普通病例表现　急性起病，发热，口腔黏膜出现散在疱疹，手、足和臀部出现斑丘疹、疱疹，疱疹周围可有炎性红晕，疱内液体较少。可伴有咳嗽、流涕、食欲不振等症状。部分病例仅表现为皮疹或疱疹性咽峡炎。多在 1 周内痊愈，预后良好。部分病例皮疹表现不典型，如单一部位或仅表现为斑丘疹。

（2）重症病例表现　少数病例（尤其是小于 3 岁者）病情进展迅速，在发病 1～5 天左右出现脑膜炎、脑炎（以脑干脑炎最为凶险）、脑脊髓炎、肺水肿、循环障碍等，极少数病例病情危重，可致死亡，存活病例可留有后遗症。① 神经系统表现：精神差、嗜睡、易惊、头痛、呕吐、谵妄甚至昏迷；肢体抖动，肌阵挛、眼球震颤、共济失调、眼球运动障碍；无力或急性弛缓性麻痹；惊厥。查体可见脑膜刺激征，腱反射减弱或消失，巴氏征等病理征阳性。② 呼吸系统表现：呼吸浅促、呼吸困难或节律改变，口唇发绀，咳嗽，咳白色、粉红色或血性泡沫样痰液；肺部可闻及湿啰音或痰鸣音。③ 循环系统表现：面色苍灰、皮肤花纹、四肢发凉，指（趾）发绀；出冷汗；毛细血管再充盈时间延长。心率增快或减慢，脉搏浅速或减弱甚至消失；血压升高或下降。

3. 临床分期

根据发病机制和临床表现，将手足口病分为五期。

（1）第一期（手足口出疹期）　主要表现为发热，手、足、口、臀等部位出疹（斑丘疹、丘疹、小疱疹），可伴有咳嗽、流涕、食欲不振等症状。

（2）第二期（神经系统受累期）　少数手足口病病例可出现中枢神经系统损害，多发生在病程 1～5 天内，表现为精神差、嗜睡、易惊、头痛、呕吐、烦躁、肢体抖动、急性肢体无力、颈项强直等脑膜炎、脑炎、脊髓灰质炎样综合征、脑脊髓炎的症状和体征。

（3）第三期（心肺功能衰竭前期）　多发生在病程5天内。表现为心率、呼吸增快，出冷汗、皮肤花纹、四肢发凉，血压升高，血糖升高，外周血白细胞升高。

（4）第四期（心肺功能衰竭期）　多发生在病程5天内，年龄以0～3岁为主。临床表现为心动过速（个别患儿心动过缓），呼吸急促，口唇发绀，咳粉红色泡沫痰或血性液体，持续血压降低或休克。

（5）第五期（恢复期）　体温逐渐恢复正常，对血管活性药物的依赖逐渐减少，神经系统受累症状和心肺功能逐渐恢复，少数可遗留神经系统后遗症状。

4. 临床分类

（1）普通病例　手、足、口、臀部皮疹，伴或不伴发热。

（2）重症病例　分为重型和危重型。

1）重型　出现神经系统受累表现。如精神差、嗜睡、易惊、谵妄；头痛、呕吐；肢体抖动，肌阵挛、眼球震颤、共济失调、眼球运动障碍；无力或急性弛缓性麻痹；惊厥。体征可见脑膜刺激征，腱反射减弱或消失。

2）危重型　出现下列情况之一者：① 频繁抽搐、昏迷、脑疝；② 呼吸困难、发绀、血性泡沫痰、肺部啰音等；③ 休克等循环功能不全表现。

5. 实验室检查

外周血白细胞计数正常或降低，病情危重者白细胞计数可明显升高。部分病例可有轻度丙氨酸氨基转移酶（ALT）、门冬氨酸氨基转移酶（AST）、肌酸激酶同工酶（CK－MB）升高，病情危重者可有肌钙蛋白（cTnI）、血糖升高。C－反应蛋白（CRP）一般不升高。乳酸水平升高。神经系统受累时脑脊液呈无菌性脑膜炎表现。

咽、气道分泌物、疱疹液、粪便中Cox A16、EV71等肠道病毒特异性核酸阳性或分离到肠道病毒。急性期与恢复期血清Cox A16、EV71等肠道病毒中和抗体有4倍以上的升高。

6. 诊断

（1）临床诊断病例　在流行季节发病，常见于学龄前儿童，婴幼儿多见。发热伴手、足、口、臀部皮疹，部分病例可无发热。极少数重症病例皮疹不典型，临床诊断困难，需结合病原学或血清学检查作出诊断。无皮疹病例，临床不宜诊断为手足口病。

（2）确诊病例　临床诊断病例具有下列之一者即可确诊：① 肠道病毒（Cox A16、EV71等）特异性核酸检测阳性；② 分离出肠道病毒，并鉴定为Cox A16、EV71或其他可引起手足口病的肠道病毒；③ 急性期与恢复期血清Cox A16、EV716或其他可引起手足口病的肠道病毒中和抗体有4倍以上的升高。

【鉴别诊断】

手足口病需要与下列疾病鉴别：①其他儿童发疹性疾病，如丘疹性荨麻疹、水痘、不典型麻疹、幼儿急疹、带状疱疹、风疹；②其他病毒所致脑炎或脑膜炎，如单纯疱疹病毒、巨细胞病毒（CMV）、EB病毒、呼吸道病毒等引起的脑炎或脑膜炎；③脊髓灰质炎；④肺炎；⑤暴发性心肌炎。

【治疗原则】

1. 一般治疗及对症治疗

注意隔离，避免交叉感染。适当休息，清淡饮食，做好口腔和皮肤护理。发热等症状可采用中西医结合治疗。

2. 重症病例治疗

（1）神经系统受累的治疗 使用甘露醇、呋塞米等控制颅内高压，酌情应用糖皮质激素和静脉注射免疫球蛋白治疗，其他对症治疗包括降温、镇静、止惊等。

（2）呼吸、循环衰竭的治疗 头肩抬高 15°～30°，保持中立位。保持呼吸道通畅，吸氧。呼吸功能障碍时，及时气管插管使用正压机械通气。在维持血压稳定的情况下，限制液体入量。根据血压、循环的变化可选用米力农、多巴胺、多巴酚丁胺等药物；酌情应用利尿药物治疗。

第二节 脊髓灰质炎

脊髓灰质炎（poliomyelitis，以下简称 polio）是由脊髓灰质炎病毒引起的一种急性传染病。临床表现主要有发热、咽痛和肢体疼痛，部分患者可发生弛缓性麻痹。流行时以隐匿感染和无瘫痪病例为多，儿童发病较成人为高，普种疫苗前尤以婴幼儿患病为多，故又称小儿麻痹症（infantile paralysis）。

【诊断标准】

1. 流行病学史

与确诊的脊髓灰质炎患者有接触史或近期到过脊髓灰质炎流行地区。

2. 临床表现

潜伏期 3～35 天（一般为 5～14 天）。早期可有发热、咽部不适，婴幼儿可烦躁不安、腹泻或便秘、多汗、恶心、肌肉酸痛等症状。热退后（少数可在发热过程中）出现不对称性弛缓性麻痹。神经系统检查发现肢体和（或）腹肌不对称性（单侧或双侧）弛缓性麻痹，躯体或肢体肌张力减弱、肌力下降、深部腱反射减弱或消失，但无感觉障碍。麻痹 60 天后仍残留弛缓性麻痹，且未发现其他原因。后期可出现肌萎缩。

3. 临床分型或分期

按症状轻重及有无麻痹可分为隐性感染、顿挫型、无麻痹型及麻痹型。通常的脊髓灰质炎病例是指麻痹型病例。瘫痪型约占全部感染病例的 1%～2%，病损累及脊髓前角灰质、脑或脑神经。

按病变部位可分为脊髓型、脑干型和脑炎型三型，以脊髓型最为常见。本型分为以下五期：前驱期、瘫痪前期、瘫痪期、恢复期、后遗症期。瘫痪期可分为：脊髓型、脑干型、脑炎型和混合型。

4. 实验室检查

（1）发病后从粪便、咽部、脑脊液、脑或脊髓组织中分离到病毒，并鉴定为脊髓灰质炎野毒株。

（2）发病前 6 周内未服过口服脊髓灰质炎疫苗（oral polio vaccine，OPV），发病后未再服用 OPV 或未接触疫苗病毒，麻痹后 1 个月内从脑脊液或血液中查到抗脊髓灰质炎病毒 IgM 抗体，或恢复期血清中和抗体或特异性 IgG 抗体滴度比急性期≥4 倍升高者。

5. 诊断

根据流行病学史、临床症状与体征、实验室检查以及随访结果等进行综合分析作出诊断。

（1）疑似病例　病因不明的任何急性弛缓性麻痹（AFP），包括 15 岁以下临床初步诊断为吉兰－巴雷综合征（Guillain－Barré syndrome，GBS）的病例。

（2）临床诊断病例　符合下列一项可诊断为临床诊断病例：① 疑似病例并同时符合脊髓灰质炎流行病学史；② 疑似病例并同时符合脊髓灰质炎临床表现；③ 疑似病例并同时抗脊髓灰质炎病毒 IgM 抗体（＋）或恢复期血清 IgG 抗体有 4 倍以上升高。

（3）确诊病例　符合疑似病例诊断标准，同时从粪便、咽部、脑脊液、脑或脊髓组织中分离到病毒，并鉴定为脊髓灰质炎野毒株。

（4）排除病例　①疑似病例经实验室和临床检查有确凿证据诊断为非脊髓灰质炎的其他疾病；②疑似病例的合格粪便标本未分离到脊髓灰质炎野病毒，或麻痹后 1 个月内脑脊液或血液特异性 IgM 抗体阴性，或恢复期血清中和抗体或特异性 IgG 抗体滴度比急性期无 4 倍升高者。

【鉴别诊断】

本病瘫痪前期应与其他病毒性脑膜炎、结核性脑膜炎等鉴别。瘫痪期应与 GBS、其他肠道病毒如柯萨奇病毒、埃可病毒引起的瘫痪、家族性周期性麻痹等鉴别。脑炎型脊髓灰质炎应与其他病毒性脑炎（流行性乙型脑炎、其他病毒引起的脑炎、散发性病毒性脑炎）等鉴别。

【治疗原则】

尚无特效的治疗，以对症疗法处理。

发病初期：临床休息直至热退后 1 周，避免肌内注射和手术，以免瘫痪的发生或加重，肌肉疼痛者可应用止痛剂。

已发生麻痹者：将麻痹肢体置于功能位置，给以神经细胞的营养药物如维生素 B_1、维生素 B_{12} 和其他有益于神经细胞的药物，如地巴唑等。

对延髓麻痹者，注意防止呼吸道内分泌物的阻塞，必要时可做气管切开，呼吸肌麻痹者可使用人工呼吸器。在麻痹症状停止发展后，对瘫痪肢体进行按摩，同时可开展理疗和针灸治疗。

残留麻痹畸形者可酌情进行外科矫形手术。

第十六章　诺如病毒性胃肠炎

病毒感染性腹泻又称病毒性胃肠炎（viral gastroenteritis），是一组由多种病毒感染引起的急性肠道传染病。本病在秋、冬季节十分常见，可见于各个年龄组的散发性腹泻，亦是导致医院感染暴发性腹泻的常见病因。各种病毒所致胃肠炎的临床表现相似，以急性起病、呕吐、水样腹泻为主要特征，病程自限。在成人引起急性胃肠炎的病毒中，最为常见并且研究较多的是诺如病毒（Norovirus），其次为肠腺病毒（enteraladenovirus）、星状病毒（astrovirus）、B组轮状病毒（rotavirus）等。

1968年在美国俄亥俄州诺瓦克地区的学校发生了急性胃肠炎暴发流行，1972年美国学者Kapikian用免疫电镜从这些患者粪便标本中找到了病毒颗粒，命名为诺瓦克病毒，现称为诺如病毒，分类上归于嵌杯病毒科（Caliciviridae），诺沃克样病毒属。诺如病毒为单股正链RNA病毒，呈球形，直径25～35nm，无包膜，在宿主细胞核中复制。诺如病毒的遗传基因和抗原性呈高度多样性，根据毒株核苷酸序列的差异，诺如病毒分为不同的基因组（genogroups，GG），每一基因组又进一步区分为很多基因型（genotypes），同一基因型病毒又有不同的变异株。目前诺如病毒分为五个基因组，其中感染人的为GGⅠ、GGⅡ和GGⅣ。血清抗体调查表明，一般诺如病毒抗体在幼年逐渐获得，但病毒抗体没有明显的保护作用，仅约半数患者病愈后可获短期对同株病毒的免疫保护，然而不能对其他毒株产生交叉保护作用，因此易出现反复感染。诺如病毒对热、乙醚和酸稳定，室温pH 2.7环境下存活3h，20%乙醚4℃处理存活18h，60℃灭活30min仍有感染性，能耐受普通饮水中（3.75～6.25）×10^{-6}（3.75～6.25ppm）的氯浓度（游离氯0.5～1.0ppm），但在处理污水的10×10^{-6}（10ppm）的氯浓度中被灭活。

【诊断标准】

1. 流行病学

传染源为受感染者。传播途径以粪-口传播和人-人的接触传播为主，也可通过污染的水源、食物、空气等传播。诺如病毒通常寄生在海产贝类中，并在其体内蓄积，生吃或进食未充分加热的含有病毒的海产品后发生感染。人群普遍易感，诺如病毒感染分布在幼儿园、养老院、医院、学校、游船、旅游区等，可呈暴发流行，亦可为散发流行，近年来的多个研究表明，我国人群中诺如病毒的感染十分普遍，全年均有发病，但从10月份到次年1月份出现一个较明显的发病高峰。

2. 临床表现

诺如病毒感染的特征为突然起病，主要临床表现为水样腹泻，约半数病例伴有呕吐症状，少数病例可伴有发热、恶心、乏力等。婴幼儿、体弱、老年患者腹泻每日可达10～20余次，严重病例可发生脱水、酸中毒和电解质紊乱。一般潜伏期为1～2天，病程为2～3天，常呈自限性，愈后良好。诺如病毒感染常年均可发生，但呈现秋冬季高发。严重脱水患者未及时治疗导致循环衰竭是本病主要的死亡原因。

3. 诊断

根据流行病学史、临床表现及实验室检查作出诊断。在秋冬季节，患者突然出现呕吐、水样腹泻等临床症状，外周血白细胞无明显变化，便常规检查仅发现少量白细胞时应怀疑诺如病毒性腹泻。确诊需经电镜找到病毒颗粒，或粪便中检出特异性抗原或病毒基因。

【治疗原则】

该病多数患者病情轻、病程较短且自限，因此大多数患者可在门诊接受治疗。部分严重腹泻患者因脱水而需住院治疗。治疗的关键是针对腹泻和脱水的对症和补液治疗（可参考霍乱的补液治疗）。无特异性病原治疗。

第十七章 轮状病毒感染

轮状病毒（Rotavirus，RV）是引起人类和多种动物重症腹泻的最重要的病原体之一，RV 所致感染主要侵犯胃肠道，表现为轮状病毒性胃肠炎，有急性吐泻。A 组 RV 是引起全球婴幼儿腹泻流行的最主要原因，但近年来 RV 感染的肠道外表现也越来越受到人们的关注。

B 组轮状病毒可导致成人轮状病毒性胃肠炎。

【诊断标准】

1. 流行病学

轮状病毒性胃肠炎有明显的季节性，我国 RV 流行在秋冬寒冷季节，随南北地区不同，流行高峰相差 1~2 个月。多发生在 6 月龄~3 岁的婴幼儿中，但以 6~11 月龄的婴幼儿发病率最高且最严重。传染源为患者、隐性感染者及带病毒者，其中隐性感染者及带病毒者常不易发现，起到重要的传染源作用。

2. 临床表现

潜伏期 24~72h，起病急，呕吐、腹泻、发热、脱水是 RV 感染的主要症状。呕吐可持续 2~3 天，呕吐出现后 2~36h 开始腹泻。腹泻次数每日 10 次左右到 20 多次不等，排便急且量多，粪便为稀薄水样，呈淡黄色或乳白色，偶有黏液，无脓血。绝大多数病例伴发热，多数病例发热体温低于 39℃，偶有少数体温高于 39℃。患儿持续呕吐与水样便易导致脱水与电解质紊乱。多数病例为等渗性脱水，也有少数严重病例发生高渗性脱水。临床可出现精神萎靡、淡漠、嗜睡、精神紊乱、易激惹、神志不清、休克等脱水表现。

RV 腹泻病程 3~8 天，平均 4 天，个别可延长至 30 天。多数为轻症，少数病例死于严重脱水及电解质紊乱。

无症状亚临床感染及轻症病例，仅表现为粪便中排病毒而临床无症状或临床症状轻，多见于 2 个月以下的新生儿及大于 2 岁的婴幼儿。

RV 感染除引起肠道感染外，还可同时引起肠道外多系统感染，最常见的是腹泻同时合并呼吸道感染表现，也有 RV 感染的婴幼儿仅有急性呼吸道症状而无腹泻发生。RV 在特殊机体状态下，还可以通过胃肠屏障引起病毒血症，播散全身，引起全身感染，出现肝炎、肾脏损害、中枢神经系统感染等。

3. 实验室检查

RV 肠道感染患者的水样粪便中含有大量的颗粒，应用电子显微镜检测粪便中的 RV 简单、敏感、特异性强，但因仪器昂贵限制临床应用，其他方法如细胞培养、放射免疫试验、酶联免疫吸附试验、聚合酶链反应等都有应用临床进行 RV 检测的报道，临床以酶联免疫吸附试验应用较多。

4. 诊断标准

根据流行病学史及临床特点，可初步作出临床诊断。粪便中 RV 抗原检查确定诊断。

【鉴别诊断】

应与各种病毒性胃肠炎包括星状病毒、诺如病毒等鉴别，还应与轻型大肠埃希菌等感染性腹泻相鉴别。

【治疗原则】

婴幼儿 RV 腹泻，正常情况下为自限性疾病，且临床表现绝大多数为轻症，治疗主张早期应用口服补液方法预防和纠正脱水与电解质紊乱。有报道口服丙种球蛋白或抗 RV 鸡卵黄免疫球蛋白治疗 RV 腹泻，可以减轻临床症状，缩短疗程和粪便排毒时间；小剂量干扰素、利巴韦林等治疗缩短疗程；给予乳酸杆菌制剂提高疗效等报道。

第二部分
细菌性疾病

第十八章　流行性脑脊髓膜炎

流行性脑脊髓膜炎（epidemic cerebrospinal meningitis）简称流脑，是由脑膜炎双球菌（脑膜炎奈瑟球菌）引起的急性化脓性脑膜炎。临床特点为突起发热、头痛、呕吐、皮肤黏膜出血点或瘀点、颈项强直等脑膜刺激征，脑脊液呈化脓性改变。

【诊断标准】

1. 流行病学

（1）传染源　本病流行或散发于全球各地。人是惟一传染源，病原菌存在于带菌者或患者的鼻咽部。流行期间人群带菌率可高达50%，病后带菌者约为10%~20%。流行期间以A群所占比例较高，非流行期间以B群为主。带菌者对周围人群的危险性大于患者。

（2）传播途径　主要通过飞沫经由空气传播。因病原菌在体外活力极弱，故通过日常用品间接传播的可能性极小。密切接触对2岁以下婴儿的发病有重要意义。多于冬春季节发病，一般从11月份开始上升，至次年2~4月份达高峰，5月份开始下降。

（3）人群易感性　人群易感性与抗体水平密切相关。6个月~2岁婴儿的发病率最高。新生儿有来自母体的杀菌抗体，故很少发病。6~24个月时杀菌抗体水平降至最低点，之后再逐渐升高，至20岁左右达成人水平。由于间隔一定时间后人群免疫力下降，易感者逐渐累积增加，因此平均每隔10年左右有一次流行高峰。

2. 临床表现

流脑的病情复杂多变，轻重不一，临床通常分普通型、暴发型和慢性败血症型三种类型。潜伏期1~7日，一般2~3日。突起畏寒、高热40℃以上，有剧烈头痛、喷射性呕吐、颈项强直等脑膜刺激征。皮肤、黏膜出现瘀点或瘀斑。部分患者可出现唇周疱疹。婴儿症状多不典型，除高热、拒乳、烦躁及哭啼不安外，惊厥、腹泻及咳嗽较成人多见，脑膜刺激征可缺如。少数暴发型起病急骤，病情凶险，如不及时抢救，常于24h内甚至6h内危及生命。

3. 临床分型

（1）普通型　按其发展过程可分为上呼吸道感染期、败血症期和脑膜炎期，但临床各期间无明确界线。

①上呼吸道感染期　持续约1~2天，可有低热、咽痛、咳嗽等上呼吸道感染症状。

②败血症期　寒战、高热，伴头痛、肌肉酸痛、食欲减退及精神萎靡等毒血症症状。70%~90%患者有皮肤、黏膜瘀点或瘀斑。少数患者伴有关节痛、脾肿大。

③脑膜炎期　脑膜炎症状多与败血症期症状同时出现。发病24h后因高热及毒血症持续致颅内压增高，患者出现剧烈头痛、喷射性呕吐，脑膜刺激征阳性。可有血压升高、脉搏减慢，全身瘀点或瘀斑。重者谵妄、昏迷及抽搐。

（2）暴发型　少数患者起病急骤，病情凶险，如得不到及时治疗可在24h内死亡。

①败血症休克型 以高热、头痛、呕吐起病，中毒症状严重，精神极度萎靡，常于短期内出现遍及全身的广泛皮肤黏膜瘀点、瘀斑，并迅速扩大融合成大片，伴中央坏死。出现面色苍白、四肢末端厥冷发绀、皮肤呈花斑状、脉搏细速、血压下降甚至测不出等循环衰竭的特征性表现，易并发弥散性血管内凝血（DIC）。脑膜刺激征往往缺如，脑脊液多清亮。

②脑膜脑炎型 多见于儿童。除高热、头痛、呕吐外，脑实质损害明显，患者迅速进入昏迷，频繁惊厥，血压升高，心率减慢，部分患者发生脑疝，双侧瞳孔不等大、瞳孔扩大或固定，肌张力增高，并迅速出现中枢性呼吸衰竭。

③混合型 同时具有休克型和脑膜脑炎型的临床表现。病情凶险，病死率高。

（3）慢性脑膜炎球菌败血症 不常见。病程常迁延数月，主要表现为间歇发作畏寒、发热，发作时可出现瘀点、瘀斑。诊断根据发热期血培养阳性。

4. 实验室检查

（1）血常规 白细胞总数增多，常 $>20 \times 10^9/L$，中性粒细胞占 $0.8 \sim 0.9$。

（2）脑脊液检查 脑脊液压力 $>200 mmH_2O$。外观浑浊或脓样，白细胞 $>1000 \times 10^6/L$，以多核为主（>0.9）。糖及氯化物明显降低，蛋白显著增高。

（3）病原学检查 瘀点（斑）、脑脊液涂片可见革兰染色阴性双球菌。血、脑脊液及鼻咽拭子可培养出脑膜炎双球菌。急性期血清或脑脊液中可检测到脑膜炎双球菌DNA特异片段。

（4）血清学检查 采用乳胶凝集试验、酶联免疫吸附试验、对流免疫电泳法等检测血、尿、脑脊液中的特异性抗原。采用间接血凝试验、间接免疫荧光法等检测特异性抗体，恢复期效价较急性期4倍或4倍以上升高。

5. 诊断

根据流行病学资料、典型的临床表现以及实验室阳性结果可作出诊断，若流行季节突发高热、头痛、呕吐伴神志改变，体检皮肤和黏膜有瘀点、瘀斑，脑膜刺激征阳性者，临床诊断即可初步成立，确诊有赖于脑脊液检查及脑脊液和（或）血培养分离到脑膜炎双球菌。

【鉴别诊断】

本病主要需与肺炎双球菌、流感嗜血杆菌等其他化脓性脑膜炎、结核性脑膜炎、流行性乙型脑炎及虚性脑膜炎相鉴别。

【治疗原则】

（一）对症及支持治疗

呼吸道隔离。卧床休息，保证能量供给，维持水、电解质平衡。保持呼吸道通畅，必要时吸氧，高热者给予物理降温或小剂量退热药降温，惊厥者给予镇静抗惊厥等对症治疗。甘露醇脱水治疗脑水肿。休克者给予扩充血容量、纠正酸中毒以及应用血管活性药物。

（二）抗菌治疗

1. 青霉素

目前我国流行菌株仍然以 A 群为主，对青霉素多敏感。但需加大剂量以利于透过血-脑屏障。成人青霉素 G 剂量多为 1200 万~2000 万 U/d，静脉给药。青霉素给药前需做皮试，阴性后用药。

2. 磺胺类药

普通型流脑可考虑使用磺胺嘧啶。首剂需加倍。注意观察疗效，单用磺胺 48h 病情未见好转或恶化者应及时更换其他抗菌药物。

3. 氯霉素

不宜使用磺胺或青霉素类药物或病情严重需要联合抗菌治疗时考虑应用，但需监测血常规。

4. 第三代头孢菌素

对青霉素过敏者可选用头孢曲松 2~4g/d 或头孢噻肟，静脉给药。

（三）糖皮质激素治疗

糖皮质激素类药物有减轻中毒症状、非特异性抗炎作用，以及降低颅内压、减轻脑水肿等作用。病情重、颅压高者选用。地塞米松 10~20mg/d，疗程 2~3 天。

第十九章　白　喉

白喉（diphtheria）是白喉棒状杆菌（简称白喉杆菌）引起的急性呼吸道传染病。临床以咽、喉、鼻等局部灰白色假膜和全身毒血症状为特征，严重者可并发心肌炎和周围神经麻痹。

【诊断标准】

1. 流行病学

本病见于世界各地，全年均可发病，以冬春季多发。通常为散发，居住拥挤、卫生条件差的地区容易流行。患者和白喉带菌者是本病的传染源，主要经呼吸道飞沫传播，也可经食物、玩具及物品间接传播。人群普遍易感。

2. 临床表现

（1）潜伏期　多为 1~7 天，平均 2~4 天。按假膜所在部位进行临床分型。

①咽白喉　约占白喉的 80%，按病情轻重又分为以下四型。

普通型：即典型的咽白喉，缓慢起病，咽痛、中度发热、食欲不振、全身不适等。咽充血，扁桃体肿大，24h 后其上即可有灰白色片状假膜形成，但范围不超出扁桃体。假膜边缘清楚，不易剥离，强行剥离则基底裸面出血，可有颌下淋巴结肿大、压痛。

轻型：全身症状轻，可仅有轻微发热、咽痛，扁桃体红肿，其上假膜呈点状或小片状，假膜也可不明显而白喉杆菌培养阳性。

重型：全身症状重，体温常超过 39℃，面色苍白，假膜广泛而厚，可扩大至腭弓、腭垂及咽喉壁。色灰黄污秽，口臭。可有淋巴结周围软组织水肿，常有心肌炎或周围神经麻痹。

极重型：假膜较重型更广泛，呈污黑色，有腐败口臭味，颈部因软组织水肿而似"牛颈"，呼吸急促，常高热、烦躁不安，心脏扩大或并发中毒性休克。

重型或极重型多在病程的 2~3 周并发白喉性心肌炎，严重者心力衰竭。周围神经麻痹多见于病程的第 3~4 周，以软腭麻痹最常见，鼻音声重，进食呛咳及腭垂反射消失，眼肌及四肢肌麻痹等，可有支气管肺炎、其他化脓性感染、中毒性肾病、中毒性脑病等。

②喉白喉　原发喉白喉约占 25%，余多为咽白喉扩散至喉而致。特征性表现为"犬吠样"咳嗽，声音嘶哑或失声，由于假膜、水肿和痉挛引起呼吸道梗阻症状，严重者吸气时可见"三凹"征、发绀等。假膜有时可延至气管、支气管，或假膜脱落可引起窒息、死亡。

③鼻白喉　原发性鼻白喉少见，指前鼻部白喉而言。后鼻部白喉多为咽白喉的一部分，可与咽白喉、喉白喉同时存在。原发性表现为鼻塞、浆液血性鼻涕，鼻孔周围皮肤受累发红、糜烂、结痂，鼻前庭可有假膜。全身症状轻，可有张口呼吸或哺乳困难等。

④其他部位白喉　不常见。皮肤白喉多见于热带。伤口白喉、眼结膜白喉及耳、

口腔、食管、外阴、新生儿脐带等部位白喉，常仅有局部假膜而全身症状轻。

3. 实验室检查

外周血白细胞计数常明显升高，达（10～20）×10^9/L，中性粒细胞比例增高，严重时可出现中毒颗粒。

取假膜与黏膜交界处标本涂片或培养可发现白喉杆菌。荧光标记特异性抗体染色查白喉杆菌阳性率高，特异性好，利于早期诊断。

4. 诊断

依据流行病学资料和典型临床表现可以作出临床诊断，假膜取材培养出白喉杆菌并且毒力试验阳性可以确定诊断。

【鉴别诊断】

咽白喉应与奋森咽峡炎、急性扁桃体炎、鹅口疮等鉴别。喉白喉应与急性咽炎、变态反应性喉水肿、气管异物相鉴别。鼻白喉应与慢性鼻炎、鼻内异物相鉴别。

【治疗原则】

（一）一般治疗

注意隔离，避免交叉感染。严格卧床2～6周，流质饮食，保证充足热量供应，维持水与电解质平衡，注意口腔护理。

（二）病原治疗

早期使用抗毒素和抗菌药物治疗是处理成功的关键。

1. 抗毒素

白喉抗毒素仅能中和游离的毒素，但不能中和已结合的外毒素，宜尽早于病程3～4天内使用。用量按照假膜范围、部位、中毒症状轻重及治疗早晚而定。喉白喉适当减量，注意应用白喉抗毒素后假膜很快脱落可堵塞气道。使用前需做皮肤过敏试验，阴性者方可应用。

2. 抗菌药物

可抑制白喉杆菌生长而减少外毒素的产生，可缩短病程和带菌时间。常选用青霉素 G，疗程7～10天；本品对各型白喉均有效。对青霉素过敏者可用红霉素、阿奇霉素或克林霉素治疗。并发细菌性肺炎应根据药敏试验选用相应的抗菌药物控制感染。注意青霉素不能代替白喉抗毒素应用。

（三）对症治疗

并发心肌炎或中毒症状重者可用肾上腺皮质激素。酌情用镇静剂，喉梗阻或脱落假膜堵塞气道者需气管切开或喉镜取膜。咽肌麻痹者要鼻饲，必要时呼吸机辅助治疗。

第二十章　百　日　咳

百日咳（pertussi，whooping cough）是由百日咳杆菌引起的急性呼吸道传染病，多发生于儿童。临床上以阵发性痉挛性咳嗽，伴有鸡鸣样吸气声为特征。因病程较长，咳嗽症状可持续2～3个月，故名"百日咳"。

【诊断标准】

1. 流行病学

百日咳是全球性疾病，多见于温带和寒带，全年均可发病，以冬春季多发。多为散发，也可呈流行性，特别是在集体儿童机构中常见。患者和无症状带菌者为本病传染源，主要经飞沫传播。潜伏期末至发病6周内均有传染性，尤以发病第1周卡他期传染性最强。人群普遍易感，但好发于婴幼儿。

2. 临床表现

（1）潜伏期　多为3～21天，平均7～10天。

（2）临床分期　根据发病机制和临床表现，将百日咳临床病程分为以下三期。

第一期（卡他期）：病期约7～10天，症状类似普通感冒，可有低热、咳嗽、流涕、喷嚏、流泪和乏力等。开始为单声干咳，2～3天后热退，咳嗽反而加剧，昼轻夜重。

第二期（痉咳期）：病期2～6周，亦可常达2个月以上。此期常不发热，出现特征性的阵发性、痉挛性咳嗽，阵咳发作时有连续10余声甚至几十声短促的咳嗽，造成缺氧，继而深长吸气，由于声门痉挛狭窄，以致吸气时发出鸡鸣样吸气声，紧接着出现下一次痉咳，如此反复，直至排出大量黏痰甚至吐出胃内容物。痉咳频繁者可出现颜面浮肿，球结膜下出血或鼻出血。成人及年长儿可无典型的痉挛性咳嗽。

第三期（恢复期）：阵发性痉咳次数减少，鸡鸣样吸气声消失，患儿精神食欲逐渐恢复，本期约持续2～3周，但并发肺炎、肺不张等者，可迁延不愈。

（3）并发症　支气管炎、肺炎最常见，中耳炎较常见，还可出现肺气肿及肺不张，在病情恢复后可消失。少数可有气胸、中毒性脑病、颅内出血、咯血、呕血、便血、直肠脱出等。

3. 实验室检查

（1）血常规　发病第2周外周血白细胞计数和淋巴细胞计数开始升高，痉咳期白细胞计数一般为（20～40）×10^9/L，最高可达100×10^9/L，淋巴细胞占60%以上，如有继发感染，则中性粒细胞可增多。

（2）鼻咽吸出物、鼻咽拭子等的PCR检查或培养可检测到百日咳杆菌核酸或分离到细菌，一次培养阴性不能排除百日咳。急性期采用ELISA检测患者血清百日咳特异性IgM抗体，对早期诊断有帮助，急性期与恢复期双份血清百日咳杆菌中和抗体有4倍以上升高。

4. 诊断

（1）临床诊断病例　有可疑患者接触史，若体温下降后咳嗽反而加剧，尤以夜间为甚且无明显肺部体征，白细胞计数和淋巴细胞明显增高可作出临床诊断，确诊须依靠细菌学或血清学检查。

（2）确诊病例　临床诊断病例具有下列之一者即可确诊：① 百日咳杆菌特异性核酸检测阳性；② 分离出百日咳杆菌；③ 急性期与恢复期血清百日咳杆菌中和抗体有 4 倍以上的升高。

【鉴别诊断】

百日咳需要与如下疾病鉴别：百日咳综合征（由副百日咳杆菌、腺病毒或呼吸道合胞病毒等引起，主要依靠细菌学或血清学进行鉴别）；肺门淋巴结核、胸腺肥大等压迫气管或支气管引起阵咳；痉挛性支气管炎；喉、气管异物等。

【治疗原则】

（一）一般治疗及对症治疗

按呼吸道传染病隔离，隔离至发病后 30 天。保持室内安静、空气新鲜和适当温度、湿度。小婴儿可发生痉咳后窒息，应有专人守护。痉咳剧烈者可给予镇静剂如苯巴比妥钠、地西泮等，痰黏稠可用祛痰剂，保持呼吸道通畅，呼吸困难及发绀者，应予以吸氧。

（二）抗菌治疗

卡他期及痉咳早期应用抗菌药物治疗可以减轻或阻断痉咳，首选红霉素或复方磺胺甲噁唑，疗程 14 ~ 21 天。

（三）免疫治疗

1. 肾上腺皮质激素

重症患者可应用激素，减轻症状，疗程 1 周左右。

2. 高效价免疫球蛋白治疗

应用含百日咳外毒素和丝状血凝素抗体的高价免疫球蛋白，能减少痉挛次数和缩短痉咳期。

（四）并发症治疗

肺不张并发感染者应给予抗菌药物治疗，注意体位引流。百日咳脑病发生惊厥时应予以镇静，出现脑水肿时应静脉应用甘露醇脱水治疗。

第二十一章　猩　红　热

猩红热（scarlet fever）是 A 组链球菌引起的急性呼吸道传染病，其临床特征为发热、咽峡炎、全身弥漫性鲜红色皮疹和疹退后明显脱屑，少数患者病后可出现变态反应性心、肾、关节损害。

【诊断标准】

1. 流行病学

全年均可发生，但冬春季节为多。多见于温带地区。传染源主要是患者和带菌者，猩红热自发病前 24h 至疾病高峰期传染性最高。主要经飞沫传播。本病可发生于任何年龄，但以儿童最为多见，特别是幼托单位及小学的儿童。

2. 临床表现

潜伏期 1 ~ 7 天（一般为 2 ~ 5 天）。临床表现差异较大，一般可分为以下四个类型。

（1）普通型　在流行期间大多属于该型，临床表现为发热，可达 39℃ 左右，可伴有头痛、全身不适等全身中毒症状。咽峡炎和急性扁桃体炎表现有咽痛、吞咽痛、咽和扁桃体充血及扁桃体上有黄白色脓性渗出液，易擦去。可伴颌下及颈淋巴结肿大。皮疹于发热 24h 内出现，开始于耳后、颈部及上胸部，然后迅速蔓延至全身，典型皮疹为全身皮肤弥漫性充血基础上，广泛散布针尖大小的点状猩红色丘疹，可融合成片，皮疹压之褪色，可有痒感，部分患者可见带有黄白色脓头且不易破溃的粟粒疹。皮肤皱褶处皮疹密集或由于摩擦引起皮下出血，产生紫红色线条，称"线状疹"。面部充血潮红而无皮疹，口鼻周围充血不明显，称为"口周苍白圈"，腭部黏膜充血或出血性黏膜疹。病程初期舌覆白苔，红肿的舌乳头凸出于白苔之外，称为"草莓舌"，2 ~ 3 天后白苔脱落，舌面光滑呈肉红色，乳头仍凸起，称为"杨梅舌"。皮疹多于 48h 达高峰，然后按照出疹先后顺序消退，2 ~ 3 天内退尽，重者可持续 1 周左右。疹退后开始皮肤脱屑。

（2）脓毒型　咽峡炎很显著，渗出物多，往往形成脓性假膜，局部黏膜可坏死而形成溃疡。细菌扩散到附近组织，形成化脓性中耳炎、鼻窦炎、乳突炎及颈淋巴组织炎，还可引起败血症。

（3）中毒型　毒血症突出，有高热、头痛、剧烈呕吐，甚至神志不清，并发中毒性心肌炎及感染性休克。咽峡炎不重但皮疹很明显，可为出血性。可出现中毒性胃肠炎、肝炎和急性肾功能不全等，病死率很高。

（4）外科型　包括产科型，病原菌从伤口或产道侵入而致病，无咽峡炎。皮疹首先出现在伤口周围，然后向全身蔓延。一般症状较轻，预后较好。

3. 实验室检查

（1）外周血白细胞总数增高，可达（10 ~ 20）× 10^9/L，中性粒细胞在 80% 以上，严重者可出现中毒颗粒。出疹后嗜酸粒细胞增多，可达 5% ~ 10%。并发肾炎时可出现尿蛋白、红细胞及管型。

（2）咽拭子或其他病灶的分泌物培养可有 A 组链球菌生长，免疫荧光法检测咽拭子涂片进行快速诊断。恢复期血清中和抗体或特异性 IgG 抗体滴度比急性期有 4 倍以上升高。

4. 诊断

临床上具有猩红热特征性表现，周围血白细胞高达（10~20）×10^9/L，中性粒细胞占 80% 以上。咽拭子、脓液培养获得 A 组链球菌者为确诊病例。病史中有与猩红热或咽峡炎患者接触者，有助于诊断。

【鉴别诊断】

在出疹前咽峡炎应与白喉等其他急性咽峡炎鉴别。猩红热皮疹还应与麻疹、风疹、药疹、金黄色葡萄球菌感染等鉴别。

【治疗原则】

（一）一般治疗

包括急性期卧床休息，呼吸道隔离。

（二）病原治疗

目前多数 A 组链球菌对青霉素仍敏感，首选青霉素 G 治疗，对青霉素过敏者可用第一代或第二代头孢菌素（有青霉素过敏性休克史者不可用头孢菌素），或用红霉素、复方磺胺甲噁唑等治疗，疗程均需 10 天。

（三）对症治疗

若发生感染中毒性休克，要积极补充血容量，纠正酸中毒，给予血管活性药物等，对化脓性病灶，必要时切开引流或手术治疗。

第二十二章　人感染猪链球菌病

人感染猪链球菌病是人类感染猪链球菌 2 型所致的一种人畜共患性疾病。病猪为主要传染源。主要传播途径为宰杀病（死）猪，切割、清洗病（死）猪肉等，经损伤皮肤感染。进食未煮熟、未煮透的病猪肉也可能造成感染。本病在全球既有散发病例存在，又有疫情的暴发流行。临床基本表现为脓毒症，部分患者发展为中毒性休克综合征（toxic shock syndrome，TSS）和（或）化脓性脑膜炎。

【诊断标准】

1. 流行病学史

起病前 7 天内有与病（死）猪等家畜直接接触史，尤其是皮肤、黏膜破损者宰杀病（死）猪，切洗加工或销售病猪肉，埋葬病（死）猪等。

2. 临床表现

急性起病，有畏寒、发热等全身感染中毒症状。伴有 TSS 和（或）化脓性脑膜炎。

3. 临床分型

（1）普通型　起病较急，发热、畏寒、头痛、头晕、全身不适、乏力，部分患者有恶心、呕吐、腹痛、腹泻等表现，无休克、昏迷表现。

（2）休克型　在全身感染基础上出现血压下降，成人收缩压低于 90mmHg（1mmHg＝0.133kPa），脉压小于 20mmHg，伴有下列两项或两项以上：①肾功能不全；②凝血功能障碍，或弥散性血管内凝血；③肝功能不全；④急性呼吸窘迫综合征；⑤全身皮肤黏膜瘀点、瘀斑，或眼结膜充血；⑥软组织坏死、筋膜炎、肌炎、坏疽等。

（3）脑膜炎型　发热、畏寒、全身不适、乏力、头痛、呕吐。重者出现昏迷。脑膜刺激征阳性，脑脊液呈化脓性改变。

（4）混合型　兼有休克型和脑膜炎型表现。

4. 实验室检查

外周血白细胞计数增高，以中性粒细胞为主；血或脑脊液细菌培养阳性或特异性基因检测阳性。

5. 诊断

（1）疑似病例　发病前 7 天内有与病（死）猪等家畜直接接触史，具有急性全身感染中毒表现；或在上述流行病学资料基础上，外周血白细胞总数及中性粒细胞比例增高。

（2）临床诊断病例　具有上述流行病学史，出现中毒性休克综合征（TSS）或化脓性脑膜炎（SMS）表现，或同时存在 TSS 和 SMS 表现。

（3）确诊病例　疑似病例或临床诊断病例无菌部位标本培养分离出猪链球菌和（或）特异性基因检测阳性。

【鉴别诊断】

本病需要与葡萄球菌和其他链球菌引起的中毒性休克综合征、其他革兰阳性细菌败血症、感染性休克、暴发型流行性脑脊髓膜炎、肾综合征出血热等疾病相鉴别。

【治疗原则】

（一）支持及对症治疗

隔离，加强护理。吸氧，退热（以物理退热为主，化学药物为辅）。加强支持治疗，保证水、电解质及能量平衡。

（二）病原治疗

抗菌治疗原则：早期、足量，必要时联合用药。除四环素族抗菌药物外，猪链球菌2型对青霉素、头孢菌素、氟喹诺酮类、万古霉素等大部分抗菌药物均敏感。因猪链球菌2型易引起化脓性脑膜炎，故首选可透过血－脑屏障的青霉素、头孢曲松、头孢噻肟等。

（三）对症治疗

1. 抗休克治疗

抗休克的治疗原则同其他细菌感染中毒性休克的治疗。包括扩容、纠酸、血管活性药物、强心药物及糖皮质激素的使用等。

2. 弥散性血管内凝血治疗

患者有出血表现，血小板减少或进行性下降，凝血酶原时间（PT）延长3s以上，应高度怀疑弥散性血管内凝血存在。治疗原则：病原治疗（抗菌药物），支持替代治疗，必要时肝素抗凝治疗。

3. 脑膜炎的治疗

除使用易透过血－脑屏障的抗菌药治疗外，主要是对症治疗：脱水、抗惊厥、抗昏迷治疗。

第二十三章 霍 乱

霍乱（cholera）是由 O1 和（或）O139 血清群霍乱弧菌引起的肠道传染病，为我国《传染病防治法》规定管理的甲类传染病。起病急，传播快，典型临床表现为剧烈腹泻、呕吐、脱水、肌肉痉挛、循环衰竭、严重电解质紊乱与酸碱失衡及急性肾功能衰竭等。

【诊断标准】

1. 流行病学

夏秋季流行，四季散发。患者和带菌者为传染源，主要通过污染的水或食品尤其是水产品传播。人群普遍易感，隐性感染居多。发病前 5 天内到过霍乱流行区、有进食海（水）产品或不洁饮食史、与霍乱患者或带菌者有密切接触史或共同暴露史，视为流行病学史阳性。

2. 临床表现

潜伏期数小时至 7 日，多为 1～3 日。典型患者突然发病，少数有疲乏、头晕、腹胀等前驱症状，临床经过分为以下三期。

（1）泻吐期 表现为无痛性剧烈腹泻，水样便（黄水样、清水样、米泔水样或血水样），多伴腓肠肌痛性痉挛，先腹泻后呕吐，成人一般无发热。本期持续约数小时或至 1～2 日。

（2）脱水期 严重泻吐引起水和电解质丢失，患者迅速出现脱水和周围循环衰竭。表现为口渴、声音嘶哑、眼眶凹陷、皮肤干燥或弹性消失、意识障碍，继而血压下降、肾前性氮质血症，出现严重的低钠血症、低钾血症和代谢性酸中毒等。此期一般为数小时至 2～3 日。

（3）恢复期 脱水纠正后，症状逐渐消失而恢复正常，尿量增多。约 1/3 患者出现反应性发热，约 38～39℃，持续 1～3 日可自行消退。

3. 临床类型

霍乱病情轻重不一，无症状带菌者，排菌 5～10 天。按临床表现和脱水程度分为轻、中、重三型。见表 23-1。

表 23-1 各型霍乱患者的临床表现

临床表现	轻型	中型	重型
便次（次/日）	<10	10～20	>20
大便性状	有粪质	无粪质，米泔样	米泔样
神志	正常	淡漠或烦躁	极度烦躁、昏迷
皮肤弹性	正常或略差	干燥、缺乏弹性	无弹性
声音嘶哑	无	轻	失声
发绀	无	有	明显
眼眶凹陷	稍陷	明显下陷	深凹，眼不能闭

临床表现	轻型	中型	重型
指纹	不皱	皱瘪	干瘪
肌痉挛	无	有	明显
听力减退	无	有	失听
脉搏	正常	细速	微弱而速，或摸不到
收缩压	正常	90～70mmHg	<70mmHg，或测不到
24h 尿量	减少	<500ml	<200ml
血浆比重	1.025～1.030	1.031～1.040	>1.040
脱水程度 （相当体重）	成人2%～3% 儿童<5%	成人4%～8% 儿童5%～10%	成人>8% 儿童>10%

另有中毒型霍乱（又称干性霍乱），特点是：以休克为首发症状，而吐泻不显著或缺如，病情急、发展快，多死于循环衰竭。

4. 实验室检查

（1）血液检查　血液浓缩致红细胞、血红蛋白及血细胞比容增高，白细胞计数增高 $[（15～40）×10^9/L]$，中性粒细胞数及单核细胞数增高。病初，血清钾、钠在正常范围，补液后降低。尿素氮增高。碳酸氢钠降低。

（2）尿液检查　可有蛋白、红细胞、白细胞和管型，尿比重在 1.010～1.025 之间。

（3）粪便检查　①粪常规：稀水样便，镜检可见少许白细胞；②直接悬滴及制动试验：动力＋制动试验阳性，可作为初筛诊断；③涂片染色：镜下见革兰阴性弧菌，呈鱼群状排列。

（4）细菌学检查　①粪便、呕吐物或肛拭子细菌培养分离到 O1 和（或）O139 群霍乱弧菌；②粪便、呕吐物或肛拭子标本霍乱毒素基因 PCR 检测阳性；③粪便、呕吐物或肛拭子标本霍乱弧菌快速辅助检测试验阳性。

（5）血清学检查　有凝集试验、杀弧菌试验及毒素中和试验，可作为回顾性诊断。

5. 诊断

（1）带菌者　无临床表现，但粪便、呕吐物或肛拭子细菌培养分离到 O1 和（或）O139 群霍乱弧菌。

（2）疑似诊断标准　具备以下项目之一者：①凡有典型临床症状，如剧烈腹泻，水样便（黄水样、清水样、米泔样或血水样），伴有呕吐，迅速出现严重脱水、循环衰竭及肌肉痉挛（特别是腓肠肌）的首发病例，在病原学检查尚未肯定前；②霍乱流行期间有与霍乱患者或带菌者密切接触史或共同暴露史（如同餐、同住或护理者等）并发生泻吐症状，而无其他原因可查者。

凡疑诊病例，均应做传染病报告、隔离及消毒处理，大便培养每日 1 次，连续 3 次阴性则可否定诊断，并作出订正报告。

（3）确定诊断标准　①凡有腹泻症状，粪便培养 O1 群或 O139 群霍乱弧菌阳性；②霍乱流行期间的疫区内，凡有霍乱典型症状，粪便培养 O1 群和 O139 群霍乱弧菌阴性，但无其他原因可查者；③在流行期间的疫区内有腹泻症状，做双份血清抗体效价测定，如血清凝集试验呈 4 倍以上或杀弧菌抗体呈 8 倍以上增长者；④在疫源检查中，首次粪便培养检出 O1 群或 O139 群霍乱弧菌前后各 5 天内有腹泻症状者。

临床诊断：具备（3）中的②。

确诊病例：具备（3）中的①或③或④。

【鉴别诊断】

本病需与细菌性食物中毒、急性细菌性痢疾、病毒性肠炎、大肠埃希菌性肠炎等鉴别。

【治疗原则】

（一）一般处理

应严格按肠道传染病隔离，其排泄物需做彻底消毒。患者症状消除后，连续 2 次大便培养阴性方可解除隔离。慢性带菌者，大便培养连续 7 天阴性可解除隔离出院。

（二）补液疗法

及时、正确、足量的液体疗法是治疗霍乱的关键。

1. 口服补液

轻、中度患者可口服补液。

2. 静脉补液

病情严重者需静脉补液，遵循先盐后糖、先快后慢、纠酸补钙、见尿补钾的原则。静脉输液的量与速度依据脱水程度而定。

（三）抗菌药物治疗

可减少排菌量，缩短排菌期和病程，作为液体疗法的辅助治疗。可选用诺氟沙星、环丙沙星、多西环素等。

（四）抑制肠道分泌药物

氯丙嗪、盐酸小檗碱（黄连素）、消旋卡多曲等。

（五）对症治疗

预防心衰和急性肺水肿。休克者必要时可酌情使用血管活性药物。

第二十四章　伤寒、副伤寒

第一节　伤　寒

伤寒（typhoid fever）由伤寒沙门菌引起的急性肠道传染病，临床表现以持续高热、神经和消化系统中毒症状、相对缓脉、玫瑰疹、肝脾肿大、白细胞减少等为特征。肠出血、肠穿孔是最重要的并发症。

【诊断标准】

1. 流行病学

伤寒属我国《传染病防治法》规定管理的乙类传染病。患者和带菌者是惟一的传染源，病原体主要从粪便排出，尿液偶有排菌。慢性带菌者指病后 3 个月以上仍不停止排菌，以胆系带菌为主。通过水、食物、生活接触、苍蝇和蟑螂媒介传播。人群普遍易感，病后获得持久免疫力。

2. 病原学

伤寒沙门菌又称伤寒杆菌，革兰染色阴性，抗原构造包括菌体抗原（O）、鞭毛抗原（H）、表面抗原（Vi）；不产生外毒素，能产生毒力较强的内毒素。

3. 临床表现

潜伏期多为 10～14 天，典型伤寒自然病程约 4 周，可分为以下四期。

（1）初期　病程第 1 周，发热是最早出现的症状，起病缓慢（75%～90%），体温阶梯上升达 39℃～40℃，伴畏寒、寒战，热退时出汗不明显。常伴有全身不适、乏力、食欲减退、咽痛、咳嗽等症状。

（2）极期　病程第 2～3 周，常有伤寒的典型表现。

①高热：多数（50%～75%）呈稽留热，少数可呈弛张热或不规则热型，持续 10～14天；②消化道症状：食欲不振、腹胀，多有便秘，亦可腹泻，舌苔厚腻，右下腹可有轻度压痛；③神经系统症状：与疾病严重程度呈正比，特殊中毒面容（表情淡漠、无欲状）、反应迟钝、听力下降，重者可有谵妄、昏迷或出现脑膜刺激征（虚性脑膜炎）；④相对缓脉（20%～73%）或重脉，小儿患者或并发中毒性心肌炎时相对缓脉不明显；⑤肝、脾肿大：多数患者（60%～80%）病程第 6 日出现脾肿大，质软可伴触痛，部分患者（30%～40%）出现肝肿大，质软可伴触痛，重者出现黄疸，肝功能有明显异常者提示中毒性肝炎；⑥玫瑰疹：病程 6～13 天，部分患者（20%～40%）皮肤出现淡红色斑丘疹（玫瑰疹），直径 2～4mm，10 个左右，压之褪色，以胸、腹部为多，2～4 天内消失。

（3）缓解期　病程第 3～4 周，体温出现波动并逐渐下降，患者仍觉虚弱，食欲逐渐好转，腹胀减轻，脾肿大开始回缩，本期有并发肠出血、肠穿孔的危险。

（4）恢复期　病程第 4～5 周，体温恢复正常，食欲好转，症状、体征恢复正常。

4. 临床分型

（1）普通型　具有上述典型临床表现。

（2）轻型　发热38℃左右，全身中毒症状轻，病程短，2周左右痊愈。

（3）暴发型　高热、畏寒，可有中毒性脑病、心肌炎、肝炎、肠麻痹、休克等严重中毒症状，可并发弥散性血管内凝血等。

（4）迁延型　起病与普通型相似，发热持续不退，病程可长达2个月左右，多见于合并慢性血吸虫病者。

（5）逍遥型　症状轻微，患者照常工作，可因突发肠出血、肠穿孔就医。

复发：热退后1～3周再次出现发热、食欲减退等，与初次发病临床表现相似。血培养又可转为阳性。一般症状较轻，病程较短。

再燃：体温逐步下降尚未至正常时再度升高，血培养常阳性。

5. 并发症

（1）肠出血　多见于病程第3周，可为大便潜血阳性至大量血便，出血量多者可并发休克。进食粗糙食物、腹泻等为诱发因素。

（2）肠穿孔　为最严重并发症，多见于病程第3周，可有右下腹剧痛等急腹症表现。

（3）中毒性心肌炎　常见于病程第3周，有严重毒血症者多见，可表现为心率增快、心律不齐、第一心音低钝、血压偏低。心电图可见 P－R 间期延长，T 波和 ST 段下降、变平。

（4）中毒性肝炎　常见于病程1～3周，主要特征为肝肿大伴压痛、肝功能异常，随病情好转而复常。

（5）其他　可并发肺炎、溶血性尿毒症综合征、急慢性胆囊炎、溶血性贫血、弥散性血管内凝血、骨髓炎等。

6. 实验室检查

（1）血常规　白细胞总数可减少，$(3～4)×10^9/L$，中性粒细胞减少，嗜酸粒细胞减少或消失。

（2）细菌培养　①血培养是确诊依据，病程第1～2周阳性率70%～90%；②尿、便培养在病程第3～4周可有阳性结果；③骨髓培养阳性率比血培养高，达90%；④其他：玫瑰疹刮出物培养、十二指肠引流胆汁培养。

（3）免疫学检查　肥达反应：病程1周后开始阳性，逐步升高，"O"抗体≥1∶80，"H"抗体≥1∶160；或双份血清抗体4倍增高有辅助诊断意义。

（4）细菌核酸检测　用 PCR 法。

7. 诊断

可依据流行病学资料、临床表现及肥达反应作出临床诊断，但确诊以检出致病菌和（或）恢复期血清特异性抗体效价4倍升高为依据。

（1）带菌者　无临床症状，从粪便中分离到伤寒沙门菌。

（2）疑似病例　符合下列两项者：①伤寒流行季节和流行区，有伤寒患者接触史或进食不洁饮食史者出现不明原因持续发热1～2周以上；②临床出现特殊中毒面容、相对缓脉、皮肤玫瑰疹、肝脾肿大；③不明原因持续发热伴血象异常（嗜酸粒细胞减少或消失，白细胞总数正常或低下）。

（3）临床诊断病例　长期不明原因发热的疑似病例符合下列任何一项者：①骨髓象中有伤寒细胞（戒指细胞）；②肥达反应"O"抗体凝集效价≥1∶80，"H"抗体凝集效价≥1∶160。

（4）确诊病例　临床诊断病例符合下列任何一项者：①恢复期血清特异性抗体效价增高4倍以上者；②从血、骨髓、尿、粪便、玫瑰疹刮取物等任一种标本中培养分离到伤寒沙门菌。

【鉴别诊断】

本病需与上呼吸道病毒感染、斑疹伤寒、急性粟粒性肺结核、革兰阴性杆菌败血症、恶性组织细胞病等相鉴别。

【治疗原则】

（一）一般治疗

按肠道传染病隔离，临床症状消失后连续2次大便培养阴性可解除隔离。便秘者可予低压盐水灌肠、禁用泻药，并给予对症处理、补液治疗等。发热期卧床休息，宜进食富含营养的流质或半流质易消化饮食，热退后食欲好转，亦应避免进食多渣及硬而难消化的食物，以避免诱发肠出血和肠穿孔。热退2周后逐渐恢复正常饮食。

（二）病原治疗

病原治疗是关键。成人首选氟喹诺酮类，一般用药5天体温正常，可继续用10~14天。第三代头孢菌素如头孢曲松、头孢噻肟疗效良好、毒副作用低，尤其适用于儿童、孕妇和哺乳期妇女，一般疗程14天。氯霉素可用于对其敏感者，注意监测血象。

（三）并发症治疗

并发肠出血者应禁食，大量出血者应止血、输血等。肠穿孔伴腹膜炎者宜及早手术治疗。中毒性肝炎、心肌炎患者予以保肝、营养心肌药物等。有严重毒血症（如中毒性心肌炎）的危重患者可在足量有效抗菌药物及支持治疗下，并用肾上腺皮质激素。

第二节　副伤寒

副伤寒（paratyphoid fever）包括甲、乙、丙三种，属我国《传染病防治法》规定管理的乙类传染病，其是由甲、乙、丙副伤寒沙门菌经消化道传播引起的急性肠道传染病。流行病学特点与伤寒相同，但发病率较伤寒低。病理变化与伤寒相似，肠道病变较少而表浅。

副伤寒甲和副伤寒乙的潜伏期8~10天，病程分别约3周和2周。临床表现与伤寒相似，但总体情况为轻，病程较短。起病多呈弛张热，常先有急性胃肠炎症状，而全身中毒症状轻。皮疹较大色深，数量较多。肠黏膜病变轻，肠出血、肠穿孔等并发症少。

副伤寒丙临床分型有三种：伤寒型、胃肠炎型、败血症型。败血症型最多见，起病急骤，寒战、高热，热型不规则，皮疹多见，肝脾肿大，可出现黄疸。病程1~3周不等。有慢性基础病或免疫功能低下者以及儿童中，本病可发展为脓毒血症，可在全身各处引起化脓性并发症。

副伤寒临床表现与伤寒类似，确诊有赖于血、骨髓、大便等细菌培养结果。

副伤寒的治疗与伤寒相同。并发脓肿者应在抗菌治疗的同时，行手术切开排脓治疗。

第二十五章　细菌性痢疾

细菌性痢疾（bacillary dysentery，简称菌痢）是由志贺菌属细菌引起的肠道传染病。为我国《传染病防治法》规定管理的乙类传染病。临床主要表现为发热、腹痛、腹泻、里急后重和黏液脓血便等，严重者有感染性休克和（或）中毒性脑病。终年散发，夏秋季可在环境卫生较差的地区引起流行。

【诊断标准】

1. 流行病学

患者和带菌者为传染源。经粪-口途径传播。急性患者的传染性极强，传染期与各型患者持续排菌时间长短相关。人群普遍易感，以学龄前儿童和青壮年多发。病后可获得短暂免疫力，不同群、型之间无交叉免疫，故易重复感染。

2. 临床表现

（1）急性菌痢　潜伏期数小时至 7 天，多数为 1~3 天。根据毒血症状及肠道症状轻重分为三型。

①普通型（典型）　急性起病，主要表现为发热、腹痛、腹泻、黏液脓血便、里急后重。发热可达 38℃~40℃，常伴有畏寒、全身不适等中毒症状。腹泻每日 10~20 次，开始为稀便，有粪质，逐渐转变为黏液脓血便，粪质减少或消失。便次虽多，但量少，故不易引起脱水。其他表现还有恶心、呕吐、左下腹压痛、肠鸣音亢进等。如治疗及时一般 1 周痊愈，少数患者转为慢性。

②轻型（非典型）　症状轻，无明显发热，大便每日 10 次以内，多为稀便，可带有黏液，里急后重感不明显。一般 3~7 天痊愈。

③中毒型　多见于 2~7 岁儿童，起病急骤，寒战、高热，体温达 40℃或以上，全身中毒症状重，伴精神萎靡、嗜睡、昏迷等，迅速发生呼吸和（或）循环衰竭，肠道症状较轻或缺如。此型病死率可高达 20%以上。据临床表现可分为以感染性休克表现为主的休克型（周围循环衰竭型），以脑缺血、缺氧、脑水肿、颅内高压表现为主的脑型（呼吸衰竭型），和兼有上述两型特点的混合型。混合型是最凶险的一型，预后最差。

（2）慢性菌痢　菌痢反复发作或迁延不愈达 2 个月以上为慢性菌痢。根据临床表现可分为以下三型。

①慢性迁延型　急性菌痢发作后，病情迁延不愈，表现为反复腹痛、腹泻，大便常有黏液脓血，亦可腹泻、便秘交替。有左下腹压痛。大便间歇排菌。

②急性发作型　半年内有菌痢史，常因进食生冷食物或受凉、劳累等因素诱发，可出现腹痛、腹泻、脓血便，发热常不明显。

③慢性隐匿型　急性菌痢症状消失，无临床症状。但大便培养持续阳性，乙状结肠镜检查可有异常发现。

3. 实验室检查

（1）血常规检查　急性菌痢常有白细胞增多［（10~20）×10^9/L］、核左移，慢性病例有轻度贫血。

（2）粪便常规检查　外观多为黏液脓血便，粪质少，镜检白细胞或脓细胞≥15 个/HPF（400 倍），可见红细胞、吞噬细胞。

（3）病原学检查　粪便培养志贺菌阳性。

（4）乙状结肠镜检查　急性菌痢结肠黏膜弥漫性充血、水肿，并有浅溃疡及渗出物，慢性期的肠黏膜多呈颗粒状，有时可见息肉或瘢痕等改变。

4. 诊断标准

（1）疑似病例　腹泻，有脓血便、黏液便、水样便或稀便，伴里急后重症状，尚未确定其他原因引起的腹泻者。

（2）临床诊断病例　同时具备流行病学史、临床表现、粪便常规异常［白细胞或脓细胞≥15 个/HPF（400 倍），可见红细胞、吞噬细胞］，并除外其他原因引起的腹泻。

（3）确诊病例　临床诊断病例并具备粪便培养志贺菌阳性。

【鉴别诊断】

（1）急性菌痢需与急性阿米巴痢疾、其他细菌引起的感染性腹泻、细菌性食物中毒、急性肠套叠、急性坏死性出血性小肠炎鉴别。中毒型菌痢需与流行性乙型脑炎、感染中毒性休克鉴别。

（2）慢性菌痢需与慢性阿米巴痢疾、直肠癌和结肠癌、慢性非特异性溃疡性结肠炎鉴别。

【治疗原则】

1. 急性菌痢

（1）一般治疗　休息，消化道隔离（症状消失、大便培养连续 2 次阴性为止），易消化饮食，以流质或少渣半流为主，酌情补液。

（2）抗菌治疗　应根据当地流行菌株药敏试验或患者大便培养的结果指导临床用药。成人常用喹诺酮类药物，如环丙沙星、左氧氟沙星等。也可选用头孢菌素类、磺胺类、氨基糖苷类等。疗程5～7 天。

2. 急性中毒型菌痢

病势凶险，应及早采取综合性抢救措施。

（1）一般治疗　消化道隔离，监测生命体征，降温，补液及维持水、电解质平衡，纠正酸中毒等。

（2）抗菌治疗　宜采用静脉给药，可用喹诺酮类或头孢菌素类药物。

（3）抗休克、防治脑水肿、弥散性血管内凝血的治疗，在有效抗菌治疗前提下短期使用肾上腺皮质激素。

3. 慢性菌痢

以综合治疗为主，根据药敏结果选择适当的抗菌素多疗程用药，在疗程间歇期辅以微生态制剂治疗，常可有良好效果。

第二十六章　非痢疾杆菌感染性腹泻

感染性腹泻是由多种病原体感染引起的、以排便次数增多（每日排便 3 次或以上），且粪便性状异常，如稀便、水样便、黏液便、脓血便或血便等，可伴有恶心、呕吐、腹痛、里急后重等，严重者可有发热和脱水等临床表现为特征的肠道传染病。我国非痢疾杆菌感染性腹泻的常见细菌病原体主要包括大肠埃希菌、空肠弯曲菌、沙门菌等。

【诊断标准】

1. 流行病学

全年均可发病，但具有明显季节高峰，发病高峰季节常随地区和病原体的不同而异，细菌性腹泻一般夏秋季节多发。发病者常有不洁饮食（水）和（或）与腹泻患者、病原携带者接触史，或有流行地区居住或旅行史。食（水）源性感染常为集体发病并有共进可疑食物（水）史。

大肠埃希菌（E. coli）为人体肠道正常菌群，有些大肠埃希菌为腹泻病原菌，如肠致病性大肠埃希菌（EPEC）、肠产肠毒素性大肠埃希菌（ETEC）、肠侵袭性大肠埃希菌（EIEC）、肠出血性大肠埃希菌/产志贺毒素大肠埃希菌（EHEC/VTEC）、肠黏附性大肠埃希菌（EAEC）。近年来肠出血性大肠埃希菌（EHEC）特别受到关注，如 O157：H7E. coli，O104：H4E. coli。肠致病性大肠埃希菌（EPEC）传染源主要是患者及带菌者，以粪－口途径为主要传播方式，人群普遍易感，但幼儿多见，5~6 月为发病高峰。肠产肠毒素性大肠埃希菌（ETEC）患者和带菌者为主要传染源，主要通过被污染的水体、食品、牛奶、饮料等传播，可散发或暴发流行，多表现为"旅游者腹泻"或食物中毒，人群对 ETEC 普遍易感。肠侵袭性大肠埃希菌（EIEC）可通过污染水和食物引起暴发或流行，也可因接触传播形成散发病例，成人、儿童均可发病。肠出血性大肠埃希菌/产志贺毒素大肠埃希菌（EHEC/VTEC）家禽和家畜为其储存宿主和主要传染源，患者和无症状携带者也是传染源之一，经消化道以及接触传播，人群普遍易感，但以老人、儿童为主，季节性明显，7~9 月为流行高峰。

1972 年比利时学者 Butzler 首次证实弯曲菌可引起人类急性腹泻，1980 年国际系统细菌学委员会将弯曲菌分为：空肠弯曲菌、结肠弯曲菌等，导致人类腹泻的主要是空肠弯曲菌。本病为人畜共患病，主要传染源是家禽、家畜和鸟类，患者和带菌者可为传染源。主要经食物和水传播，也可接触传播，人群普遍易感。弯曲菌感染呈世界性分布，世界各地的检出率均有增长趋势，发病率明显升高，已成为细菌性腹泻中最常见的致病菌之一，在发展中国家该菌感染在急性腹泻中仅次于志贺菌和沙门菌感染。全年均可发病，夏秋季多发。

沙门菌感染性腹泻是指除伤寒及副伤寒以外的其他沙门菌感染。传染源为患者、带菌者、患病及带菌动物。以食源性和医源性传播为主，也可通过水源、接触传播。人群普遍易感，幼儿（尤其 1 岁以内）更加易感。全年均可发病，夏秋季多发。

2. 临床表现

肠致病性大肠埃希菌（EPEC）感染：轻症者不发热，大便每日3～10余次，呈黄色蛋花样，量较多，重症患者可有发热、呕吐、腹痛、腹胀，呈黏液便，腹泻严重可有脱水、酸中毒表现。成人常急性起病，脐周腹痛伴痢疾样大便。粪便镜检可见少许红、白细胞，偶可满视野，并有大量脂肪颗粒。

肠产肠毒素性大肠埃希菌（ETEC）感染：潜伏期一般为0.5～7天。症状表现为分泌性腹泻，大便呈水样。伴有腹部痉挛、恶心、呕吐、头痛、肌痛，很少发热。病情轻重不等，有的仅有轻微腹泻，有的呈重症霍乱样，重度脱水、酸中毒，甚至死亡。

肠侵袭性大肠埃希菌（EIEC）感染：临床表现与细菌性痢疾相似，临床上表现为发热、腹痛、腹泻、里急后重、黏液便或脓血便。

肠出血性大肠埃希菌/产志贺毒素大肠埃希菌（EHEC/VTEC）感染：主要临床表现为急性起病，常突发剧烈腹痛和腹泻，病初为水样便，数天后出现血性腹泻，低热或不发热。部分患者可伴恶心、呕吐及流感样症状。大便镜检极少见炎症渗出性细胞。多数患者表现为自限性疾病，2～9天后可痊愈，少数患者可继发急性溶血性尿毒症综合征（HUS）以及血栓性血小板减少性紫癜。

弯曲菌肠炎感染：平均潜伏期3～5天，主要症状为发热、腹泻、腹痛，少数伴有呕吐，粪便呈黄色水样便，部分为黏液便和脓血便，典型者脐周呈痉挛性绞痛。粪便镜检可见白细胞或多量红细胞及脓细胞。个别患者表现为菌血症、毒血症。近年来有报道在弯曲菌肠炎后可发生吉兰-巴雷综合征，后者发生于多种感染后，血清学证明弯曲菌感染是其最常见原因，主要由空肠弯曲菌引起。

沙门菌感染可呈胃肠型、伤寒型和败血症型。胃肠型潜伏期多为6～24h，急性起病，伴恶心、呕吐、腹痛、腹泻。婴幼儿较易发生脱水和电解质紊乱。粪便多为黄色或绿色稀水便，亦可带有黏液和血，粪便镜检可见较多的白细胞及红细胞，并可见巨噬细胞。

3. 实验室检查

（1）粪便常规检查　粪便有性状改变，常为黏液便、脓血便或血便、稀便、水样便。黏液便、脓血便或血便，镜检可有多量红、白细胞，多见于沙门菌、侵袭性大肠埃希菌、肠出血性大肠埃希菌、弯曲菌所致的腹泻。稀便、水样便，镜检可有少量或无红、白细胞，多见于肠产毒性大肠埃希菌所致的腹泻。

（2）病原检测　从粪便、呕吐物、血液等标本中培养出感染性腹泻的相应病原菌，或特异性抗原、特异性核酸片段检测阳性。

4. 诊断

临床诊断应综合流行病学资料、临床表现和粪便常规检查等进行。病原菌确诊则应依据从粪便、呕吐物、血液等标本中培养出病原菌或检测特异性抗原、特异性核酸片段检测阳性。

（1）临床诊断病例　应同时符合临床表现、粪便常规检查，流行病学史供参考。

（2）确诊病例　临床诊断病例并具备病原检测阳性。

【鉴别诊断】

本病应与霍乱、伤寒、副伤寒、细菌性痢疾、阿米巴痢疾、非感染性腹泻做鉴别诊断。

【治疗原则】

与治疗其他感染性腹泻相似，本病应强调纠正脱水和支持治疗的重要性。大多数腹泻患者为自限性，是否应用抗菌药物治疗需要根据情况而定。

1. 补液治疗

补液是感染性腹泻的首要治疗措施，尤其是儿童、老年人、伴发热和腹泻量大的患者。目前仍然主张使用口服补液盐（ORS），对于严重脱水的患者，或者伴明显呕吐不能进食的患者应考虑静脉补液。

2. 抗菌药物治疗

抗感染治疗不作为首选，因为大多数感染性腹泻呈自限性。对有脓血便、伴全身中毒症状者应经验性口服或静脉给予抗菌药物，推荐使用氟喹诺酮类、磺胺类抗菌药物。新型肠道抗菌药利福昔明（Rifaximin）是利福霉素的衍生物，该药的最大特点为口服后在胃肠道内不被吸收，抗菌作用强，抗菌谱广，对沙门菌属、大肠埃希菌、志贺菌属等均有高度抗菌活性。目前国内已有产品上市。弯曲菌感染抗菌治疗应首选大环内酯类抗菌药物，如红霉素、阿齐霉素。

3. 肠黏膜保护治疗

感染性腹泻患者不宜使用抑制肠蠕动的药物，这类药物能延缓细菌及其毒素的排泄，增加毒素吸收从而加重病情。肠黏膜保护剂主要有蒙脱石散剂（思密达），主要通过选择性固定抑制消化道内的细菌及其毒素和保护损伤的肠道黏膜，以达到止泻效果，可用于腹泻的辅助治疗。

4. 纠正微生态失衡

益生菌对肠道有保护功能和（或）纠正肠道菌群的失衡。益生菌是肠道正常寄生的细菌，主要代表为嗜乳酸杆菌和双歧杆菌，有调节肠道菌群的作用，对腹泻有辅助治疗意义。

第二十七章　细菌性食物中毒

细菌性食物中毒（bacterial food poisoning）是由于进食被细菌及其毒素污染的食物而引起的急性中毒性疾病。引起细菌性食物中毒的病原菌有沙门菌属、变形杆菌、大肠埃希菌、副溶血性弧菌等；葡萄球菌肠毒素和肉毒杆菌外毒素也能引起食物中毒。

【诊断标准】

1. 流行病学

饮食习惯、食物种类不同，所引起的细菌性食物中毒情况亦有较大的差别。日本细菌性食物中毒以副溶血性弧菌和葡萄球菌多见，美国以沙门菌和葡萄球菌多见，我国则以沙门菌、副溶血性弧菌和葡萄球菌最为常见，其次为致病性大肠埃希菌、变形杆菌、肉毒梭菌，近年蜡样芽孢杆菌食物中毒有增加的趋势。细菌性食物中毒，以气温较高的夏秋季多发。引起细菌性食物中毒的食物主要为动物性食品如变质的禽肉、畜肉、鱼虾蟹、蛋、奶类等及其制品，葡萄球菌污染剩饭、凉糕等其肠毒素引起中毒，豆制品、面类发酵食品、罐头食品引起肉毒中毒。

副溶血性弧菌食物中毒以海产品为主，我国沿海地区这种食物中毒暴发非常多见。沙门菌食物中毒以鼠伤寒沙门菌为常见。大肠埃希菌导致食物中毒常见的可分为产肠毒素大肠埃希菌（ETEC）、侵袭性大肠埃希菌（EIEC）及致病性大肠埃希菌（EPEC）。新近发现的食物中毒病原菌——酵米面黄杆菌是一种产毒素型黄杆菌，其食物中毒的病死率达32%。

2. 临床表现

细菌性食物中毒常为突然暴发的集体发病，其临床症状的轻重与进入人体的细菌、毒素的多少及人体抵抗力有关。老年人、儿童和有基础病者症状常较严重。急性起病，胃肠道症状明显，可有低热，病死率低，若及时抢救，一般病程短，预后良好（肉毒中毒除外）。细菌性食物中毒由于频繁的呕吐和腹泻可导致虚脱和脱水现象发生。

根据临床表现的不同，细菌性食物中毒又可以分为胃肠型食物中毒和神经型食物中毒两大类。

（1）胃肠型食物中毒　在临床上比较常见，特点为潜伏期短，集体发病，大多数伴有恶心、呕吐、腹痛、腹泻等急性胃肠炎症状，常见于夏秋季。根据腹泻发生的机制不同，可分为感染型和毒素型两种。感染型是致病菌大量进入胃肠道繁殖，引起炎症反应；毒素型是某些致病菌产生肠毒素，促进肠液分泌、抑制水钠吸收，产生内毒素引起发热、呕吐和腹泻症状。

（2）神经型食物中毒　主要是肉毒梭菌毒素（外毒素）中毒。肉毒梭菌毒素是目前已知最强烈的一种神经毒素，对运动神经与副交感神经有选择性作用，抑制神经末梢传导的化学介质即乙酰胆碱的释放，引起肌肉麻痹，在临床表现上以神经系统症状为主，眼肌或舌咽肌甚至呼吸肌麻痹，患者出现眼睑下垂、复视、斜视、眼内外肌瘫痪，重者有吞咽、呼吸困难等。重症者亦可影响脑神经，若抢救不及时，病死率很高。

3. 实验室检查

检测可疑食物、呕吐物或排泄物。细菌培养，生化鉴定，免疫学方法 ELISA、反向被动乳胶凝集法、乳胶凝集法、酶联荧光分析法、免疫沉淀法、免疫血清法、抗体印迹法等检测细菌及其毒素。荧光定量 PCR 技术检测病原菌的数量，如对沙门菌、肉毒杆菌、大肠埃希菌 O157：H7 等的检测。生物芯片技术在食物中毒病原微生物的检测方面亦显示了快速检测的优势。

4. 诊断标准

根据进食可疑食物、共食者集体发病、流行季节和急性胃肠炎的临床表现可作出临床诊断；同时在可疑食物中和患者排泄物中检出上述病原菌可以确定诊断。神经型食物中毒在患者的粪便及血清中检测到相应的毒素可以明确诊断。

【鉴别诊断】

非细菌性食物中毒，包括化学毒物、生物毒物等食物中毒。散发性感染性腹泻。区别要点是细菌性食物中毒的潜伏期短、找到共同的可疑食物、集体发病等特征。

【治疗原则】

本病的吐泻症状，应视为人体的保护性反应，如果症状不严重，无需进行止吐、止泻等对症治疗，而应根据吐泻引起水盐丢失程度及时补充液体及电解质即可。对病情严重者应予重视，需住院治疗或抢救。

1. 对症治疗

包括严重腹痛时可给予解痉药，如山莨菪碱、阿托品等，高热者给予退热剂。

2. 补液治疗（可以参照霍乱补液治疗）

十分重要，脱水程度轻者可给予口服补液，恶心、呕吐不是口服补液的禁忌证。严重脱水者、呕吐严重不能口服补液者给予静脉补液，可用林格液、乳酸钠林格液，同时也可给予口服补液。

3. 病原治疗的意义

视临床类型而定。一般的细菌性食物中毒病程自限，肠毒素引起的食物中毒抗菌药物的治疗作用不大，而对于侵袭性细菌如沙门菌、空肠弯曲菌、侵袭性大肠埃希菌、志贺菌等，应该给予抗菌药物治疗，如第三代头孢菌素、喹诺酮类药物可作为首选。

4. 神经型食物中毒患者的治疗

应该尽早应用多价抗毒素血清。

第二十八章 鼠 疫

鼠疫（Plague）是由鼠疫杆菌（鼠疫耶尔森杆菌）引起的自然疫源性疾病和烈性传染病。主要传染源为鼠类和野生啮齿类动物，染菌的鼠蚤为传播媒介，以鼠－蚤－人方式为腺鼠疫主要传播方式，肺鼠疫患者为人间鼠疫的重要传染源。临床主要表现为严重的感染中毒症状、淋巴结肿痛、出血倾向、肺部特殊炎症等。该病传染性强、传播速度快、病死率高，是我国《传染病防治法》规定的甲类传染病。

【诊断标准】

1. 流行病学史

发病前 10 天内到过动物鼠疫流行区、接触过鼠疫动物或患者、接触过来自鼠疫疫区的疫源动物、动物制品。

2. 临床表现

潜伏期 2～3 天。临床大多表现为腺型、肺型，二者均可继发败血症。

多突然发病，高热，周围血白细胞计数剧增，在未用抗菌药物或仅使用青霉素族抗菌药物情况下，病情迅速恶化，在 48h 内进入休克或者严重毒血症及出血倾向。

（1）腺型鼠疫 多发生于流行初期，表现为急性淋巴结炎，淋巴结肿胀，剧烈疼痛并出现强迫体位。

（2）肺型鼠疫 多出现于流行高峰期，患者咳嗽、胸痛、咳痰带血或咯血，痰中含大量病菌。呼吸困难和发绀加重。

（3）败血症型鼠疫 出现重度毒血症、休克综合征而无明显淋巴结肿胀。

（4）眼型鼠疫 重症结膜炎并有严重的上、下眼睑水肿。

（5）肠型鼠疫 出血性腹泻并有重症腹痛、高热及休克综合征。

（6）皮肤型鼠疫 皮肤出现剧烈痛性红色丘疹，其后逐渐隆起，形成血性水疱，周边呈灰黑色，基底坚硬。水疱破溃后创面也呈灰黑色。

（7）脑膜炎型鼠疫 剧烈头痛、昏睡、颈部强直、谵妄、颅压增高、脑脊液浑浊。

3. 实验室检查

（1）患者的淋巴结穿刺液、血液、痰液，咽部或眼分泌物，或尸体脏器、管状骨骺端骨髓标本中分离到鼠疫杆菌。

（2）上述标本中针对鼠疫菌 caf1 及 pla 基因的 PCR 扩增阳性。

（3）上述标本中使用胶体金抗原检测、酶联免疫吸附试验或反向血凝试验中任何一种方法，检出鼠疫杆菌 F1 抗原。

（4）患者急性期与恢复期血清针对鼠疫杆菌 F1 抗原的抗体滴度呈 4 倍以上增长。

4. 诊断

（1）疑似诊断 具备流行病学史并有上述临床表现之一或实验室检查鼠疫杆菌 F1 抗原阳性者为鼠疫疑似诊断病例。

（2）确定诊断 疑似病例，同时具备实验室检查之（1）项、或（2）＋（3）项、或（4）项阳性者。

【鉴别诊断】

腺型鼠疫应当与急性淋巴结炎、丝虫病、土拉菌病等鉴别。肺型鼠疫应当与大叶性肺炎、吸入性炭疽等鉴别。主要依据临床表现及痰液的病原学检查鉴别。皮肤型鼠疫应当与皮肤炭疽相鉴别。败血型鼠疫需与其他原因所致败血症、钩端螺旋体病、肾综合征出血热、流行性脑脊髓膜炎相鉴别。

【治疗原则】

患者应强制住院，严格按甲类传染病消毒隔离，单间病房，无鼠无蚤。

1. 一般治疗

卧床休息，注意维持水、电解质平衡。发热 > 38.5℃，或全身酸痛明显者，可使用解热镇痛药。高热者给予冰敷、酒精擦浴等物理降温措施。儿童禁用水杨酸类解热镇痛药。必要时可应用镇静安神、镇痛剂。

腺型鼠疫肿大的淋巴结忌挤压，皮肤病灶可给予 0.5% ~ 1% 的链霉素软膏涂抹，必要时可在肿大淋巴结周围注射链霉素并施以湿敷，病灶化脓软化后可切开引流。

2. 病原治疗

（1）腺型鼠疫　链霉素成人首次 1g，以后 0.5g，q.4h. 或 q.6h.，肌注（2 ~ 3g/d）；体温降至 37.5℃ 以下，全身症状和局部症状好转后逐渐减量。体温恢复正常，全身症状和局部症状消失，按常规用量继续用药 3 ~ 5 天，疗程一般为 10 ~ 20 天。链霉素使用总量一般不超过 60 天。腺体局部按外科常规进行对症治疗。

（2）肺型鼠疫和败血症型鼠疫　链霉素成人首次 2g，以后 1g，q.4h. 或 q.6h.，肌注（4 ~ 6g/d）。直到体温下降至 37.5℃ 以下，全身症状和呼吸道症状显著好转后逐渐减量。疗程一般为 10 ~ 20 天，链霉素使用总量一般不超过 90g。减量时要特别注意不要大幅度减量，防止病情反复。儿童参考剂量为 30mg/（kg·d），q.12h.，并根据具体病情确定给药剂量。

（3）皮肤型鼠疫　按一般外科疗法处置皮肤溃疡，必要时局部滴注链霉素或敷磺胺软膏。

（4）眼型鼠疫　可用金霉素、四环素、氯霉素眼药水滴眼，并用生理盐水冲洗。

（5）有脑膜炎症状的患者，在特效治疗的同时，辅以氯霉素治疗，成人 50mg/（kg·d），儿童（ > 1 岁）50mg/（kg·d），q.6h.，静脉滴注，疗程 10 天，因氯霉素有抑制骨髓的副作用，治疗期间应监测血象。

对临床各型鼠疫患者可采取四环素作为联合用药。成人：2g/d，q.6h.，口服；儿童（9 岁以上）：25 ~ 50mg/（kg·d）（2g/d），q.6h.，口服。

3. 支持治疗

对于合并感染性休克者应及时补充血容量、纠正酸中毒。在血容量补足的情况下，若血压仍然不升，可应用血管活性药物。毒血症状重者或出现低血压休克者可用肾上腺皮质激素。

脉搏血氧饱和度（SpO_2）下降是呼吸衰竭的早期表现，对肺型鼠疫患者应当密切监测并及时处理。应使 SpO_2 维持在 93% 或以上，必要时可选用面罩吸氧或无创/有创机械通气。一般认为 $FiO_2 > 60\%$，PaO_2 仍 < 8kPa（60mmHg）时，应当采用以呼气末

正压通气（PEEP）为主的综合治疗。

有弥散性血管内凝血表现者，在给予血小板、新鲜冰冻血浆和纤维蛋白原等进行替代治疗的同时给予肝素抗凝，5~10U/（kg·h）静脉注射维持，密切监测出、凝血功能，调整治疗方案。

同时还应注意维护其他重要脏器的功能。

4. 预防性治疗

对鼠疫患者的直接接触者、疫区被跳蚤叮咬的人、接触了染疫动物分泌物及血液者，以及鼠疫实验室工作人员操作鼠疫菌时发生意外事故者，均应当进行鼠疫预防性治疗（表28-1）。

表28-1　鼠疫预防性治疗药物用药指导原则

药物	对象	剂量	间隔时间（h）	给药途径	疗程（天）
四环素	成人	1~2g/d	6 或 12	口服	7
	儿童（8 岁以上）	25~50mg/（kg·d）	6 或 12	口服	7
多西环素	成人	100~200mg/d	12 或 24	口服	7
	儿童（8 岁以上）	100~200mg/d	12 或 24	口服	7
TMP/SMZ 复方新诺明	成人	1.6g/d	12	口服	7
	儿童（2 岁）	40mg/（kg·d）	12	口服	7
环丙沙星	成人	400mg/d	12	口服	7
	儿童	在有其他抗菌药物选择的情况下，儿童尽量避免使用			

第二十九章　炭　疽

炭疽（anthrax）是由炭疽杆菌引起的动物源性急性传染病，是人畜共患疾病。本病属我国《传染病防治法》规定的乙类传染病，但肺炭疽按照甲类传染病管理。患病的食草动物（羊、牛、马等）为人类炭疽的主要传染源，人类直接接触病畜及其皮毛、或进食染菌的畜产品感染，也可以通过吸入含有炭疽芽孢的尘埃或气溶胶而感染，分别发生皮肤炭疽、肠炭疽或肺炭疽。皮肤炭疽最为常见，多为散发病例，肺炭疽及肠炭疽病死率高。临床主要表现为皮肤溃疡、焦痂及周围组织广泛非可凹性水肿和毒血症症状。偶可引起肺、肠和脑膜的急性感染，病程中常伴有炭疽杆菌败血症。

【诊断标准】

1. 流行病学史

（1）生活在证实存在炭疽的地区内（我国主要在贵州、新疆、甘肃、四川、广西、云南等省），或在发病前14天内到达过该类地区。

（2）从事毛皮或皮革加工等职业；或农牧民有接触过可疑的病、死动物或其残骸，食用过可疑的病、死动物肉类或其制品；在可能被炭疽芽孢污染的地区从事耕耘或挖掘等活动。

2. 临床表现

（1）皮肤炭疽　多见于面、颈、手或前手臂等暴露部位，局部皮肤出现不明原因的红斑、丘疹、水疱，周围组织肿胀及浸润，继而中央坏死形成溃疡性黑色焦痂，焦痂周围皮肤发红、肿胀，疼痛不显著、溃疡不化脓为本病特点。局部淋巴结肿大，伴有发热、头痛、关节痛等。少数严重病例，局部无黑痂而出现皮肤大片水肿和坏死（恶性水肿型）。

（2）肠炭疽　急性起病，发热，腹胀，腹部剧烈疼痛，腹泻，通常为血样便或血水样便。可有恶心、呕吐，呕吐物中含血丝及胆汁，可有消化道以外症状和体征。

（3）肺炭疽　高热、呼吸困难，可有胸痛及咳嗽，咳黏稠血痰。肺部体征常只有散在的细湿啰音，胸部 X 线的主要表现为纵隔影增宽。常见胸腔积液。

（4）脑膜炎型炭疽　剧烈头痛，呕吐，颈项强直，继而出现谵妄、昏迷、呼吸衰竭，脑脊液多为血性。可继发于（1）～（3）各型，也可能直接发生。

（5）败血症型炭疽：严重的全身中毒症状，高热、寒战，感染性休克与弥散性血管内凝血表现，皮肤出现出血点或大片瘀斑，腔道中出现活动性出血，迅速出现呼吸与循环衰竭。可继发于（1）～（3）各型，也可能直接发生。

3. 实验室检查

（1）皮肤溃疡的分泌物，痰、呕吐物、排泄物，或血液、脑脊液等标本中，显微镜检查发现大量两端平齐呈串联状排列的革兰阳性大杆菌。

（2）细菌分离培养获炭疽芽孢杆菌。

（3）血清抗炭疽特异性抗体滴度出现 4 倍或 4 倍以上升高。

4. 诊断标准

（1）疑似病例　具有流行病学史中任何一项，并具有临床表现之任何一项者。

（2）临床诊断病例　具有上述临床表现中任何一项，且患者标本镜检炭疽杆菌阳性者。

（3）确诊病例　临床诊断病例，同时细菌分离培养获得炭疽芽孢杆菌或血清抗炭疽特异性抗体滴度出现 4 倍或 4 倍以上升高者。

【治疗原则】

1. 一般治疗

对患者进行严格的隔离，对其分泌物、排泄物按芽孢消毒方法进行处理。应卧床休息，易消化饮食，注意出入量和水及电解质平衡。给予足量维生素 B、C。对不能进食者或有吐、泻的患者，应予补液。出血者可酌情选用维生素 K_1、氨基己酸或氨甲苯酸，严重者可予以输血治疗。

有明显毒血症症状者，可给予氢化可的松 100～300mg/d 或地塞米松 5～10mg/d，分 1～2 次静脉滴注，或泼尼松 30～60mg/d，分 1～2 次口服，疗程 3～5 日。弥散性血管内凝血者可用肝素、双嘧达莫（潘生丁）治疗。高热、惊厥患者可给予退热药、镇静药。有呼吸困难者，应予吸氧，并保持呼吸道通畅。感染性休克患者，应给予抗休克治疗。

2. 抗菌药物治疗

（1）皮肤型炭疽　青霉素 G 首选，成人每日 240 万～320 万 U，分次肌注，疗程 7～10 日。青霉素过敏病例，可用环丙沙星 500mg，每日 2 次；多西环素 0.1g，每日 2 次或头孢唑啉每次 0.5～1g，一日 3～4 次，肌内或静脉注射。

（2）肺型炭疽、肠型炭疽、脑膜炎型炭疽及败血症型炭疽　青霉素 G 剂量应增至 1000 万～2000 万 U/d，静脉滴注，同时合用氨基糖苷类抗菌药物（链霉素、庆大霉素、卡那霉素等），疗程延长至 2～3 周。

3. 抗血清治疗

因抗菌药物只对炭疽杆菌有效，而对炭疽毒素无效，故重症病例可在应用抗菌药物治疗的同时加用抗炭疽血清中和毒素，原则应是早期给予大剂量，第 1 天 2mg/kg，第 2、3 天 1mg/kg，应用 3 天。应用前必须先做皮肤过敏试验。

4. 局部病灶的处理

皮损处切忌抚摸、挤压，亦不做外科切开引流，以防感染扩散。可用消毒液，如 1:2000 高锰酸钾液，或 2% 的过氧化氢液洗，涂 1% 龙胆紫液，或抗菌药物软膏，创面用四环素软膏纱布片覆盖后包扎。患肢可予以固定和抬高。出现严重、弥漫性的水肿，应用皮质类固醇可能有帮助。重度颈部肿胀影响呼吸道通畅者，可考虑气管插管或气管切开。

第三十章　布鲁菌病

布鲁菌病（brucellosis，简称布氏菌病）是由革兰阴性、兼性胞内寄生菌布氏杆菌（布氏菌）引起的一种人畜共患的传染病，在世界上有广泛的流行，典型表现为轻重不一的发热、多汗、关节疼痛等，还可以侵犯许多器官及系统，发生肉芽肿、干酪样变甚至形成脓肿，引起并发症。

【诊断标准】

1. 流行病学

（1）本病为全球广泛分布，我国目前大部分省市、自治区都有布氏菌病的流行。我国大部分地区是羊，有些地区是牛，南方有些省份是猪为本病主要传染源。

（2）传播途径　接触感染是本病主要传播感染，如为病畜接生、剥皮、屠宰过程中病菌皮肤感染；摄入未经处理的奶及奶制品可以通过消化道感染；吸入带有炭疽芽孢的气溶胶通过呼吸道感染。

（3）易感人群　普遍易感，虽然感染后有一定的免疫力，但布氏菌病患者可重复感染布氏菌。

2. 临床表现和分期

（1）临床表现　布氏菌病临床表现缺乏特异性，病情轻重与感染的病原体有关（羊型和猪型较重）。潜伏期1~3周，平均2周，最短3天，也可长达1年。多数病例发病缓慢，少数起病急骤。急性期主要临床表现为发热（波状热最具特征性，但也可为弛张热或不规则发热）、多汗和关节疼痛最为多见，男性可并发睾丸炎，女性病例可见卵巢炎。

可以累及骨和关节（引起反应性关节炎、化脓性关节炎、骨髓炎）、心血管系统（心内膜炎、心肌炎、心包炎、主动脉根部脓肿、真菌性动脉瘤、血栓性静脉炎和肺栓塞）、泌尿生殖系统（附睾睾丸炎、前列腺炎、精囊炎、肾炎、卵巢炎等），以及呼吸系统、消化系统、神经系统、皮肤等。主要症状、体征包括发热、多汗、关节肌肉痛、乏力等，多数患者肝、脾、淋巴结、睾丸肿大，有些患者还会出现皮疹及黄疸。慢性患者多表现为骨和关节的损害。

（2）临床分期

①急性期　具有上述临床表现，病程在6个月以内。

②慢性期　病程超过6个月仍未痊愈。

3. 实验室检查

（1）一般实验室检查

①血常规　白细胞计数多正常或偏低，淋巴细胞相对增多，有时可出现异常淋巴细胞，少数病例红细胞、血小板减少。

②红细胞沉降率　急性期可出现红细胞沉降率加快，慢性期可正常。

（2）免疫学检查

①初筛试验 包括平板凝集试验（PAT）、虎红平板凝集试验（RBPT）、皮肤过敏试验。

②血清学检测 包括试管凝集试验（SAT）、补体结合试验（CFT）、抗人免疫球蛋白试验（Coombs 试验）。

③病原学检测 从患者血液、骨髓及其他任何体液和排泄物培养到布氏杆菌。

4. 诊断标准

应该结合患者的流行病学史、临床表现和实验室检查进行综合诊断。

（1）疑似诊断病例 有流行病学史、临床表现，并且有一项初筛试验阳性，即平板凝集试验（PAT）或虎红平板凝集试验（RBPT）阳性或可疑，或皮肤过敏试验阳性[24h、48h 分别观察 1 次，皮肤红肿浸润范围有一次在 2.0cm×2.0cm 及（或）4.0cm^2 以上为阳性]。

（2）确诊病例 有流行病学史、临床表现，并且符合下列三种血清学检查标准的任何一项（即血清凝集试验滴度为 1:100 及以上、双份血清若效价有 4 倍以上增高，补体结合试验效价在 1:10 以上，抗人免疫球蛋白试验滴度在 1:400 以上）或者从患者血液、骨髓及其他任何体液及排泄物培养到布氏杆菌。

（3）隐性感染病例 有流行病学史，符合确诊病例血清学检查标准，但没有临床表现。

在上述标准中，需要注意的是，病程 1 年以上患者 SAT 滴度为 1:50 及以上就有意义，有布氏杆菌疫苗接种史的患者虽然 SAT 滴度在 1:100 以上，仍要观察 2~4 周，滴度上升 4 倍以上才有意义。

【鉴别诊断】

布氏菌病急性期主要需与风湿热、伤寒、副伤寒、肺结核、风湿性关节炎等相鉴别，慢性期应与骨和关节疾病及神经症相鉴别。

【治疗原则】

本病治疗相对困难，选用的抗菌药物要能进到细胞内。治疗原则为早期、联合、足量、足疗程用药，必要时延长疗程，以防止复发及慢性化。治疗过程中注意监测血常规、肝肾功能等。

1. 目前推荐的方案

首选方案：多西环素 100mg/次，2 次/天，6 周，+利福平 600~900mg/次，1 次/天，6 周；或多西环素 100mg/次，2 次/天，6 周+链霉素肌注 15mg/kg，1 次/天，2~3 周。

次选方案：多西环素 100mg/次，2 次/天，6 周，+TMP-SMZ 2 片/次，2 次/天，6 周；或多西环素 100mg/次，2 次/天，6 周+妥布霉素肌注 1~1.5mg/kg，1 次/8h，1~2 周；或利福平 600~900mg/次，1 次/天，6 周，+左氧氟沙星 200mg/次，2 次/天，6 周；或利福平 600~900mg/次，1 次/天，6 周，+环丙沙星 750mg/次，2 次/天，6 周。

难治患者推荐方案："首选方案"+氟喹诺酮类/第三代头孢菌素类。

2. 特殊人群处理

（1）儿童　婴儿和 8 岁以下儿童必须使用利福平联合复方磺胺甲噁唑儿科悬液治疗 6 周。利福平用量为 10～20mg/（kg·d），复方磺胺甲噁唑儿科悬液用量为（6 周～5 个月）120mg 或（6 个月～5 岁）240mg 或（6～12 岁）480mg，每天 2 次。

（2）孕妇　口服复方磺胺甲噁唑联合利福平治疗 6 周。复方磺胺甲噁唑有致畸或发生胆红素脑病（核黄疸）的危险，故妊娠 12 周内及 36 周以后用第三代头孢菌素类代替复方磺胺甲噁唑。

3. 并发症处理

布鲁菌心内膜炎、主动脉根部炎、脊椎炎、器官或其他组织脓肿患者：使用三种药物联合治疗结合外科手术。

神经布鲁菌病不伴脓肿形成：三种抗菌药物联合治疗（多西环素联合奈替米星或庆大霉素联合利福平治疗 4 周后，再继续多西环素联合利福平治疗 4～8 周）。

4. 随访

患者抗菌治疗 14 天内体温正常，症状改善；2～4 周内肝、脾恢复正常；随后 3～6 个月随访 1 次症状、血清学检查及血培养，持续 1～2 年。

第三十一章　脓毒症和脓毒性休克

　　脓毒症（sepsis）是由感染（微生物学证实或临床推测存在感染）所致的全身炎症反应（systemic inflammatory response，SIR）。它是严重感染、严重创（烧）伤、休克、外科手术后常见的并发症，可导致脓毒性休克、多器官功能障碍综合征（MODS），为临床危重病患者的重要死亡原因之一。美国每年约有 75 万严重脓毒症患者；脓毒症总体医院病死率 28.6%，而严重脓毒症、脓毒性休克患者病死率分别为 25%～30% 和 40%～70%，欧洲和美国每年死亡分别达 13.5 万和 21.5 万例，全球每天死亡 1400 人，高于急性心肌梗死和肺癌或乳腺癌人数，是 ICU 中主要的死亡原因；而感染性休克患者的死亡率可高达 50% 以上。

【诊断标准】

1. 全身炎症反应（systemic inflammatory response，SIR）

（1）体温 >38℃ 或 <36℃。

（2）心率 >90 次/分。

（3）呼吸频率 >20 次/分或过度通气致 $PaCO_2$ <32mmHg。

（4）白细胞计数 >12×10^9/L 或 <4×10^9/L。

具备其中两项以上即可诊断是 SIR。

2. 全身炎症反应综合征（systemic inflammatory response syndrome，SIRS）

缺乏感染证据的 SIR。

3. 脓毒症

（1）一般指标　①发热（中心体温 >38.3℃）；②低温（中心体温 <36℃）；③心率 >90 次/分或大于不同年龄段正常心率范围 2 个标准差；④气促，呼吸频率 >30 次/分；⑤意识改变；⑥明显水肿或液体正平衡（>20ml/kg 超过 24h）；⑦高糖血症（血糖 >7.7mmol/L）而无糖尿病病史。

（2）炎症反应参数　①白细胞增多（白细胞计数 >12×10^9/L）或白细胞减少（白细胞计数 <4×10^9/L），白细胞计数正常但杆状核 >10%，淋巴细胞计数减少；②血浆 C - 反应蛋白升高；③血清降钙素原（procalcitonin，PCT）>10μg/ml；④血浆内毒素升高。

（3）血流动力学参数　①低血压（收缩压 <90mmHg，平均动脉压 <70mmHg，或成人收缩压下降 >40mmHg，或按年龄下降 >2 个标准差）；②混合静脉血氧饱和度 <0.70；③心排血指数 <58.3ml/（s·m^2）。

（4）器官功能障碍指标　①低氧血症［氧合指数（PaO_2/FiO_2）<300mmHg］；②急性少尿［尿量 <0.5ml/（kg·h）或渗透浓度在 45mmol/L 至少 2h］；③肌酐增加 ≥4.4mmol/L；④凝血异常（国际标准化比值 >1.5 或活化部分凝血活酶时间 >60s）；⑤腹胀（肠鸣音消失）；⑥血小板减少症（血小板计数 <100×10^9/L）；⑦高胆红素血症（总胆红素 >7.0mmol/L）。

（5）组织灌流参数　①高乳酸血症（＞3mmol/L）；②毛细血管再充盈时间延长或皮肤出现花斑。

（6）病原学诊断　由于开始时并不知道脓毒症患者的病原体，应及早进行病原学检查，留取血标本及其他相关标本送培养。按患者原发病灶、临床背景考虑可能病原，及时静脉给予广谱抗菌药物进行经验性抗菌治疗。病原体要考虑到革兰阳性细菌包括MRSA、万古霉素耐药的肠球菌和青霉素耐药的肺炎球菌感染、高度耐药的革兰阴性杆菌或真菌等，参考当地社区获得性或院内获得性感染致病菌的药敏情况，以及患者既往感染治疗史和流行病学资料选用合适治疗。病毒和原虫感染为2%～4%。

①使用抗菌药物前至少应留取两份血培养标本，一份直接留取外周血，另一份经留置导管留取，除非导管放置时间少于48h。②如果两份培养结果相同，则该微生物可能是导致脓毒症的致病菌；如果导管血培养呈阳性结果的时间早于外周血2h以上，则导管可能是感染源。经导管和外周取血的定量培养也有助于判断是否为导管相关性感染。③留取血培养的血量至少10ml。④呼吸道分泌物的定量或半定量培养有助于诊断呼吸机相关性肺炎。⑤感染标本（特别是呼吸道标本）革兰染色能协助判断致病微生物。

4. 严重脓毒症（severe sepsis）

在脓毒症基础上出现一个或一个以上器官功能障碍/组织灌注不足的表现如神志变化、低氧血症、少尿、高乳酸血症等。

5. 脓毒性休克（septic shock）

严重脓毒症经充分液体复苏仍不能逆转的低血压或需要应用血管活性药物。

【鉴别诊断】

脓毒性休克应与低血容量性休克、心源性休克、过敏性休克、神经源性休克等鉴别。

【治疗原则】

1. 早期复苏

一旦临床诊断为组织灌注不足，应尽快进行积极液体复苏，在最初复苏的6h内应达到复苏目标：① 中心静脉压（central venous pressure，CVP）8～12mmHg；② 平均动脉压（mean systemic arterial pressure，MAP）≥65mmHg；③ 尿量≥0.5ml/（kg·h）；④ 中心静脉血氧饱和度（$ScvO_2$）或混合静脉血氧饱和度（SvO_2）分别是≥70%或≥65%。

严重感染和脓毒症休克的患者，如果早期液体复苏的6h内CVP已达8～12mmHg，而$ScvO_2$或SvO_2仍未达到70%或65%，推荐输注浓缩红细胞使Hct≥30%，和（或）输注多巴酚丁胺［最大剂量至20μg/（kg·min）］以达到复苏目标。

2. 抗菌药物治疗

（1）应尽早经静脉输注抗菌药物进行经验性治疗，最好在诊断脓毒症休克和严重脓毒症1h内进行。

（2）初始经验性抗感染治疗推荐使用一种或多种药物，这些药物能够覆盖所有可能病原体［细菌和（或）真菌］，并具有一定的穿透力而在感染部位能达到足够的药物浓度。

①抗革兰阳性（G⁺）菌抗菌药物的经验用药　无论是社区感染还是院内感染，可选用糖肽类抗菌药物（万古霉素、替考拉宁）、利奈唑胺（Linezolid）等。

②抗革兰阴性（G⁻）菌抗菌药物的经验用药　可选用第四代头孢类（头孢吡肟）、碳青霉烯类（亚胺培南、美罗培南、比阿培南等）。

③呼吸氟喹诺酮类（如左氧氟沙星、莫西沙星或吉米沙星）对 G⁺ 菌具有抗菌活性。

④抗真菌药的经验性使用　经验性的抗真菌治疗不作为严重脓毒症和脓毒性休克的常规治疗，但侵袭性念珠菌病的高危患者可使用。

（3）推荐每天评估抗菌药物的使用情况，使之发挥最大作用，降低耐药性，减少毒性，降低费用。

（4）对于已知或怀疑假单胞菌导致的严重感染，建议抗菌药物联合治疗，可用抗假单胞菌抗菌药物（如碳青霉烯类、第三代或四代头孢类或广谱青霉素）与环丙沙星或呼吸氟喹诺酮类药联用。

（5）对于中性粒细胞减少合并严重感染，建议经验性抗菌药物联合治疗。

（6）重症感染经验性联合抗菌药物治疗建议不要超过 3～5 天。当得到药敏结果后，立即用降阶梯治疗，选择适当的单药治疗。

（7）抗菌药物疗程一般需用药至体温正常后 7～10 天，对治疗反应缓慢、感染病灶无法通畅引流、免疫缺陷包括中性粒细胞减少的患者可延长疗程以获得充分治疗。

（8）如果目前临床表现是由非感染因素所致，推荐立即停用抗菌药物，以防止患者发生抗菌药物耐药细菌感染和抗菌药物的不良反应。

（9）控制感染源　①脓液引流；②清除感染灶或坏死组织，取出感染的异物或装置；③纠正引起微生物污染的不正常解剖结构，恢复正常功能。

3. 液体治疗

（1）应用天然（人工）胶体或晶体液进行液体复苏。

（2）液体复苏的早期目标为 CVP 至少 8mmHg（机械通气患者 12mmHg），之后常需进行进一步液体治疗。

（3）推荐采用液体冲击疗法，持续补液直到血流动力学（例如动脉压、心率、尿量）得到改善。对可疑血容量不足患者进行液体冲击时，在开始的 30min 内至少用 1000ml 晶体液或 300～500ml 胶体液。对脓毒症诱发组织低灌注的患者可能需要更多更快的补液。

（4）当心脏充盈压（CVP 或肺动脉球囊阻塞压）升高而血流动力学没有同时改善时，推荐应减慢补液速度。

4. 升压药

（1）推荐平均动脉压（MAP）保持在 ≥ 65mmHg。当 MAP 低于 65mmHg 时，使用去甲肾上腺素时应该逐渐加量直到 MAP 达到 65mmHg，才能维持组织灌注。

（2）脓毒症休克时推荐去甲肾上腺素 2～20μg/（kg·min）或多巴胺 5～20μg/（kg·min）作为首选升压药纠正低血压（尽量经中心静脉导管给药）。

（3）脓毒症休克对去甲肾上腺素或多巴胺反应不良时建议首选肾上腺素 1～10μg/min。

5. 正性肌力药治疗

（1）如果 CVP、MAP、Hct 达标后，$ScvO_2$ 仍低于 70%，考虑应用正性肌力药增加 CO 和组织氧合。

（2）在心脏充盈压升高而低 CO 提示心肌功能障碍时推荐输注多巴酚丁胺。

（3）多巴酚丁胺具有选择性 $β_1$ 肾上腺素能效应，在 $2\sim28μg/（kg \cdot min）$ 剂量范围能增加心脏指数、每搏量和心率，是最有效和最常用的正性肌力药，可用于 MAP <65mmHg 和心率 <120 次/分者。对低血压患者，多巴酚丁胺应与血管收缩药联合应用。

6. 糖皮质激素

（1）建议仅在脓毒症休克患者对容量复苏和血管活性药物反应差时静脉给予糖皮质激素，可选氢化可的松，而不选用地塞米松。如果氢化可的松无效，建议口服氟氢可的松每日 50μg。每日不超过相当于氢化可的松 300mg 的剂量。

（2）建议患者不需要升压药后停用糖皮质激素。

（3）在有内分泌疾病和糖皮质激素治疗史的患者，应继续给予维持剂量或应激剂量的糖皮质激素。

7. 血液制品

（1）一旦发现成人组织低灌注难以减轻，如心肌缺血、严重低氧血症、急性出血、发绀型心脏病或乳酸性酸中毒，推荐当血红蛋白下降低于 70g/L 时输注红细胞，使血红蛋白维持在 $70\sim90g/L$。

（2）在严重脓毒症贫血时，不推荐促红细胞生成素作为特殊治疗，但有肾功能衰竭诱导的红细胞生成障碍时可用。

（3）在没有出血或有计划的侵入性操作时，如果凝血功能正常，不建议用新鲜冷冻血浆。

（4）在严重脓毒症和脓毒症休克治疗时，不推荐用抗凝血酶。

（5）严重脓毒症患者，当血小板计数 $<5\times10^9/L$，无论是否有出血，都推荐输注血小板。当血小板计数 $（5\sim30）\times10^9/L$ 并且有明显出血危险时，可以考虑输注血小板。外科手术或侵入性操作时需要血小板计数 $>50\times10^9/L$。

8. 严重脓毒症的支持治疗

（1）脓毒症诱导的急性肺损伤（ALI）／急性呼吸窘迫综合征（ARDS）的机械通气

①推荐 ALI/ARDS 的患者进行机械通气时潮气量设定为按预测体重 6ml/kg。

②建议监测 ALI/ARDS 患者的吸气末平台压，并把被动通气患者的最初平台压高限设置为 $\leq30cmH_2O$。在评估平台压时应考虑患者胸廓的顺应性。

③ALI/ARDS 患者如需要低平台压和小潮气量，他们可以被允许存在高碳酸血症。潜在代谢性酸中毒的患者限制这种"允许"，颅内压高的患者应禁止。

④应建立一定的 PEEP，以防止呼气末肺泡萎陷。PEEP $>5cmH_2O$ 防止肺泡萎陷的下限。

⑤如无禁忌证，机械通气的患者应保持半卧位，以防止误吸和呼吸机相关肺炎的发生；建议床头抬高 $30°\sim45°$。

⑥ALI/ARDS 患者使用无创通气必须符合以下条件：轻度的呼吸衰竭（相对较低的压力支持和 PEEP 对患者有效）；血流动力学稳定；较舒适并且易唤醒；能自主咳痰和保护气道；自己期望早日康复。

（2）脓毒症患者的镇静、麻醉和神经－肌肉阻断

①如果脓毒症患者机械通气需要麻醉镇静，推荐间歇注射镇静剂或者连续输入镇静剂达到预定的镇静目标（即镇静深度），并且每天中断/减少镇静剂进行日间唤醒。

②脓毒症患者应尽量避免应用神经－肌肉阻滞剂，因为停药后神经－肌肉阻断持续时间较长。如果必须应用，无论是静脉间断推注还是持续滴注，均应使用4h 序列监护阻滞深度。

（3）血糖控制

①对进入重症监护病房后已经初步稳定的重症脓毒症合并高血糖患者，应使用静脉胰岛素控制血糖。控制目标血糖低于 8.3mmol/L，但血糖不宜太低以防止出现低血糖。

②推荐所有静脉滴注胰岛素的患者以葡萄糖作为能量时，必须每 1～2h 监测血糖水平，当血糖和胰岛素滴入速度稳定后，每4h 监测1 次。

（4）肾脏替代治疗

①对于重症感染和急性肾功能衰竭患者，建议选择连续肾脏替代治疗或间歇性血液透析，二者等效。

②建议应用连续肾脏替代治疗以利于血流动力学不稳定脓毒症患者的液体平衡管理。

（5）碳酸氢盐治疗　对于低灌注致高乳酸血症患者，当 pH 值≥7.15 时不要使用碳酸氢钠来改善血流动力学或用于减少升压药使用。

（6）预防深静脉血栓形成

①严重脓毒症患者预防深静脉血栓，除非有禁忌证（如血小板减少症、严重凝血功能障碍、活动性出血、近期颅内出血），推荐使用低剂量普通肝素（UFH）2～3 次/日或低分子肝素（LMWH）。

②有肝素禁忌的患者推荐使用器械预防措施，如逐渐加压袜或间歇压迫器（除非有禁忌证）。

③对非常高危的患者，如严重败血症、深静脉血栓史、创伤或外科手术者，推荐药物和机械方法联合预防，除非有禁忌证或无法实施。

④对极高危患者建议选用 LMWH，因在其他高危患者证实 LMWH 优于 UFH。

（7）应激性溃疡的防治　重症脓毒症患者可以使用 H_2 受体阻滞剂或质子泵抑制剂（PPI）来预防应激性溃疡导致的上消化道出血，但也要考虑到胃内 pH 值升高可能增加呼吸机相关性肺炎的风险。

第三十二章　细菌性肝脓肿

一种或多种细菌在肝实质内繁殖造成局部炎症、坏死和液化形成一个或多个、单房或多房脓肿，即为细菌性肝脓肿（pyogenic liver abscesses）。75%的脓肿位于肝脏右叶，约5%位于肝脏尾叶。病原菌以大肠埃希菌和肺炎克雷伯杆菌最常见，革兰阳性菌以金黄色葡萄球菌多见。临床表现以发热、右上腹痛、恶心、呕吐多见，重者可有腹水、肝脏损伤、感染性休克等，可并发邻近组织、器官或远处的转移性脓肿灶。未经治疗的细菌性肝脓肿常可致命，及时诊治可使病死率降至15%左右。约30%~59%患者为隐源性细菌性肝脓肿。

【诊断标准】

1. 流行病学

欧美国家每10万人次住院患者中有13~22人次为细菌性肝脓肿。近年来细菌性肝脓肿的发生率有上升趋势，50岁以上、有基础疾病（有胆道梗阻或感染史者、糖尿病、恶性肿瘤、晚期肺源性心脏病）和酗酒者中的发生率更高。

可能的感染途径包括胆源性、门静脉或肝动脉源性、邻近器官感染扩散或创伤等来源。肝多发脓肿时，多为右叶受累，仅约1/3为两个肝叶同时受累，脓肿个数很少超过4个。

2. 临床表现

细菌性肝脓肿的临床表现各异且无特异性症状和体征。发热、腹痛最为常见，右上腹部压痛、肝肿大和（或）肝区叩痛是最常见的体征，可有肝功能异常。菌血症和胸腔积液是最常见的并发症。

3. 诊断

有发热、腹痛（肝区痛）、肝脏肿大并触痛、外周血白细胞计数增高表现，提示细菌性肝脓肿的可能，腹部B超或CT检查发现脓肿部位、大小可辅助诊断，在B超或CT引导下穿刺获脓液或脓液送检细菌培养阳性可确诊。

【鉴别诊断】

细菌性肝脓肿应与阿米巴肝脓肿、肝脏包虫病及其他肝脏良、恶性占位性病变相鉴别。鉴别诊断的主要依据是病原学及影像学结果和（或）病理学结果，并应注意上述疾病患者可继发细菌性感染。

【治疗原则】

（一）**营养支持和对症治疗**

细菌性肝脓肿患者因发热、腹痛时间较长造成身体消耗严重，常有贫血、低白蛋白血症、肝脏损伤等表现，在控制感染、引流脓肿的同时，必须加强营养和对症、支持治疗如保证热量摄入、输注红细胞或白蛋白纠正贫血和低蛋白血症等。

（二）**控制感染和引流脓肿**

抗菌药物单独治疗、经皮针吸抽脓（PNA）联合抗菌药物、经皮置管引流（PCD）

联合抗菌药物、外科手术治疗四种。

1. 抗菌药物治疗是细菌性肝脓肿治疗的基础

（1）应用原则　①根据脓液、血液、胆汁培养和药物敏感试验结果选择合适抗菌药物，一般采用静脉输注途径给药；②选择两种抗菌药物联合应用，应包括一种抗厌氧菌药物；③在获得药敏结果前，根据经验选择广谱及抗厌氧菌的抗菌药物。若临床考虑胆道来源者则需选用覆盖大肠埃希菌的抗菌药＋甲硝唑。

（2）抗菌药物单独治疗适用于细菌性肝脓肿较小或脓肿尚未液化患者。脓肿形成伴液化者则需经皮针吸抽脓（PNA）联合抗菌药物或经皮置管持续引流（PCD）联合抗菌药物甚至外科手术干预。

（3）抗菌疗程　治疗有效者，体温常在1周内复常。抗菌药物单独治疗的疗程至少6周。

2. PNA/PCD 联合抗菌药物治疗

该方法因其对身体的损伤小而更易于为患者接受，近年来已成为细菌性肝脓肿治疗方法的主流，但应注意脓肿复发问题。对于有液化、坏死的病灶，必须行 PNA/PCD 治疗。

3. 外科手术治疗

当 PNA/PCD 无法实施或无效、脓肿破裂或破裂的可能性很大、肝内胆管为脓栓堵塞等情况时，可采用外科手术治疗。治疗方法选择可参照图 32-1。

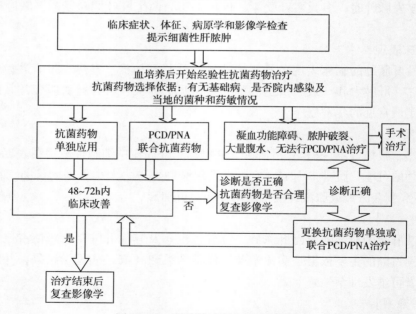

图 32-1　肝脓肿诊断和治疗的流程

第三部分

螺旋体感染

第三十三章　钩端螺旋体病

钩端螺旋体病简称钩体病，是由致病性钩端螺旋体（钩体）感染人引起的自然疫源性急性传染病。其临床特点为高热、全身酸痛、乏力、结膜充血、淋巴结肿大和腓肠肌压痛。重者可并发肺出血、黄疸、脑膜脑炎和肾功能衰竭等。钩体的宿主非常广泛。但主要传染源为鼠类、猪和犬。主要通过直接或间接接触传播。钩体可通过破损的皮肤或黏膜侵入体内而受染，患钩体病的孕妇可经胎盘传给胎儿；进食被钩体污染的食物，可经消化道感染。人群对钩体普遍易感。

【诊断标准】

1. 流行病学史

发病前 2~20 天接触疫水、带钩体的动物尿液和血液。

2. 临床表现

早期典型临床表现为畏寒、发热、肌肉酸痛、全身乏力、眼结膜充血、腓肠肌压痛、淋巴结肿大，后期可有后发热、眼后发症、闭塞性脑动脉炎等症状。

3. 临床分型

分为流感伤寒型、肺出血型、黄疸出血型、肾衰竭型、脑膜脑炎型。

4. 实验室检查

从血液、尿液或脑脊液中检测出钩端螺旋体、钩端螺旋体核酸，或患者恢复期血清中抗体效价较早期血清有 4 倍或 4 倍以上升高，或显微镜凝集试验（显凝试验）单份血清抗体效价≥1:400。

5. 诊断

（1）疑似诊断　符合流行病学史，同时有畏寒、发热、肌肉酸痛、全身乏力症状之一，即可诊断。

（2）临床诊断病例　符合疑似诊断病例条件，同时有眼结膜充血、腓肠肌压痛、淋巴结肿大体征之一，即可诊断。

（3）实验室确诊病例　符合临床诊断病例条件，同时有下列实验室阳性结果之一：①从血液、尿液或脑脊液中分离出钩端螺旋体；②从血液、尿液或脑脊液中检测出钩端螺旋体核酸；③患者恢复期血清中抗体效价较早期血清有 4 倍或 4 倍以上升高；④或显凝试验单份血清抗体效价≥1:400，即可诊断。

【鉴别诊断】

本病应与其他急性发热性疾病鉴别的有：伤寒、流感、上感、疟疾、急性血吸虫病、恙虫病、肺炎、肾综合征出血热、败血症等。还应与黄疸型肝炎鉴别。有肾脏损害而无黄疸的钩体病患者需与肾炎相鉴别。肌痛患者应与急性风湿热相鉴别。出血可与上消化道出血、血尿、白血病、血小板减少及再生障碍性贫血等疾病鉴别，脑膜脑炎型钩体病需与乙型脑炎相鉴别。

【治疗原则】

应用有效抗菌药物及时消灭机体内病原体，并应强调休息，细心护理，注意营养，酌情补充热量、维生素 C 和维生素 B 族。

1. 抗菌药物

是早期治疗的核心。青霉素 G 为首选药物，庆大霉素次选，强力霉素、四环素等亦可酌情选用。

（1）青霉素 G 治疗　应注意赫氏（Herxheimer）反应，应从小剂量开始；在应用首剂青霉素后 15min～6h 内，要高度注意赫氏反应发生。成人 80 万～120 万 IU/d，分 2～3 次肌内注射。感染中毒症状重者，可逐渐增加剂量为 160 万～240 万 IU/d，分为每 4～6h 肌内注射，体温下降即酌情减量，疗程一般为 5～7 天，儿童剂量酌减。

（2）其他抗菌药物治疗　青霉素过敏者可选择其他抗菌药物。庆大霉素：成人剂量 240mg/d［儿童剂量为 5mg/（kg·d）］，分 3 次肌内注射，体温正常后 24h 改为 80mg，每 12h 肌内注射 1 次，疗程为 7 天。四环素：成人剂量每日 2g，分 4 次口服或静脉滴注，疗程 7 天。强力霉素：成人剂量每次 100mg，2 次/日，疗程为 7 天。氨苄西林：成人剂量为 3～4g/d［儿童剂量为 80～120mg/（kg·d）］，分 3～4 次肌内注射或静脉滴注。其他抗菌药物红霉素、卡那霉素以及麦迪霉素等也可选用。

2. 对症、支持疗法

（1）一般支持疗法　注意卧床休息，应给予易消化食物，适当补充维生素 C 和维生素 B 族。

（2）预防和处理赫氏反应　对钩端螺旋体病高热者，首次进入疫区者，孕妇及小儿等病情多偏重，用青霉素 G 治疗时，易发生赫氏反应，故对此类患者在使用首剂青霉素 G 的同时，用大剂量氢化可的松预防，先以 100mg 加 5% 或 10% 葡萄糖液 20ml，缓慢静脉推注，继以氢化可的松 200mg 加 5% 或 10% 葡萄糖液 100ml 及 200ml 中依次静脉滴注，总量在 4h 内滴完。儿童剂量酌减。赫氏反应的治疗应用异丙嗪和（或）氯丙嗪 20～50mg，肌注。氢化可的松 100～300mg 稀释后静脉滴注，酌情再给予其他对症处理。

（3）其他对症处理　肺出血型患者使用肾上腺皮质激素及镇静治疗。需要强心治疗者可选用毒毛花苷 K（24h 用量不超过 1mg）或毛花苷丙（24h 用量不超过 1.6mg）。严重黄疸出血型患者伴有肝衰竭、肾衰竭，按急性肝衰竭和急性肾衰竭治疗原则处理。脑膜脑炎型有脑水肿者，应短期使用肾上腺皮质激素，同时进行脱水治疗。严密注意水和电解质平衡，纠正酸中毒，预防继发感染。

第三十四章　莱　姆　病

莱姆病（Lyme disease）是一种由伯氏疏螺旋体（*Borrelia burgdorferi*，Bb）感染人引起，经硬蜱（tick）为主要传播媒介传播的自然疫源性疾病。我国于 1985 年首次在黑龙江省林区发现本病病例。临床表现为慢性炎症性多系统损害，除慢性游走性红斑和关节炎外，还常伴有心脏损害和神经系统受累等症状。其神经系统损害以脑膜炎、脑炎、脑神经炎、运动和感觉神经炎最为常见。可发生于任何年龄，男性略多于女性。

【诊断标准】

1. 流行病学

（1）传染源　贮存宿主为啮类动物和蜱类，患病和带菌动物是传染源。

（2）传播途径　人因被携带螺旋体的硬蜱叮咬而感染。

（3）易感人群　人群普遍易感，但多见于进入或居住于林区及农村的人群中，男性略多于女性。

2. 临床表现

潜伏期 3～32 天，平均 9 天左右。临床症状可分以下三期。

第一期：主要表现为皮肤的慢性游走性红斑，见于大多数病例。病初常伴有乏力、畏寒、发热、头痛、恶心、呕吐、关节和肌肉疼痛等症状，亦可出现脑膜刺激征。局部和全身淋巴结可肿大。偶有脾肿大、肝炎、咽炎、结膜炎、虹膜炎或睾丸肿胀。

第二期：发病后数周或数月，约 15% 和 8% 的患者分别出现明显的神经系统症状和心脏受累的征象。

第三期：感染后数周至 2 年内，约 80% 的患者出现程度不等的关节症状如关节疼痛、关节炎或慢性侵蚀性滑膜炎。以膝、肘、髋等大关节多发，小关节周围组织亦可受累。主要症状为关节疼痛及肿胀，膝关节可有少量积液。常反复发作。

3. 实验室检查

（1）病原学检查　取患者的皮肤、滑膜、淋巴结等组织及脑脊液等标本，用暗视野显微镜或银染色检查伯氏疏螺旋体，可快速作出病原学诊断，但检出率低。也可取患者标本分离病原体，其中病变周围皮肤阳性率较高。用 PCR 技术检测患者血、尿、脑脊液及皮肤标本等伯氏疏螺旋体 DNA（Bb DNA），其敏感性较高，并同时可测感染菌株的基因型。

（2）血清学检查　间接免疫荧光试验（IFA）可检测血液或脑脊液的特异性抗体，其中 IgM 抗体≥1∶64 为阳性，或 IgG 抗体≥1∶128 或双份血清抗体效价 4 倍以上增高为阳性。还可用酶联免疫吸附试验（ELISA）或蛋白印迹法（Western blot）检测特异性抗体。

（3）其他检查　血清冷球蛋白总量常增加。血清免疫球蛋白及补体都有不同程度的增加。伴有心肌或肝脏受累者可同时有 ALT 及 AST 增高。神经系统受累者，脑脊液白细胞可增加，以淋巴细胞为主，糖及蛋白变化不大，但免疫球蛋白稍增高。

4. 诊断

（1）在流行区，发病前数天或数月到过疫区，有蜱暴露史或叮咬史；同时有典型的皮肤损害，游走性红斑直径大于3cm，即可诊断。如发病前数天或数月到过疫区，有蜱暴露史或叮咬史、有单个或多个关节损害，同时病原检查阳性或血清抗莱姆病螺旋体抗体阳性，也可诊断。

（2）在非流行区，有典型的皮肤损害同时病原检查阳性或血清莱姆病螺旋体抗体阳性，可确诊；如患者有神经系统（脑膜脑炎、面神经麻痹、神经根炎或其他神经系统损害）、心脏（有心脏损害并能排除有关疾病）、关节（有单个或多个关节损害）三个系统之二受损表现，同时病原检查阳性或血清莱姆病螺旋体抗体阳性，即可确诊。

【鉴别诊断】

本病需与多种其他病因引起的皮肤、心脏、关节及神经系统病变如风湿热、多形性红斑、类风湿关节炎等相鉴别。

【治疗原则】

1. 第一期患者治疗

（1）四环素，成人250mg/次，4次/日。疗程10～20天。为早期病例的首选药物。孕妇、哺乳期妇女和儿童禁用。

（2）亦可选阿莫西林，500mg/次，3次/日，疗程14～21天。

2. 第二、三期患者治疗

（1）采用大剂量青霉素治疗，成人静脉滴注青霉素 G 2000 万 U，1～2 次/日，疗程 14～21 天。或苄星青霉素 G 240 万 U，每周 1 次，肌注，疗程 3 周。

（2）亦可选用第三代头孢菌素，如头孢三嗪 1～2g/d，疗程 2 周。

（3）多西环素等也可选用。

（4）对有心脏损害或脑膜炎者，可加用糖皮质激素治疗。泼尼松 40～60mg/d，症状改善后逐渐减量至停药。

（5）莱姆病关节炎的治疗，可用非甾体抗炎药，如芬必得等治疗。严重关节炎可行滑膜切除。

（6）严重房室传导阻滞患者应积极对症处理。

第四部分

立克次体感染

第三十五章　斑疹伤寒

第一节　流行性斑疹伤寒

流行性斑疹伤寒（epidemic typhus）是由普氏立克次体引起，以衣虱为传播媒介的自然疫源性急性传染病。又称虱传斑疹伤寒（louse borne typhus）。

【诊断标准】

1. 流行病学

流行性斑疹伤寒患者是该病惟一的传染源，患者潜伏期末至病后 2 周具传染性。寄生人体的受染虱再次叮咬其他人时，普氏立克次体经伤口或抓破损的皮肤侵入人体而感染，偶尔在干虱中的病原体经呼吸道或眼结膜感染。人群对该病普遍易感，病后可获持久免疫，少数病原体潜伏单核－巨噬细胞引起复发。在卫生差人群、寒冷地区、冬春季节发病率较高。

2. 临床表现

潜伏期一般 10～14 天（5～21 天）。

本病急性起病，表现发热，寒战，剧烈头痛、腓肠肌等肌肉疼痛及压痛，颜面和结膜充血。起病 3～5 日，90% 以上的患者出现皮疹，1～2 天由躯干扩展至四肢，初为斑疹或斑丘疹，1 周后变为出血性紫癜样皮损，1～2 周内消退，遗留色素沉着或脱屑。可有失眠、耳鸣、谵妄、狂躁，脑膜刺激征甚至昏迷等精神神经症状。可有脉搏增快或循环衰竭，脾肿大（90%），伴消化道症状。并发症包括：肺炎、中耳炎、心肌炎、中枢神经系统病变、肾炎、肾衰竭、肢端坏疽等。

3. 实验室检查

（1）血常规　外周血白细胞计数多正常，中性粒细胞比例增高，嗜酸粒细胞、血小板减低。

（2）血清免疫学诊断

①外－斐反应（Weil－Felix）　变形杆菌 OX19 血清抗体≥1∶160；或恢复期血清抗体滴度≥4 倍急性期有诊断价值。病后 1～12 周可阳性，但与结核、布鲁菌病等有交叉凝集，也不能区分普氏立克次体和莫氏立克次体。

②补体结合试验（CF）　血清抗体滴度≥1∶32 且普氏立克次体血清抗体滴度高于莫氏立克次体血清抗体滴度 2 倍以上；或恢复期血清抗体效价有 4 倍以上增高。

③微量间接免疫荧光试验（Micro－IF）　血清抗体滴度 IgM≥1∶32，IgG≥1∶320；意义同补体结合试验并可诊断复发。其他还有立克次体凝集试验和微量间接血凝试验等。

（3）病原学诊断　从发热期血标本中分离出普氏立克次体或接种雄豚鼠取其组织可分离出病原体，或聚合酶链反应（PCR 技术）检测到普氏立克次体特异性 DNA。

4. 诊断

（1）疑似病例诊断　具备冬春季发病，有衣虱感染史，近期出现无其他原因可解释的突发高热并伴有剧烈头痛。

（2）临床病例诊断 疑似病例＋典型临床表现，同时有除外－斐反应外任何一项血清学检查结果阳性，如为外－斐反应阳性需加其他一项血清学结果阳性。

（3）确诊病例诊断 临床诊断＋分离到病原体或检测到其特异性核酸。

【鉴别诊断】

本病应与地方性恙虫病、伤寒、肾综合征出血热、回归热、其他立克次体病相鉴别。

【治疗原则】

1. 一般治疗

患者应进行医学隔离，彻底灭虱。

卧床休息，保持每日摄入足够水分和热量，体温高者可采取物理降温，忌用大剂量阿司匹林类药物。保持皮肤清洁并防止抓破。对谵妄者须防止意外损伤。对昏迷患者应注意口腔卫生和防止发生褥疮及坠积性肺炎。对烦躁不安等精神症状明显者，给予水合氯醛或其他镇静安眠类药物。昏迷者可采用醒脑类药物，对头痛难忍者，用可卡因等止痛剂。如出现心衰者，给予强心剂。避免使用巴比妥类药物。严重全身中毒症状可给予短期肾上腺皮质激素治疗。

2. 病原治疗

抗菌药物对普氏立克次体及莫氏立克次体有效，首选多西环素，成人每次口服0.2～0.3g，每日1～4次，连服3天。必要时第4天再服1次。也可选用氯霉素、四环素等抗菌药物。

积极处理常见并发症（肺炎、中耳炎、心肌炎、中枢神经系统病变、肾炎、肾衰竭、肢端坏疽等）。

第二节 地方性斑疹伤寒

地方性斑疹伤寒（endemic typhus）是由莫氏立克次体引起的，由鼠蚤传播的急性自然疫源性传染病。又称蚤传斑疹伤寒（flea borne typhus）或鼠型斑疹伤寒。

【诊断标准】

1. 流行病学

地方性斑疹伤寒的传染源主要是家鼠，牛、羊、兔、猪、猫等，患者也可为传染源。受染鼠蚤叮咬人时经伤口或抓破皮肤感染人，也可因进食污染食物感染，干虱蚤中的病原体可经呼吸道途径或眼结膜感染。人对莫氏立克次体普遍易感，病后免疫力持久，与流行性斑疹伤寒可交叉免疫。夏秋季多发。

2. 临床表现

潜伏期一般1～2周。表现同流行性斑疹伤寒，但病情较轻，可有1～2天前驱期，发热38～40℃，头痛并多伴有眼眶后痛，头晕、肌肉疼痛及结膜充血，50%患者出现充血性皮疹，躯干多。50%脾肿大。神经系统症状常不明显。

3. 实验室检查

（1）血常规 中性粒细胞比例可增高。

（2）血清免疫学诊断　同流行性斑疹伤寒的检查方法，变形杆菌 OX19 血清抗体滴度较流行性斑疹伤寒低，补体结合试验（CF）和间接免疫荧光试验（Micro – IF）莫氏立克次体血清抗体滴度高于普氏立克次体血清抗体滴度 >2 倍以上。

（3）病原学诊断　从发热期血标本中分离出莫氏立克次体，或聚合酶链反应检测莫氏立克次体特异性 DNA。患者血注入雄豚鼠可引起阴囊明显红肿。

4. 诊断

（1）疑似病例　具有鼠接触史或居住场所有大量家鼠与跳蚤或家有宠物。近期出现无其他原因可解释的突发性持续性发热，有剧烈的头痛。

（2）临床诊断　疑似病例＋典型临床表现和任何一项莫氏立克次体血清学诊断阳性。

（3）确诊诊断　临床诊断＋分离到莫氏立克次体或检测到其核酸。

【鉴别诊断】

本病需与地方性恙虫病、伤寒、肾综合征出血热、回归热、其他立克次体病相鉴别。

【治疗原则】

地方性与流行性斑疹伤寒的治疗原则基本相同。同时灭虱、灭鼠、灭蚤。野外施工及宿营避免与鼠类及其排泄物接触，勤洗澡，勤换洗衣服。必要时可接种疫苗。

第三十六章　恙　虫　病

恙虫病（tsutsugamushi disease）又称丛林斑疹伤寒，是恙虫病立克次体感染人引起的一种急性传染病。鼠类是主要传染源，恙螨幼虫为媒介将该病传播给人。本病基本病变为全身小血管炎、血管周围炎。临床特征为突然起病、叮咬处有焦痂或溃疡、淋巴结肿大及皮疹并伴有寒战、高热、头痛等症状。

【诊断标准】

1. 流行病学

本病流行有明显的地区性和季节性。我国主要发生于浙江、福建、台湾、广东、云南、四川、贵州、江西、新疆、西藏等地，但近年自然疫源地有所扩散，北京亦有病例发生。5～11月为好发季节，6～8月为发病高峰。发病前3周内有在流行地区工作、生活或旅游史。

2. 临床表现

（1）潜伏期5～20天。

（2）急性起病，寒战，继而发热，体温迅速上升，1～2天内可达39℃～41℃。伴有相对缓脉、头痛、全身酸痛。

（3）焦痂与溃疡为本病特征性病变。被叮咬局部出现不痛不痒之红色丘疹，继而变为水疱，以后中心部坏死，形成焦痂，痂皮脱落后形成小溃疡。好发于腋窝、腹股沟、外生殖器、腰、背等处。

（4）全身表浅淋巴结常肿大，近焦痂的局部淋巴结肿大尤为显著。一般大小如蚕豆至鸽蛋大，可移动，有疼痛及压痛，无化脓倾向。

（5）皮疹　多于病程4～6天出现暗红色斑丘疹。无痒感，大小不一，直径为0.2～0.5cm，先见于躯干，后蔓延至四肢。皮疹持续3～10天消退，无脱屑，可留有色素沉着。

（6）部分病例可伴有肝、脾肿大。

3. 实验室检查

（1）血常规　部分病例白细胞总数减少，分类常有核左移。

（2）血清学检查

①外－斐反应　最早第4天出现阳性，3～4周达高峰，5周后下降。单份血清对变形杆菌OXk凝集效价在1∶160以上或恢复期血清效价较急性期有4倍及以上升高有诊断意义。

②间接免疫荧光试验　测定血清抗体，于起病第1周末出现抗体，第2周末达高峰，阳性率高于外－斐反应。

③补体结合试验　应用当地代表株或多价抗原，效价1∶10为阳性。

4. 诊断

（1）临床诊断　具备流行病学史，焦痂、溃疡并伴有发热等临床表现者。

（2）确定诊断　临床诊断病例具有血清学检查中任一项阳性者。

【鉴别诊断】

本病应与皮肤炭疽、钩端螺旋体病、地方性斑疹伤寒、伤寒、败血症等鉴别。

【治疗原则】

1. 一般治疗

卧床休息，保持皮肤清洁。高热者可用解热镇痛剂，重症患者可予皮质激素以减轻毒血症状，有心衰者应绝对卧床休息，用强心剂、利尿剂控制心衰。及早使用抗菌药物，避免出现并发症。对疑似病例可进行经验性治疗。一般慎用激素类药物，以免加重病情。

2. 病原治疗

（1）四环素类抗菌药物　应早期、足量使用，疗程不少于 7 天。一般用至退热后至少 3 天，或症状完全改善。对疑似病例可进行经验性治疗，一般用药 3～4 天仍不见效者，可考虑排除恙虫病的诊断。

①多西环素　每天 0.1～0.2g，1 次服或分 2 次服用。必要时首剂可加倍。8 岁以上儿童常用量：首剂 4mg/kg；之后剂量为 2mg/kg，每日 2 次。一般病例口服即可，重症患者可考虑静脉给药。

②四环素　口服：成人常用量为 0.25～0.5g，每 6h 1 次；8 岁以上儿童常用量为一日 25～50mg/kg，分 4 次服用。静脉滴注：成人一日 1～1.5g，分 2～3 次给药；8 岁以上儿童为一日 10～20mg/kg，分 2 次给药，每日剂量不超过 1g。住院患者主张静脉给药。四环素毒副作用较多，孕妇和儿童慎用。

（2）利福平　儿童、对多西环素过敏或不宜使用四环素类抗菌药物者，选用利福平。成人 450～600mg，儿童 10mg/kg，每日 1 次口服。

第三十七章　人粒细胞无形体病

人粒细胞无形体病（human granulocytic anaplasmosis，HGA）是由嗜吞噬细胞无形体（anaplasma phagocytophilum）引起的人兽共患病。主要侵染人的末梢血中性粒细胞，临床表现为发热伴白细胞、血小板减少和多脏器功能损害，其传播媒介为蜱，是近年来的新发传染病。

该病首先由美国医师在 1994 年报告了第一例患者，自首发病例报告后，世界各地不断有新发病例报告，近年来每年的报告病例在 600～800 例之间。2006 年始，我国亦相继发现了人粒细胞无形体病病例。

【诊断标准】

1. 流行病学史

发病前 2 周内有被蜱叮咬史；在有蜱活动的丘陵、山区（林区）工作或生活史；直接接触过危重患者的血液等体液。

2. 临床表现

急性起病，主要症状为发热（多为持续性高热，可高达40℃以上）、全身不适、乏力、头痛、肌肉酸痛，以及恶心、呕吐、厌食、腹泻等。个别重症病例可出现皮肤瘀斑、出血，伴多脏器损伤、弥散性血管内凝血等。

3. 实验室检查

（1）血常规及生化检查　早期外周血象白细胞、血小板计数降低，严重者呈进行性减少，异型淋巴细胞增多。末梢血涂片镜检中性粒细胞内可见桑椹状包涵体。丙氨酸氨基转移酶（ALT）和（或）天冬氨酸氨基转移酶（AST）升高。

（2）血清学检测　①急性期血清间接免疫荧光抗体（IFA）检测嗜吞噬细胞无形体 IgM 抗体阳性；②急性期血清 IFA 检测嗜吞噬细胞无形体 IgG 抗体阳性；③恢复期血清 IFA 检测嗜吞噬细胞无形体 IgG 抗体滴度较急性期有 4 倍及以上升高。

（3）病原学检测　①全血或血细胞标本 PCR 检测嗜吞噬细胞无形体特异性核酸阳性，且序列分析；②证实与嗜吞噬细胞无形体的同源性达 99% 以上，或患者标本中分离到病原体。

4. 诊断

（1）疑似病例　具有流行病学、典型临床表现和典型血常规表现（发热伴白细胞、血小板减少）、肝功能异常（部分病例可能无法获得明确的流行病学史）。

（2）临床诊断病例　符合疑似病例标准，同时末梢血涂片镜检中性粒细胞内可见桑椹状包涵体，或血清学检查中嗜吞噬细胞无形体 IgM 或 IgG 抗体阳性。

（3）确诊病例　符合疑似病例或临床诊断病例，同时具备以下任一项：恢复期血清 IFA 检测嗜吞噬细胞无形体 IgG 抗体滴度较急性期有 4 倍及以上升高；全血或血细胞标本 PCR 检测嗜吞噬细胞无形体特异性核酸阳性；患者标本中分离到病原体。

【鉴别诊断】

本病主要应与人单核细胞埃立克体病（HME）、斑疹伤寒、恙虫病、莱姆病、肾综合征出血热、鼠咬热等进行鉴别。

【治疗原则】

（一）一般治疗

患者应卧床休息，高热量、适量维生素、流食或半流食，多饮水，注意口腔卫生，保持皮肤清洁。

对病情较重患者，应补充足够的液体和电解质，以保持水、电解质和酸碱平衡；体弱或营养不良、低蛋白血症者可给予胃肠营养、新鲜血浆、白蛋白、丙种球蛋白等治疗，以改善全身功能状态、提高机体抵抗力。

及早使用抗菌药物，避免出现并发症。对疑似病例可进行经验性治疗。一般慎用激素类药物，以免加重病情。

（二）病原治疗

1. 四环素类抗菌药物

疗程不少于 7 天。一般用至退热后至少 3 天，或白细胞及血小板计数回升，各种酶学指标基本正常，症状完全改善。早期使用多西环素或四环素等药物，一般可在 24~48h 内退热。因人粒细胞无形体病临床表现无特异性，尚缺乏快速的实验室诊断方法，可对疑似病例进行经验性治疗，一般用药 3~4 天仍不见效者，可考虑排除人粒细胞无形体病的诊断。

（1）多西环素　为首选药物，应早期、足量使用。成人口服：每次 0.1g，每日 2 次，必要时首剂可加倍。8 岁以上儿童常用量：首剂 4mg/kg；之后，每次 2mg/kg，每日 2 次。一般病例口服即可，重症患者可考虑静脉给药。

（2）四环素　口服：成人常用量为每次 0.25~0.5g，每 6h 1 次；8 岁以上儿童常用量为：一日 25~50mg/kg，分 4 次服用。静脉滴注：成人一日 1~1.5g，分 2~3 次给药；8 岁以上儿童常用量为：一日 10~20mg/kg，分 2 次给药，每日剂量不超过 1g。住院患者主张静脉给药。四环素毒副作用较多，孕妇和儿童慎用。

2. 利福平

儿童、对多西环素过敏或不宜使用四环素类抗菌药物者，选用利福平。成人 450~600mg，儿童 10mg/kg，每日 1 次口服。

3. 磺胺类药

有促进病原体繁殖作用，应禁用。

第三十八章 Q 热

Q 热（Q fever）是由贝氏立克次体或称贝纳柯克斯体（*Rickettsia burnetii，Coxiella burnetii*）引起的人畜共患疾病。病畜为主要传染源，蜱是该病储存宿主和传播媒介，可经呼吸道、消化道及血液等途径传播，但以呼吸道传播为主要传播途径，通常因吸入传染性气溶胶或受污染的尘埃而感染本病。

从事屠宰、制革及收购、搬运皮毛的人员为高发人群，近年猫感染 Q 热后传染人的报告增多。1937 年 Derrick 在澳大利亚的昆士兰（Queensland）发现并首先描述，因当时原因不明，故称 Q 热。临床特点为突然起病、发热、乏力、头痛、肌痛与间质性肺炎，部分重症病例可并发心内膜炎。无皮疹和外 - 斐反应阴性是其与其他立克次体病的不同之处。

【诊断标准】

1. 流行病学史

发病前 2~4 周内到过疫区，接触过病畜或皮革、皮毛，或接触过患者。

2. 临床表现

（1）发热，体温多在 2~4 天内升高至 38℃~40℃，弛张热，持续 1~3 周。同时伴有寒战、热后多汗。

（2）剧烈、持续性头痛（尤其是前额和双眼眶后痛）和肌肉、关节疼痛，常伴有极度乏力。

（3）同时多伴有肝炎，近半数病例伴有肺炎，胸部 X 线检查呈病毒样肺炎改变。

（4）少数病例病程超过半年不愈，成为慢性 Q 热。表现为持续或反复发热，出现心内膜炎，肝、脾肿大。

3. 实验室检查

（1）血常规　白细胞计数多正常，可有血小板减少。

（2）红细胞沉降率　常增快，慢性 Q 热患者的红细胞沉降率增快尤为显著。

（3）血清学检查　①补体结合试验（CF）：血清Ⅱ相抗体效价在 1:64 以上有诊断意义，病后 2~4 周双份血清恢复期效价≥4 倍升高，可确诊急性 Q 热；若Ⅰ相抗体相当或超过Ⅱ相抗体水平，可确诊慢性 Q 热。②间接荧光抗体试验（IFA）：若Ⅱ相 IgG 抗体效价≥1:200 或 IgM 抗体效价≥1:50 亦可诊断急性感染，Ⅰ相抗体≥1:800 可以诊断慢性 Q 热。

4. 诊断

（1）疑似诊断　具备病畜、皮革或皮毛接触史，患者接触史；临床表现以弛张热、头痛、肌痛和关节痛，实验室检查红细胞沉降率加快者。

（2）确定诊断　在疑似病例诊断基础上，具有血清学检查中任何一项者。

（3）慢性 Q 热　确定诊断，病程迁延超过 6 个月者。

【鉴别诊断】

本病应与流行性感冒、支原体肺炎、衣原体肺炎、钩端螺旋体病、肾综合征出血热等进行鉴别。

【治疗原则】

1. 一般治疗

一般治疗和对症治疗同流行性斑疹伤寒。患者应卧床休息，高热量、适量维生素、流食或半流食，多饮水。及早使用抗菌药物，避免出现并发症。对疑似病例可进行经验性治疗。

2. 病原治疗

（1）急性 Q 热治疗　多西环素为最有效的治疗药物，成人剂量为每日 200mg，疗程 14 日。疗程不宜过短以防复发，复发者再治仍有效。四环素与氯霉素对该病也具相当疗效。四环素或氯霉素的成人剂量为每日 2g，分 3～4 次口服；一般于 48h 后退热，热退后剂量可酌减或减半，连用 1 周。

（2）慢性 Q 热治疗　一般采用至少两种有效药物联合治疗，可选用多西环素（剂量同前）联合利福平（450mg/d）治疗，疗程数年（一般至少为 3 年）。另一可供选择的治疗方案是多西环素（剂量同前）联合羟基氯喹，在体外试验中，羟基氯喹可增强多西环素对伯纳特立克次体的杀灭效果。

第五部分

真菌病

第三十九章　深部真菌病

真菌病分为皮肤真菌病、皮下组织真菌病和系统性真菌病三种。皮肤真菌病也称浅部真菌病，后二者称为深部真菌病。近年来由于广谱抗生素、皮质类固醇、免疫抑制剂的广泛应用，器官移植、导管手术、糖尿病、AIDS病人的增加，使得深部真菌病发病率大大增加，特别是系统性真菌病发病率明显上升，死亡率增加。

第一节　念珠菌病

念珠菌病（candidiasis，candidosis）主要是由白念珠菌及其他念珠菌引起的原发或继发感染。除引起浅部念珠菌病以外，还可以侵犯内脏，如口咽念珠菌病、食管念珠菌病、胃肠道念珠菌病、支气管和肺念珠菌病、泌尿系念珠菌病、生殖泌尿系念珠菌病、念珠菌菌血症、播散性念珠菌病、肝及脾念珠菌病等。

【诊断标准】

1. 皮肤、黏膜念珠菌病的诊断

根据临床特点，直接镜检阳性，培养证实为致病性念珠菌。但内脏念珠菌病无特征性，即使一次培养为阳性，还不能诊断为念珠菌病，必须反复进行真菌学检查。如直接镜检发现大量假菌丝和成群的芽孢，多次或多途径培养为同一菌种，结合临床方可确诊。

2. 肺念珠菌病的诊断

（1）原有肺部疾患（支气管炎、大叶性肺炎、支气管肺炎、肺结核等）。

（2）体温保持不退，或退后复升，或退后一般情况恶化者。

（3）结合X线改变，侵犯两肺或更多肺叶，病灶变动较多，一般不波及肺尖。

（4）大多数病人白细胞计数增多，淋巴细胞计数减少。

3. 念珠菌肠炎的诊断

腹泻时间长，全身状态并不衰弱，粪便多次检查无寄生虫及致病细菌生长，而有白念珠菌或其他念珠菌生长。用抗感染药物治疗症状反而加重，抗真菌治疗显效者。

4. 念珠菌菌血症的诊断

在无临床表现又无污染情况下，血培养阳性，特别在静脉补液期间如反复检查阳性，且出现可疑症状时，应考虑念珠菌菌血症。

5. 念珠菌脑膜炎的诊断

脑脊液中如查到念珠菌，可确诊为念珠菌性脑膜炎。

总之，念珠菌病的诊断，一定要病原学阳性，结合原发病、用药史及最近出现的症状、体征和实验室检查方可确定。

【治疗原则】

治疗内脏念珠菌病首先要祛除各种诱发因素。

1. 支持疗法

加强营养，增加机体抵抗力，给予大量维生素 B 族，尽可能停止或减少抗感染药物的应用，尤其是广谱抗生素。

2. 系统性念珠菌病的药物治疗

（1）两性霉素 B　成人 0.5～1mg/（kg·d）加入 5% 葡萄糖液中静脉滴注，首次剂量为试验剂量，1mg，每日缓慢增加剂量，直到达到治疗剂量，总剂量 1.5～2g。一般治疗 2～6 周。两性霉素 B 脂质体对肾毒性小，可以加大剂量，效果较好。

（2）氟胞嘧啶（5-FC）　是一种合成的口服抗真菌制剂。一般为 100～150mg/（kg·d），可连服 1～3 个月。

（3）制霉菌素　成人口服 300 万～400 万 U/d，外用浓度为 5 万～10 万 U/g 软膏。多聚醛制霉菌素钠可用于气溶或膀胱保留冲洗（每瓶 5 万 U）。不良反应：口服可引起恶心、呕吐、腹胀、腹泻、食欲减退。阴道栓剂可引起白带增多。

（4）三唑类药物　有氟康唑、伊曲康唑和伏立康唑等。

①氟康唑　治疗口腔和食管念珠菌病的推荐剂量为第一天 100～200mg，此后 50～100mg/d，维持 2～3 周；较为严重的感染则推荐剂量为 400mg/d。

②伊曲康唑　是一种高效广谱的抗真菌药物，对除念珠菌以外的其他许多真菌均有效。推荐剂量为 200～400mg/d。

③伏立康唑　为新型广谱低毒的三唑类抗真菌药物，一般剂量为 100～200mg/d，疗程 3～4 周或更久。若为侵袭性或播散性念珠菌病，应增加剂量至 200mg/次，每天 2 次，最久可维持治疗半年以上。

（5）棘白菌素类如米卡芬净和卡泊芬净。

第二节　曲霉病

曲霉病（aspergillosis）由曲霉属（*Aspergillosis micheli*）的多种曲霉所引起。它可以侵犯肺、脑、眼、耳和皮肤等。引起急性炎症和慢性肉芽肿改变。严重的可以发生曲霉败血症，甚至死亡。

【诊断标准】

1. 肺曲霉病

（1）过敏性肺曲霉病　表现为吸入曲霉孢子后出现支气管过敏反应（哮喘），大多形成黏液栓子，在支气管内导致肺不张。

（2）梗阻性支气管曲霉病　亦称曲霉性黏膜支气管炎，表现为呼吸困难和喘鸣。X 线胸片显示双侧肺下叶广泛浸润，如未治疗，该病可成为侵袭性病变，向上扩展引起气管支气管炎。

（3）局限性曲霉病（肺曲霉球）　患者常无症状，但可有慢性咳嗽、不适和消瘦，咯血为最常见的症状（50%～80%），大多数为间歇性小量出血，但可有 25% 的患者发生大量的危及生命的咯血。X 线胸片显示特征性的圆形或椭圆形团块，有月牙形气影所围绕或带有一透光的光晕，并可随患者的体位发生密度上的改变。可伴有嗜酸粒细胞浸润性肺炎及支气管扩张。血中 IgE 抗体及沉淀素多阳性。

（4）急性侵袭性肺曲霉病　常发生于免疫受损个体，可危及生命。可分为局限型和播散型。

（5）慢性坏死性肺曲霉病　常见于中老年患者，并伴有基础性肺部病变，如非活动性肺结核、支气管扩张、肉瘤样病或尘肺。临床表现类似于局限性曲霉病。

2. 中枢神经系统曲霉病

主要临床表现与脑膜炎相似，可导致病人迅速死亡。多由肺部感染血行播散而致，播散性曲霉病中有 10%～20% 脑部受累。由于脑动脉血栓形成导致多发性脑梗死损害，常引起灶性神经病学症状和体征。脑曲霉肉芽肿损害可出现在脑室或脑实质内，位于脑实质内者，其症状与脑瘤相似。

3. 鼻窦曲霉感染

包括过敏性曲霉性窦炎、急性侵袭性窦炎、慢性坏死性窦炎、鼻窦曲霉病以及鼻窦曲霉肉芽肿等。

此外，还有眼曲霉病、曲霉性心内膜炎和心肌炎、曲霉性骨髓炎等。

曲霉广布于自然界，系条件致病菌，因此对可疑标本多次反复镜检和培养为同一曲霉，结合临床症状才能确诊，有时还需配合病理检查，在组织中有肉芽肿改变、脓肿、坏死，并找到真菌菌丝才可以确诊。正常的血、脑脊液及心包积液等体液内无任何真菌存在，只要一次培养阳性即有重要的诊断意义。GM 试验有助于曲霉病的诊断。曲霉病也可以为结核、癌肿、结节病、支气管扩张及其他真菌病的继发感染，有时也应寻找这些原发病，而且也可与其他致病菌如毛霉同时感染。

【治疗原则】

1. 各种侵袭性肺曲霉病

首选伏立康唑 6mg/kg，静脉注射，每天 2 次，1 天；4mg/kg，每天 2 次，静脉注射，或 200mg，每天 2 次，口服。或脂质体两性霉素 B（L－AMB），3～5mg/(kg·d)，静脉注射，或两性霉素 B 脂质体复合物（ABLC），5mg/(kg·d)。也可以应用米卡芬净、卡泊芬净或伊曲康唑治疗。

2. 局限性曲霉病

如发生大量或反复咯血是外科手术切除的指征，或可用两性霉素 B 支气管内滴注，或经皮注射，用两性霉素 B 10～20mg 加 10～20ml 蒸馏水，每周滴注 2～3 次，共 6 周。

第三节　隐球菌病

隐球菌病（cryptococcosis）是由隐球菌属（*Genus cryptococcus*）中某些种或变种，主要是新型隐球菌引起的一种深部真菌病，主要侵犯中枢神经系统，预后严重，死亡率高，也可侵犯肺部、皮肤、骨骼等其他脏器。近年来发病率呈上升趋势，在两性霉素 B 问世之前，可有 80%～90% 的死亡率，在两性霉素 B 使用之后，死亡率降至 50% 以下，三唑类问世之后，死亡率更是大大降低。

【诊断标准】

1. 肺隐球菌病

由于肺常常是隐球菌的侵入门户，故肺部症状可能为隐球菌病的最早表现。可表现为上呼吸道感染的症状、支气管炎或肺炎。胸部 X 线检查可见以肺中下野为主的浸润性病变。

2. 中枢神经系统隐球菌病

临床常见的有脑膜炎型、脑膜脑炎型及肉芽肿型，此外尚有囊肿型。

3. 骨隐球菌病

全身骨骼皆可受累。病变多发生在骨的突出部，以颅骨、脊椎骨为多见，关节损害少见。

4. 其他隐球菌病

隐球菌可侵入血液，引起寒战、高热、谵语、昏迷等败血症表现。同时随血行播散到全身各器官，常见于肾脏；其他如脑脊膜、肺、肝、脾、肾上腺、胰腺、心、骨髓、前列腺、胃肠、眼等。

隐球菌病的诊断主要根据临床症状和体征、病理检查和实验室检查，而最后确诊有赖于各种标本直接镜检、培养检查发现新型隐球菌。

【治疗原则】

1. 肺隐球菌病

轻中度病人，氟康唑（Fluconazole）200 ~ 400mg/d，6 ~ 12 个月，或伊曲康唑（Itraconazole）200 ~ 400mg/d，6 ~ 12 个月，或两性霉素 B（Amphotericin B）0.5 ~ 1mg/（kg·d），总量 1000 ~ 2000mg）。肺隐球菌病患者，可使用 0.125% 的两性霉素 B 超声雾化吸入治疗，每天 2 次。严重病人参照中枢神经系统隐球菌病。

2. 中枢神经系统隐球菌病

（1）两性霉素 B　为中枢神经系统隐球菌病的首选药物之一。静脉滴注从小剂量开始，首次 1mg，次日 3mg，第 3 天 5mg，以后每天增加 5mg（儿童 1 ~ 2mg），直至剂量 0.6 ~ 1mg/（kg·d）。加入 5% 葡萄糖液 500ml 内，缓慢静脉滴注。与氟胞嘧啶合用，疗效更好。疗程根据脑脊液转阴时间和全身情况确定，一般应用 2 ~ 3 个月。脑脊液转阴后尚需以氟康唑或伊曲康唑等维持治疗 3 ~ 4 个月。对重症病例可用两性霉素 B 鞘内注射，应用时一般以 0.1 ~ 0.5mg 与地塞米松 1 ~ 2mg 及适量脑脊液混匀后缓慢注入。

（2）氟胞嘧啶（5－FC）　水溶性，可以透过血－脑屏障。多与两性霉素 B 等联合应用。常用剂量为 50 ~ 150mg/（kg·d），分 3 ~ 4 次口服，亦可用 1% 的 5－FC 注射液静脉滴入。

（3）氟康唑　首次静脉滴注 400mg，以后可用 200 ~ 400mg/d 静脉滴注，直至脑脊液转阴后改为 150 ~ 200mg/d 口服维持 3 ~ 4 个月。

（4）伊曲康唑　脂溶性，不易通过血－脑屏障进入脑脊液，但在脑组织中有较高的浓度。在中枢神经系统隐球菌病的治疗中，主张与两性霉素 B 合用或作为脑脊液转阴后的维持治疗，口服剂量为 200 ~ 400mg/d。

第四节　组织胞浆菌病

组织胞浆菌病（histoplasmosis）是由荚膜组织胞浆菌（*Histoplasma capsulatum*）所引起的感染，是传染性很强的真菌病，正常人吸入该菌后引起轻微一过性的肺部感染，在易感个体可引起肺部慢性感染，可累及到肝、脾，也可侵犯肾、中枢神经系统及全身各个脏器。

【诊断标准】

本病潜伏期 1～3 周，病原菌可侵犯全身脏器，因此临床表现错综复杂，可分为急性和慢性肺组织胞浆菌病，以及播散性组织胞浆菌病。

本病诊断主要靠从痰、周围血液、骨髓、淋巴结穿刺、活检等标本中找到细胞内的酵母型菌，再结合临床症状和培养检查。

【治疗原则】

原发感染的组织胞浆菌病甚至是较严重者，只要注意卧床休息，采取加强营养等支持疗法，即可逐渐痊愈。但是对于扩散性病变、慢性空洞性病变、皮肤黏膜或系统性感染者，则应进行抗真菌药物治疗。

伊曲康唑：推荐剂量为 200～400mg/d，治疗深部和较为严重的浅部真菌感染。有肝脏疾患者和孕妇慎用。

第六部分

寄生虫病

第四十章　阿米巴病

阿米巴病是溶组织内阿米巴引起的疾病。按世界卫生组织提出的定义，"凡体内有溶组织内阿米巴寄生，无论其有无临床表现都称为阿米巴病"。通常将没有任何临床表现而只是在其粪便中查到包囊的感染者，称为带囊者；而将具有肠内外临床表现者，称为侵袭性阿米巴病。侵袭性阿米巴病可分为肠阿米巴病（如阿米巴痢疾、阿米巴肠炎等）和肠外阿米巴病（如阿米巴肝脓肿）。

第一节　肠阿米巴病

【诊断标准】

1. 流行病学

肠阿米巴病（intestinal amebiasis）呈全球性分布，但以热带和亚热带地区为高发区，多呈散发性，慢性患者、恢复期患者及包囊携带者为传染源，由吞入污染包囊的食物和水而感染，污染的手、苍蝇、蟑螂等可携带包囊而传播疾病，人群普遍易感，感染后不产生免疫力，故易再感染。

2. 临床表现和临床分型

包括阿米巴痢疾、阿米巴肠炎等。潜伏期平均7～14天。临床上分为以下四型。

（1）无症状型　患者无症状或偶有腹部不适，多在粪检时发现阿米巴包囊。此种状态可持续多年，但在机体免疫力低下时可发展为侵袭性病变。

（2）普通型　起病多缓慢，全身症状轻，常无发热，腹痛轻微，腹泻，每日10次左右，大便量中等，带血和黏液，呈果酱样，具有腐败腥臭味。腹部压痛以右侧为主。症状持续数天或数周，可自行缓解。如不治疗，易复发。

（3）暴发型　多发生于体质衰弱、孕妇及免疫力低下者，有明显中毒症状，恶寒、高热、中毒性肠麻痹等。剧烈腹痛，腹泻频繁，每日十几次，粪便呈血水样，如洗肉水或脓血黏液样，奇臭。腹部压痛明显，甚至出现肠出血、肠穿孔、腹膜炎等并发症，预后差。

（4）慢性型　常因急性期治疗不当所致，腹泻与便秘交替出现，迁延2个月以上或数年不愈。患者常觉下腹部胀痛，久之乏力、贫血及营养不良。易并发阑尾炎和肝脓肿。

3. 实验室检查

（1）血常规检查　外周血白细胞总数和分类正常，暴发型和有继发感染时白细胞总数和中性粒细胞比例增高，慢性患者可有贫血。

（2）粪便检查　典型者呈暗红色果酱样，特殊腥臭、粪质多，含有血及黏液。粪便涂片镜检见大量黏集成团的红细胞、少量白细胞和夏科－莱登晶体。如查到活动的吞噬红细胞的滋养体可确诊。对慢性患者成形便，可先查找包囊。

（3）血清学检查　常用酶联免疫吸附试验（ELISA）、间接血凝试验（IHA）、间接荧光抗体试验（IFTA）等，检测抗溶组织内阿米巴滋养体的 IgG 或 IgM 抗体。血清学检查 IgG 阴性者，一般可排除本病，IgM 抗体阳性提示近期感染或现症感染，阴性者不排除本病。

（4）分子生物学检测　DNA 探针杂交技术、聚合酶链反应（PCR）检测溶组织内阿米巴 DNA，有助于诊断。

（5）乙状结肠镜检查　可见大小不等的散在潜形溃疡、边缘略隆起，溃疡间黏膜正常。取溃疡及其边缘有血和黏液部分涂片及活检可见滋养体。

4. 诊断

临床上主要根据流行病学（有不洁饮食史或与慢性腹泻患者接触史）、临床症状（起病缓慢，中毒症状轻，腹泻次数少，果酱样便，有特殊腥臭味，易反复发作）和实验室检查（粪便中找到阿米巴滋养体和包囊可以确诊。可在血液中检测抗溶组织阿米巴滋养体的抗体等）。

【鉴别诊断】

本病应与细菌性痢疾、肠结核、血吸虫病、结肠癌、结肠炎或其他肠道原虫病等鉴别。

【治疗原则】

（一）一般治疗

急性期肠道隔离，流质或少渣饮食。慢性期加强营养，避免刺激性食物。暴发型给予输血、输液等支持治疗。

（二）病原治疗

1. 硝基咪唑类

对阿米巴滋养体有强大杀灭作用，是治疗肠内、外各型阿米巴病的首选药。副作用：偶有恶心、头晕、心悸，白细胞降低等。本品有致畸作用，妊娠 3 个月内、哺乳期禁用。

（1）甲硝唑　成人口服 0.4g，每日 3 次，10 天为一疗程，不能口服者可静脉滴注，成人 0.5g，每隔 8h 1 次，病情好转后 12h 1 次。

（2）替硝唑　本品无致畸作用，对甲硝唑无效者仍有效。成人 2.0g/d，清晨顿服，5 天为一疗程。

2. 二氯尼特

是目前最有效的杀包囊药。成人口服 0.5g，每日 3 次，连服 10 天。孕妇禁用。

第二节　肝阿米巴病

肝阿米巴病（hepatic amebiasis）是由溶组织内阿米巴通过门静脉到达肝脏，引起肝细胞融化、坏死，形成脓肿，又称阿米巴肝脓肿（amebic liver abscess），是肠阿米巴病最常见的肠外并发症。

【诊断标准】

1. 流行病学

本病呈全球性分布，肠阿米巴病患者高发。

2. 临床表现

起病缓慢，临床表现的轻重与脓肿的位置、大小及是否合并细菌感染等有关。

长期不规则发热，体温可达 39℃ 以上，以弛张热型多见。脓肿形成后可无发热或仅有低热。

肝脏进行性肿大、肝区疼痛、压痛伴叩击痛。脓肿位于肝前下缘时，常表现为右上腹痛、压痛、反跳痛、肌紧张，似胆囊炎；脓肿位于右叶中央时，症状不明显；左叶肝脓肿时，疼痛出现早，类似溃疡穿孔表现。

常伴有食欲缺乏、恶心、呕吐、腹胀及体重下降。

3. 实验室检查

（1）血常规检查　外周血白细胞总数和中性粒细胞升高。

（2）粪便检查、血清学检查和分子生物学检测　同肠阿米巴病。

（3）肝功能检查　有轻度肝功能受损。

（4）B 超及 CT 等检查　可发现肝大，并可明确脓肿的数目、部位、大小。

4. 诊断

有慢性腹泻病史，典型临床症状（长期不规则发热，肝脏进行性肿大、疼痛，食欲下降，腹胀等）和实验室检查阳性结果（粪便中找到阿米巴滋养体和包囊；血液中检测抗溶组织阿米巴滋养体的抗体；肝脓肿穿刺引流液呈巧克力色，有助于诊断，有时可找到阿米巴滋养体和包囊）即可诊断。

【鉴别诊断】

本病应与细菌性肝脓肿、原发性肝癌、急性血吸虫病及肝包虫病等鉴别。

【治疗原则】

1. 病原治疗

同肠阿米巴病。

2. 肝穿刺引流

脓肿靠近体表，药物治疗无显著改善者，可考虑超声引导下的肝穿刺引流，有助于退热、减轻中毒症状及脓腔的更快愈合。

3. 外科治疗

内科治疗疗效不好、穿刺引流不畅或不适合穿刺的肝脓肿患者可考虑外科手术治疗。

第四十一章 疟 疾

疟疾（malaria）是由疟原虫通过媒介按蚊传播感染人体并寄生于人体引起的传染性寄生虫病，包括间日疟、恶性疟、三日疟和卵形疟四种。典型临床表现为周期性定时发作，每天、隔天或隔两天发作一次。发作时有寒战、发热、出汗等临床症状。发作多次可出现脾肿大和贫血。重症病例可出现昏迷、抽搐等症状。

【诊断标准】

1. 流行病学史

曾于疟疾传播季节在疟疾流行区住宿、夜间停留或近 2 周内有输血史。

2. 临床表现

（1）典型的临床表现　呈周期性发作。每天或隔天或隔两天发作一次。发作时有寒战、发热、出汗等症状，发作多次后可出现脾大和贫血。重症病例出现昏迷等症状。

（2）不典型临床表现　具有发冷、发热、出汗等症状，但热型和发作周期不规律。

3. 诊断性治疗

用抗疟药作诊断性治疗，3 天内症状得到控制。

4. 实验室检查

（1）显微镜检查血涂片查见疟原虫。

（2）间接荧光抗体试验（IFA）或 酶联免疫吸附试验（ELISA）方法检测疟原虫抗原阳性。

5. 诊断标准

根据流行病学史、临床表现以及实验室检查结果等予以诊断。

（1）带虫者　无临床症状，同时显微镜检查血涂片查见疟原虫。多见于流行区。

（2）疑似病例　应同时曾于疟疾传播季节在疟疾流行区住宿、夜间停留或近 2 周内有输血史，并具有发冷、发热、出汗等症状，但热型和发作周期不规律。

（3）临床诊断病例　同时具有流行病学史和典型的临床表现；或者同时具有流行病学史、不典型的临床表现以及抗疟药作诊断性治疗 3 天内症状得到控制。

（4）确诊病例　同时符合流行病学史、典型临床表现和显微镜检查血涂片查见疟原虫；或者，同时符合流行病学史、典型临床表现和血清免疫学疟原虫检查抗原阳性；或者，同时符合流行病学史、不典型临床表现和显微镜检查血涂片查见疟原虫；或者，同时符合流行病学史、不典型临床表现和疟原虫抗原检测阳性。

【鉴别诊断】

临床诊断病例需与以发热为主要症状的其他疾病，如日本血吸虫病、急性上呼吸道感染、伤寒、结核、回归热、败血症、钩端螺旋体病、登革热、黑热病等相鉴别。

【治疗原则】

（一）间日疟、三日疟和卵形疟的治疗

氯喹 1.2～1.5g 3 日分服（第 1 日 0.6g，第 2、3 日各 0.3g 或 0.45g），加伯氨喹

90～180mg 4～8日分服（每日 22.5mg）。儿童在以上剂量基础上酌减。

（二）恶性疟的治疗

1. 对氯喹未产生抗性地区

氯喹 1.2～1.5g 3 日分服（第 1 日 0.6g，第 2、3 日各 0.3g 或 0.45g），加伯氨喹 67.5mg 3 日分服（每日 22.5mg）。

2. 对氯喹产生抗性地区

任选以下方案之一。

（1）哌喹 1.5g 3 日分服，加伯氨喹 45 或 67.5mg 2 日或 3 日分服。

（2）咯萘啶 1.2g 加磺胺多辛 1.0g 2 日分服，加伯氨喹 45 或 67.5mg 2 日或 3 日分服。

（3）咯萘啶 0.8～1.0g 加磺胺多辛 1.0～1.5g 加乙胺嘧啶 50～75mg，均 2 日分服。

（4）青蒿琥酯钠 600mg 5 日分服（第 1 日 100mg/次，共 2 次；第 2～5 日每日 50mg/次，共 2 次），加伯氨喹 67.5mg 3 日分服。以上均为成人量，儿童酌减。

（三）疑似病例诊断性治疗

氯喹 0.6g 顿服，在氯喹抗性地区用哌喹 0.6g 顿服。儿童酌减。确诊后按以上常规方案治疗。

（四）间日疟抗复发治疗

流行季节前，对 1 年或 2 年内有疟疾史者，成人用乙胺嘧啶 100mg 2 日分服，加伯氨喹 90mg 4 日分服。

（五）重症病例治疗

确诊病例出现昏迷、高热（≥40℃），并有抽搐（24h 内发生 2 次以上）、严重贫血（血红蛋白 ≤ 50g/L）、尿闭、呼吸困难、低血压 [儿童收缩压 ≤ 6.67kPa（50mmHg）；成人收缩压 ≤ 9.33kPa（70mmHg）]、低血糖（全血葡萄糖浓度 ≤2.2mmol/L）、血尿、黄疸（血清总胆红素浓度 ≥51.3μmol/L）、酸中毒 [二氧化碳结合力≤13mmol/L]，其中一项或多项症状者，为重症病例。主要为恶性疟原虫引起的脑型疟。按以下治疗原则处理：

（1）用青蒿琥酯钠或咯萘啶或蒿甲醚或二盐酸奎宁注射作抗疟治疗。选择以下一或两种针剂：

1）青蒿琥酯钠　成人每次 60mg 或每次 1.2mg/kg，儿童可增至每次 1.5mg/kg（每小瓶青蒿琥酯 60mg，用时加入 5% 碳酸氢钠注射液 0.6ml，摇动至完全溶解），用 5% 葡萄糖液稀释至 6ml 缓慢静注，首剂注射后，间隔 4、24、48h 各注射 1 次。

2）咯萘啶　成人每次 3～6mg/kg，儿童每次 2～3mg/kg，溶于 5% 或 10% 葡萄糖液 250 或 500ml 内滴注，成人滴速 40～60 滴/分，儿童酌减。8h 后可重复，连续给药 2～3 日。

3）蒿甲醚　成人第 1 日每次 80mg，共 2 次肌注，或 160mg 分两侧臀肌 1 次注射，第 2～5 日每次 80mg，儿童每次 1.6mg/kg，每日 1 次肌内注射。

4）二盐酸奎宁　首剂 20mg/kg，溶于 5% 或 10% 葡萄糖液或葡萄糖氯化钠注射液 500ml 中于 4h 内缓慢滴注，间隔 8h 以每次 10mg/kg 重复给药，24h 内不超过 3 次。

（2）输液，补充维生素，并做支持和辅助治疗。

（3）对症治疗和并发症处理。

【预防】

1. 预防性用药

在高度流行区，对儿童、工地民工、疫点居民和流动人口，在流行季节成人用乙胺嘧啶 50mg 加伯氨喹 22.5mg 顿服，孕妇改用氯喹或哌喹 0.3g 顿服，均每 10 日 1 次。在氯喹抗性地区用哌喹 0.6g，或磺胺多辛 500mg 加乙胺嘧啶 37.5mg，均每 10 日 1 次，首次连服 2 日。

2. 灭蚊

在高度流行区或疫点，用 DDT（2g/m²）滞留喷洒住屋和牲畜棚，在普遍使用蚊帐地区用溴氰菊酯（10~20mg/m²）或二氯苯醚菊酯（200~300mg/m²）浸泡（或喷洒）蚊帐。

3. 防蚊

提倡使用蚊帐、蚊香，利用蒿、艾等野生植物烟熏驱蚊，有条件住户装置纱窗、纱门。改变露宿习惯，减少蚊虫叮咬。

4. 环境治理

结合农田水利和新农村建设，填平坑洼，排除积水，平整田地，修整沟渠，加深蓄水。在有条件地区，稻田养鱼或润湿灌溉。在大劣按蚊为媒介地区，结合生产开发村庄周围的灌木林。

第四十二章　内脏利什曼病

内脏利什曼病又称黑热病，是杜氏利什曼原虫通过媒介白蛉叮咬感染人体并寄生在肝、脾、骨髓、淋巴结等器官的巨噬细胞内，无鞭毛体在巨噬细胞内繁殖，使巨噬细胞大量破坏和增生，引起发热、肝脾肿大、贫血、鼻出血等全身症状。其致病力较强，很少能够自愈，如不治疗常因并发症而死亡。免疫缺陷并发各种感染，是造成黑热病患者死亡的主要原因。

【诊断标准】

1. 流行病学史

黑热病流行区内的居民，或曾在5~9月白蛉成虫活动季节内在流行区居住过的人员均被认为具有流行病学史。

2. 临床表现

潜伏期2~3.5个月。

（1）典型临床表现　长期不规则发热，盗汗，消瘦，进行性脾大，轻度或中度肝大，全血细胞减少和高球蛋白血症，或有鼻出血及齿龈出血等症状。

（2）特殊类型临床表现

①皮肤型黑热病　可与内脏利什曼病同时并发，可发生在内脏利什曼病消失多年之后；还有少数原发患者。皮肤损伤除少数为褪色型外，多数为结节型。结节呈大小不等的肉芽肿，或呈暗色丘疹状，常见于面部及颈部，在结节内可查到无鞭毛体。

②淋巴结型黑热病　此型患者的特征是无黑热病病史，局部淋巴结肿大，大小不一，位置较表浅，无压痛，无红肿，外周血嗜酸粒细胞增多。淋巴结活检可在类上皮细胞内查见无鞭毛体。

3. 实验室检查

（1）病原学检查　骨髓、脾或淋巴结等穿刺物涂片上查找利什曼原虫无鞭毛体，或将穿刺物注入三恩（NNN）培养基内培养利什曼原虫前鞭毛体。

（2）血清学检查　直接凝集试验（DAT）、间接荧光抗体试验（IFAT）、rk39免疫层析试条法（ICT）或酶联免疫吸附试验（ELISA）检测特异性抗体。

4. 诊断

根据流行病学史、临床表现以及免疫学检测和病原学检查结果予以诊断。

（1）疑似病例　同时符合流行病学史和典型临床表现。

（2）临床诊断病例　同时符合流行病学史、典型临床表现，并同时做直接凝集试验（DAT）、间接荧光抗体试验（IFAT）、rk39免疫层析试条法（ICT）或酶联免疫吸附试验（ELISA）检测特异性抗体为阳性者。

（3）确诊病例　同时符合流行病学史、典型临床表现，并同时在骨髓、脾或淋巴结等穿刺物涂片上查见利什曼原虫无鞭毛体，或将穿刺物注入三恩（NNN）培养基内培养出利什曼原虫前鞭毛体。

【鉴别诊断】

黑热病应与播散性组织胞浆菌病、马尔尼菲青霉菌病以及恶性组织细胞病（恶性组织细胞增生症）等相鉴别。

【治疗原则】

患者在治疗期间，应卧床休息，预防感冒，给予营养丰富和高热量的食物，如鸡蛋、猪肝、豆腐等，每日口服足量的多种维生素，以利病体的恢复。

1. 初治患者

采用葡萄糖酸锑钠（斯锑黑克）6日疗法或对重症黑热病患者的3周疗法，应尽可能做静脉注射，把葡萄糖酸锑钠从静脉缓缓注入。成人一次90～120mg/kg，一日1次，连用6日为一疗程；小儿总量120～240mg/kg，分6次注射，每日1次。对重症体弱者，总量150mg/kg，分6次注射，每周2次。注射液极量每次12ml。在用6日疗法治疗过程中，如患者出现高热、鼻出血和脾区疼痛等副作用，可停针数日，待症状缓解后再继续注射，药物总量可与先前注射的合并计算。

2. 未治愈患者

患者经一个疗程葡萄糖酸锑钠治疗后半个月复查时，如体温仍高于正常，白细胞计数未见增加，脾肿依旧，原虫并不消失，应认为治疗无效，可加大葡萄糖酸锑钠的剂量，比原剂量增加1/3，采取8日疗法进行第二个疗程。

3. 复发患者

黑热病患者经治疗后体温已恢复正常，一般情况和血象都有好转，脾肿大亦见缩小，穿刺检查不复能找到利什曼原虫，但相隔数月后（一般在半年内）体温上升，脾肿复见增大，骨髓涂片上又查见原虫，即为复发。仍可用葡萄糖酸锑钠治疗，应在原剂量基础上加大1/3。

4. 抗锑患者

经锑剂3个疗程以上仍未痊愈的患者。临床上称为抗锑性黑热病患者，可采用以下两种芳香双脒类药物进行治疗。

（1）戊脘脒 肌内注射，每次4mg/kg，每日1次，静脉滴注或肌内注射，连续15天为一疗程，总剂量为60mg/kg。

（2）羟脒芪 缓慢肌内注射，或将药物溶于50%的葡萄糖液内，使成2%的溶液，静脉注射，剂量为每次2～3mg/kg，每日1次，总剂量为85mg/kg左右。

重症患者需在抗黑热病治疗同时，进行对症治疗以及并发症的治疗。

经多种药物治疗无效而脾大且有脾功能亢进者，可考虑脾切除。

【预防】

我国在黑热病防治工作方面成绩卓著，1958～1960年先后达到了基本消灭的要求。由于在流行区采取查治患者、杀灭病犬和消灭白蛉的综合措施，患者数已由1951年的53万人降为1990年的360人。为进一步巩固防治成效，应继续查治患者、杀灭病犬和消灭白蛉的有效综合措施。

第四十三章 弓 形 虫 病

弓形虫病（toxoplasmosis）是由刚地弓形虫（*Toxoplasma gondii*）所引起的人畜共患病。它广泛寄生于人和动物的有核细胞内。在人体多为隐性感染；发病者临床表现复杂，主要侵犯眼、脑、心、肝、淋巴结等。弓形虫是孕期宫内感染导致胚胎畸形的重要病原体之一，也是造成免疫缺陷患者机会性感染的重要病原。

【诊断标准】

1. 流行病学

弓形虫病呈全球流行。我国属低感染区，感染率为 0.09% ~ 34%，但呈现逐年上升趋势。特殊人群如肿瘤患者、精神病患者、先天性缺陷婴幼儿、免疫抑制或免疫缺陷患者感染率较高。

2. 临床表现

一般分为先天性和后天获得性两类，均以隐性感染为多见。临床症状多由新近急性感染或潜在病灶活化所致。

（1）先天性弓形虫病 本病临床表现复杂，诊断较难。如临床出现脉络膜视网膜炎、脑积水、小头畸形、颅内钙化等应考虑本病可能。

（2）获得性弓形虫病 免疫功能正常的宿主可表现急性淋巴结病变，即弓形虫淋巴结炎。

大多 AIDS 患者合并脑弓形虫病可表现为脑实质内多发、高密度病灶，并伴有水肿。临床可有头痛、颈强直等症状。

3. 实验室检查

（1）病原学检查 病理切片中查见弓形虫滋养体或包囊。

（2）用 PCR 方法检测特异性核酸。

（3）血清学检查 可检测特异性 IgG 、IgM 、IgA 抗体或循环抗原（CAg）。

4. 诊断

（1）具有临床症状和体征。

（2）排除其他与之相混淆的疾病。

（3）病原学阳性者。

（4）检测特异性 IgG 、IgM 、IgA 抗体三项中有两项阳性者。

（5）免疫功能低下患者（如艾滋病患者，器官移植患者，某些恶性肿瘤和血液病患者，长期大量应用肾上腺糖皮质激素或其他免疫抑制剂患者等）除检测弓形虫抗体外，建议采用 PCR 和检测 CAg 的方法以助诊断。

【鉴别诊断】

（1）先天性弓形虫病应与 TORCH 综合征（风疹、其他先天异常、巨细胞病毒感染、单纯疱疹和弓形虫病）中的其他疾病相鉴别。此外尚需与先天性梅毒等鉴别。

（2）弓形虫淋巴结炎应与淋巴结结核、细菌性淋巴结炎和淋巴瘤等鉴别。

（3）急性弓形虫病伴有全身症状应与 EB 病毒或巨细胞病毒感染、败血症、猫抓热、兔热病、布鲁菌病等鉴别。

（4）中枢神经系统弓形虫病应与病毒性、细菌性、结核性与真菌性脑膜炎、脑炎和脑膜脑炎等鉴别。

【治疗原则】

目前抗弓形虫药物对滋养体疗效可靠，但对包囊尚无有效药物，因此近期疗效好但易复发。结合我国 2001 年全国第四届弓形虫病学术研讨会推荐治疗方案如下：

1. 治疗弓形虫病应注意的问题

（1）宜联合用药，用药量及疗程应规范。

（2）应密切注意药物的不良反应，孕妇用药应更慎重。

（3）不宜以"弓形虫 IgG 抗体效价的下降"作为考核疗效的标准。

2. 各种弓形虫病患者的治疗方案

（1）免疫功能正常者

方案 1：磺胺嘧啶 + 乙胺嘧啶：磺胺嘧啶 80mg/（kg·d），分 3 ~ 4 次口服，首剂加倍，疗程 15 天。或复方新诺明 2 片/次，每日 2 次，首剂加倍，疗程 15 天。乙胺嘧啶每次 25mg，每日 2 次，首次加倍，疗程 15 天。

方案 2：乙酰螺旋霉素：3 ~ 4g/d，分 3 次口服，20 天为一疗程，可与磺胺药联合应用（用法同前）。

方案 3：阿奇霉素：5mg/（kg·d），顿服，首次加倍，10 天为一疗程，可与磺胺药联合应用（用法同前）。

方案 4：克林霉素：10 ~ 30mg/（kg·d），分 3 次口服，10 ~ 15 天为一疗程，可与磺胺药联合应用（用法同前）。

以上治疗方案需根据病情，间隔 5 ~ 7 天后再重复 1 ~ 2 个疗程。

（2）免疫功能低下者　可采用上述各种用药方案，但疗程宜延长 1 倍，最少不低于 2 个疗程。可同时加用 γ - 干扰素治疗。

3. 孕妇

方案 1：乙酰螺旋霉素（或克林霉素），用药方法同前，早孕者建议用 2 个疗程。

方案 2：阿奇霉素，早孕者建议用 2 个疗程；中、晚期妊娠者可用 1 个疗程。

4. 新生儿

可采用螺旋霉素（或乙胺嘧啶）＋ 磺胺嘧啶，或阿奇霉素治疗，用法同前。

5. 眼弓形虫病

方案 1：磺胺类药物 + 乙胺嘧啶（或螺旋霉素），疗程至少 1 个月。

方案 2：氯林可霉素，每次 300mg，每日 4 次，至少连服 3 周。炎症累及黄斑区者加用肾上腺糖皮质激素。

第四十四章　肺孢子虫病

　　肺孢子虫病（pneumocystosis）是由卡氏肺孢子虫引起的呼吸系统机会性感染，常出现于那些免疫缺陷的患者。肺孢子虫病是艾滋病患者最重要的机会性感染之一，也是艾滋病患者重要的致死原因。其临床特点为发热、干咳、呼吸急促、呼吸困难、鼻翼扇动和发绀等，症状进行性加重，经有效治疗后多数可获恢复。

　　对卡氏肺孢子虫的分类尚有争议。既往把它列为原生动物门，单孢子虫纲，弓形虫目。近年认为它是一种不典型的真菌，属子囊菌纲。

【诊断标准】

1. 流行病学

（1）卡氏肺孢子虫呈世界性分布，患者及健康带虫者均可为传染源。

（2）目前认为该病可能是通过空气飞沫传播。

（3）肺孢子虫病在艾滋病流行之前，一直是一种罕见病，该病多在早产儿、丙种球蛋白缺乏症的儿童、血液病、恶性肿瘤患者、器官移植及自身免疫病长期接受免疫抑制剂治疗的患者中发生。美国疾病控制中心（CDC）统计资料表明，85%以上的艾滋病患者在病程中发生1次以上肺孢子虫病，25%的艾滋病患者死于本病。

2. 临床表现

潜伏期多数1~2个月，根据宿主的情况临床分为以下两种类型。

（1）流行型　又称经典型、婴幼儿型。多发生在早产儿、营养不良体质虚弱或先天免疫缺陷的婴幼儿。起病较隐袭，逐渐加重，早期有厌食、全身不适、消瘦、低热、腹泻，数周后出现呼吸增快、干咳、进行性呼吸困难，常伴有心动过速、鼻翼扇动、发绀等症状。患儿症状虽重，但肺部体征相对轻微。整个病程约2周~3个月，患儿多死于呼吸衰竭。

（2）散发型　又称现代型、儿童–成人型、免疫抑制型。多见于有免疫缺陷（先天或后天获得）的儿童或成人。起病急，有发热、干咳、气促、发绀，最终导致呼吸衰竭。患者体温可正常或低热，少数在38.5℃~39℃。体格检查肺部阳性体征少，或可闻及少量散在的干湿啰音，体征与疾病症状的严重程度往往不成比例，此为该病的典型临床特点。未经治疗100%死于呼吸衰竭或其他感染性并发症如CMV感染、结核病、真菌感染或弓形虫病等。

　　卡氏肺孢子虫可经血液、淋巴液播散至淋巴结、肝、脾、骨髓、视网膜、皮肤等，但发生率较低，约3%。

3. 实验室检查

（1）血常规　外周血白细胞计数多正常，对长期应用免疫抑制剂治疗者，白细胞计数常较低。

（2）动脉血气分析　血pH值正常或升高，动脉氧分压降低，二氧化碳分压也降低；肺总气量、肺活量均减少，肺泡–动脉氧分压差增大，可有呼吸性碱中毒，晚期出现呼吸性酸中毒。

（3）肺部 X 线检查　可见双肺从肺门开始的弥漫性网状结节样间质浸润，有时呈毛玻璃状阴影，一般不累及肺尖、肺底和肺外带；有时可见肺部局限性结节阴影、大叶实变、空洞、肺门淋巴结肿大、胸腔积液等。

（4）病原学检查　由于肺孢子虫病临床症状没有特异性，目前主要依靠病原学检查来确诊。以肺组织或下呼吸道分泌物标本发现卡氏肺孢子虫的包囊和滋养体为金标准。常用的染色方法有六胺银染色法、吉姆萨染色和免疫荧光法，检测痰液标本的敏感性为 70% 左右，而检测支气管灌洗液的敏感性可达 96%，特异性均为 100%。

（5）抗体检测　由于卡氏肺孢子虫的广泛存在，人群中阳性率很高，检测抗体滴度有 4 倍以上增高才有诊断意义。抗体的检测对卡氏肺孢子虫肺炎的早期诊断无应用价值，可用于流行病学调查。

（6）抗原检测　用免疫组织化学染色法检测痰液、支气管肺泡灌洗液（BALF）肺活检组织中的卡氏肺孢子虫滋养体或包囊，阳性率高，特异性强，但目前国内尚无条件开展。

【鉴别诊断】

本病应注意与细菌性支气管肺炎、病毒性肺炎、衣原体肺炎、肺部真菌病、肺结核等相鉴别。

【治疗原则】

1. 一般治疗

肺孢子虫病患者多有免疫功能低下，因此，应加强支持治疗和恢复患者的免疫功能。如患者进行性呼吸困难明显，可人工辅助呼吸；多次输新鲜血或血浆；减少或停用免疫抑制剂；对合并细菌感染者应选用合适的抗菌药物抗感染。

2. 病原治疗

（1）复方新诺明（SMZ/TMP）　是治疗肺孢子虫病的首选药物，剂量为 TMP 20mg/（kg·d），SMZ 100mg/（kg·d），分 4 次口服，首剂加倍，疗程 2～3 周。对于艾滋病患者疗程不少于 3 周，临床观察有效率 70%～93%，生存率 67%～98%。主要的不良反应有皮疹、发热、中性粒细胞减少、贫血、血小板减少、肝酶谱异常及肾功能损害等。一般用药后 3～4 天即可使体温明显下降，4～10 天肺部阴影消失，如果用药 3～4 天无效应及时调整剂量或换用其他药物。

（2）喷他脒　剂量 3～4mg/（kg·d），一般在 1～2h 内缓慢静脉滴注，每日 1 次，疗程 10～21 天，艾滋病患者应至少 3 周以上。毒性大，不良反应发生率高，主要有直立性低血压、药物热、皮疹、肾功能损害、低血糖、造血系统损害、胰腺炎、低血钙，最严重的不良反应有心律失常特别是尖端扭转型室性心动过速。

（3）克林霉素 - 伯氨喹　剂量前者为 600～900mg 口服或静脉注射，6～8h1 次；后者为 15～30mg/d，每日 1 次口服，两者合用，3 周为一疗程。用于对前两者均无效的患者。不良反应有皮疹、腹泻、中性粒细胞减少、发热、高铁血红蛋白血症等。

（4）对于临床高度怀疑本病而未找到病原学证据时可以进行诊断性治疗。

3. 肾上腺糖皮质激素的使用

（1）指征　中重度肺孢子虫病患者 $PaO_2 < 70～80mmHg$ 或肺泡 - 动脉血氧分压

差 > 35mmHg。

（2）使用时机　抗肺孢子虫病治疗开始同时或 72h 内。

（3）剂量　对于体重大于 60kg 的患者，泼尼松每次 40mg，每日 2 次，口服 5 天后改为每次 20mg，每日 2 次，口服 5 天后改为每次 20mg，每日 1 次，之后口服至抗肺孢子虫病结束。

【预防】

对于高危患者应予呼吸道隔离，避免与免疫功能缺陷或免疫功能低下者接触。对易感者可给予预防治疗，预防治疗分为一级预防和二级预防。一级预防是指对无肺孢子虫病发作史的患者预防用药，预防肺孢子虫病的首次发作，用于 CD4 低于 200/μl 的艾滋病患者；二级预防是指既往有肺孢子虫病发作史，用药预防肺孢子虫病的复发。预防应用：SMZ/TMP，剂量 TMP 5mg/（kg·d），SMZ 25mg/（kg·d），口服；或喷他脒：气雾给药 300mg，每月 1 次。

第四十五章　血吸虫病

由日本血吸虫成虫寄生在人体门脉系统所引起的传染病。主要病变是肝与结肠由虫卵引起的肉芽肿。急性期患者有发热、肝肿大，可伴有腹泻；慢性期以肝、脾肿大或慢性腹泻为主；晚期可发展为肝硬化，表现为门脉高压、巨脾和腹水。

【诊断标准】

1. 流行病学

多发生于夏秋季，男性青壮年与儿童居多，我国主要分布于湖北、湖南、安徽、江苏等地，受感染的人和动物是传染源，通过皮肤或黏膜接触含有尾蚴的疫水感染，人对血吸虫普遍易感。

2. 临床表现

潜伏期长短不一，大多为 30～60 天，由于感染的程度、时间、部位和病程的不同，临床表现各异。一般分为以下四型。

（1）急性血吸虫病　当尾蚴侵入皮肤后，部分患者局部出现丘疹或荨麻疹，称尾蚴性皮炎，2～3 天自行消退。

①发热　患者均有发热，体温在 38℃～40℃ 之间，热型以间歇热、弛张热为多见，一般发热前无寒战。

②过敏反应　表现为荨麻疹、血管神经性水肿、淋巴结肿大及支气管哮喘等。血中嗜酸粒细胞显著增多。

③消化系统症状　伴食欲减退、腹部不适、轻微腹痛、腹泻、呕吐等。

④肝、脾肿大　90% 以上患者肝大伴压痛，以左叶为显著。半数轻度脾大。

（2）慢性血吸虫病　由急性期未经治疗或治疗不彻底发展而来，或在流行地区小量多次感染后形成。

①无症状型　多数患者无明显不适，仅在粪便中发现虫卵，或体检时发现肝大，肝脏 B 超检查可呈网格样改变。

②有症状型　表现为慢性腹泻、粪便中带有黏液及脓血、肝脾肿大、贫血和消瘦等。

（3）晚期血吸虫病　病程多在 5～15 年，发展为血吸虫性肝硬化。临床以门脉高压为主。可分为巨脾、腹水、结肠肉芽肿及侏儒四型。

①巨脾型　脾进行性肿大，下缘超过脐水平线，质地坚硬，可有压痛，伴有脾功能亢进，易发生上消化道出血及腹水。

②腹水型　肝硬化晚期标志，患者可因上消化道出血诱发肝衰竭、肝性脑病或继发感染死亡。

③结肠肉芽肿型　以腹痛、腹泻、便秘等较常见，有时有水样便、血便或黏液脓血便，可出现腹胀及肠梗阻。

④侏儒型　儿童和青少年如感染严重，使垂体前叶功能减退，可影响生长发育而致侏儒症。

（4）异位血吸虫病

①肺型血吸虫病 虫卵沉积于肺部引起间质改变。咳嗽、咳痰、胸痛轻微，痰少、咳血少见。

②脑型血吸虫病 表现酷似脑膜炎，常与肺部病变同时出现。

3. 实验室检查

（1）血常规 外周血白细胞总数增多，嗜酸粒细胞增多占 20% ~40%。

（2）病原检测 从粪便内检查虫卵或孵化出毛蚴可确诊。

（3）免疫学检查 常用方法有：环卵沉淀试验（COPT）是检测成熟血吸虫毛蚴是否存在的方法。间接血凝集试验（IHA）测定血中特异性抗体，其敏感性和特异性均较高，可作为诊断和疗效考核的依据。

（4）直肠活检 通过直肠或乙状结肠镜黏膜活检，留取病变处黏膜标本，检查血吸虫卵可确诊。

（5）影像学检查 如超声可判断肝脏病变程度、肝脾体积大小、门静脉和脾静脉的宽度；CT 可显示肝包膜增厚、钙化等。

4. 诊断

流行病学史（有疫区生活、旅游、居住史，疫水接触史）、临床表现（发热、腹泻、肝脾肿大、肝纤维化门脉高压等）和实验室检查（外周血嗜酸粒细胞增多，粪检查获血吸虫卵或孵化出毛蚴，以及特异性抗体检测等）。

【鉴别诊断】

（1）急性期应与伤寒、阿米巴肝脓肿、粟粒性肺结核、败血症等鉴别。

（2）慢性期应与慢性痢疾、肠结核、无黄疸型病毒性肝炎等鉴别。

（3）晚期应与肝炎肝硬化相鉴别。

【治疗原则】

1. 对症治疗

急性期患者应住院治疗，卧床休息、补充营养及支持治疗，高热、中毒症状重者可给予小剂量肾上腺糖皮质激素。晚期患者按肝硬化治疗。

2. 病原治疗

吡喹酮为一广谱抗寄生虫药，治疗血吸虫病疗效卓著。常见不良反应有头晕、头痛、乏力、四肢酸痛等；消化道症状轻微，可有轻度腹痛与恶心，偶有食欲减退、呕吐等。一般程度较轻，持续时间较短，不影响治疗，不需处理。少数病例出现心悸、胸闷、黄疸；心电图显示 T 波改变和期外收缩，偶见室上性心动过速、心房颤动。偶可诱发精神失常或出现消化道出血。

具体用药方法如下：

（1）急性血吸虫病 总剂量按 120mg/kg，6 天分次服完，其中 1/2 剂量在前 2 天服完。每日剂量分 2 ~3 次服。体重超过 60kg 者仍按 60kg 计算。

（2）慢性血吸虫病 一般可采用总剂量 60mg/kg，2 天分 6 次服完，或 40mg/kg 顿服；儿童体重在 30kg 以内者总量可按 70mg/kg，30kg 以上者与成人相同剂量。

（3）晚期血吸虫病 应适当减少总剂量或延长疗程为宜，以免引起中毒反应。一般可按总剂量 40mg/kg，2 天分次服完，每日量分 2 ~3 次服。

第四十六章　华支睾吸虫病

华支睾吸虫病（clonorchiasis sinensis）是由华支睾吸虫寄生于人体肝胆管内所引起的以胆汁淤积和肝损害为主的寄生虫病，亦称肝吸虫病。华支睾吸虫的发育过程经过虫卵、毛蚴、尾蚴、囊蚴、幼虫、成虫等阶段。成虫主要寄生在人体的胆管内。其临床特征为肝肿大、上腹隐痛、疲乏以及精神不振等，严重者可发生胆管炎、胆结石及肝硬化等并发症。

【诊断标准】

1. 流行病学

我国大部分省区均有本病，广东、东北地区感染率较高。主要传染源是患者和自然界中的储存宿主如猫、猪、狗、鼠等。经口传播，进食未经煮熟含有活的华支睾吸虫囊蚴的淡水鱼（或虾）等而患病。人对本病普遍易感。感染率的高低与饮食习惯密切相关。

2. 临床表现

潜伏期为 1~2 个月。

（1）急性期　一次大量感染华支睾吸虫囊蚴者可引起急性华支睾吸虫病，常在 1 个月内出现症状，首发症状是上腹部疼痛和腹泻，3~4 天后出现发热，继而出现肝肿大、肝区痛、黄疸，并伴有荨麻疹和外周血嗜酸粒细胞增多，部分患者有脾肿大、肝功能损害。

（2）慢性期　慢性华支睾吸虫病起病隐匿，症状复杂。轻度感染者常无明显症状，仅在患者粪便中发现虫卵。中度感染者起病缓慢，可有纳差、上腹隐痛、腹泻、腹胀等消化道症状，肝轻度肿大，部分患者可出现有心悸、失眠、眩晕等症状。偶可因大量成虫阻塞胆总管而出现胆绞痛及梗阻性黄疸。少数反复感染者，最终可发展为肝硬化，表现为消瘦、贫血、水肿、肝脾肿大、腹水、黄疸等。严重感染的儿童，可出现营养不良和生长发育障碍，甚至引起侏儒症。

3. 实验室检查

（1）血常规和生化检查　急性患者可有血液白细胞计数增高，嗜酸粒细胞增多。慢性患者可呈轻度贫血，红细胞沉降率加快，血清碱性磷酸酶、丙氨酸氨基转移酶和 γ-谷氨酰转肽酶增高。

（2）免疫学检查

①间接血凝试验　治疗后抗体效价下降较慢，不能作为疗效考核。

②酶联免疫吸附试验　检测患者血中特异性抗体，可作为辅助诊断。

③皮肤试验　成虫抗原皮内试验，可作辅助诊断及流行病学调查。

（3）虫卵检查　粪便直接涂片或浓缩法找虫卵，十二指肠引流胆汁找虫卵阳性率较高。

（4）影像学检查　用 B 型超声波检查有较特异的波形，但只能作为辅助手段。CT

及胆管造影也有助于诊断。

4. 诊断

符合流行病学史，有典型的临床表现和血常规结果，免疫学或病原学检查阳性即可诊断。

（1）轻度感染　临床症状不明显。

（2）中度感染　以消化系统症状为主，表现为：腹痛、慢性腹泻、消化不良、上腹不适、疲乏、肝肿大、肝区不适、头晕等，伴有嗜酸粒细胞增多。

（3）重度感染　可有发热、胆绞痛、阻塞性黄疸、胆囊炎、胆管炎、肝硬化腹水等临床表现。

【鉴别诊断】

临床表现方面与慢性肝炎及其他原因所致的胆管炎、胆囊炎和肝硬化等鉴别。虫卵方面与肝片吸虫病、异型吸虫病及猫后睾吸虫病等鉴别。

【治疗原则】

1. 病原治疗

（1）吡喹酮　为目前首选药物。轻、中、重度感染者的总剂量分别按 75～95mg/kg、120～150mg/kg、150～180mg/kg，每日 2 次，连服 2 天服完，对一般情况较差者可酌情减量，延长疗程。

（2）阿苯达唑　10～20mg/（kg·d），分 2 次口服，连服 7 天为一疗程。孕妇慎用，2 岁以下儿童不宜服用。

2. 对症和支持治疗

感染重和营养差者应加强支持治疗，给予足够的热量、蛋白质、多种维生素等。

3. 其他治疗

有肝功能损害者可给予护肝治疗，待肝功能恢复后再行驱虫治疗；继发胆道细菌感染者可酌情选用抗菌药物；凡合并急性或慢性胆囊炎、胆总管炎、胆石症者，可考虑外科手术治疗。

第四十七章 并殖吸虫病

并殖吸虫病（paragonimiasis）又称肺吸虫病，主要是由并殖吸虫寄生于肺部所致的一种慢性寄生虫病，人因生食或半生食含并殖吸虫活囊蚴的溪蟹或蝲蛄而感染，引起胸肺、腹、淋巴结或脑部症状。许多野生食肉类动物也能感染，它是一种重要的自然疫源性人兽共患病。并殖吸虫在我国流行有卫氏和斯氏并殖吸虫，它们在人体有不同生活史、临床表现。

【诊断标准】

1. 流行病学

并殖吸虫在世界各地分布较广，在亚洲、非洲和南美洲国家均有流行。其中以卫氏并殖吸虫和斯氏并殖吸虫（或称四川并殖吸虫）分布较广泛，感染人数也最多，是我国最重要的致病虫种。

（1）传染源 能排出虫卵的受染人和肉食类哺乳动物是本病传染源。本虫的储存宿主种类多，如虎、豹、狼、狐、豹猫、大灵猫和果子狸等多种野生动物皆可感染此虫。感染的野生动物则是自然疫源地的主要传染源。

①中间宿主 第一中间宿主为生活在淡水的一些螺类，第二中间宿主为淡水蟹，如溪蟹、华溪蟹、拟溪蟹、石蟹和绒螯蟹等，以及东北的蝲蛄。淡水虾也可作为中间宿主。

②转续宿主 野猪、猪、兔、鼠、蛙、鸡和鸟等多种动物可作为转续宿主。大型肉食类动物如虎、豹等因捕食这些转续宿主而感染。

（2）传播途径 在流行区，多因生食或半生食溪蟹或蝲蛄而得病，亦可因饮用含有囊蚴的生水而引起感染。另外，也有因生吃转续宿主肉而感染的患者。

（3）易感人群 不同性别和年龄人群均易感，以青少年、儿童尤其学龄前儿童感染率最高。

2. 临床表现

并殖吸虫病通常起病隐匿，病程缓慢。通常引起胸肺、腹、淋巴结或脑部症状。我国主要有卫氏并殖吸虫感染引起的肺型肺吸虫病和斯氏并殖吸虫感染引起的肺外型肺吸虫病。按器官损害主要可分为以下类型。

（1）胸肺型 以咳嗽、胸痛、咳出果酱样或铁锈色血痰等为主要症状。血痰中可查见虫卵。当虫体在胸腔窜扰时，可侵犯胸膜，导致渗出性胸膜炎、胸腔积液、胸膜粘连、心包炎和心包积液等。

（2）腹型 虫体穿过肠壁，在腹腔及各脏器间游窜，出现腹痛、腹泻和大便带血等症状。腹痛部位不固定，多为隐痛。也可引起腹部器官广泛炎症、粘连，偶可引致腹膜炎，出现腹腔积液。当虫体侵及肝脏时可致肝损害或肝大。

（3）皮下包块型 以游走性皮下包块为主要表现。包块大小不一，表面皮肤正常，肿块触之可动，常呈单个散发，偶可见多个成串。常发部位为腹壁、胸背和头颈等。

几乎所有人体表面各处，都有出现肿块的可能。

（4）脑脊髓型　虫体移行或定居成囊造成的脑脊髓损害。虫体破坏脑组织，早期为渗出性炎症，后出现水肿，继而形成囊肿。由于虫体游窜，造成多处损伤。患者常出现阵发性剧烈头痛、癔病发作、癫痫和瘫痪等症状。也可表现为颅内占位性病变、脑膜炎、视神经受损和蛛网膜下腔出血等症状。若虫体侵犯脊髓则主要表现为脊髓受压、下肢运动或感觉障碍，甚至截瘫等。

（5）亚临床型　没有明显器官损害，皮试及血清免疫学检测阳性，嗜酸粒细胞增加，有时伴肝功能损害。这类患者可能为轻度感染者，也可能是感染早期或虫体已消失的感染者。

3. 实验室检查

（1）一般检查　血象中白细胞总数及嗜酸粒细胞数常增高。急性期白细胞总数可达 $40 \times 10^9/L$，嗜酸粒细胞可达 80% 以上。脑脊液、胸腔积液或腹腔积液中嗜酸粒细胞数亦增高。红细胞沉降率增快。

（2）病原检查　卫氏并殖吸虫病患者痰液、粪便可检出虫卵，脑脊液和胸、腹腔积液中也偶可找到虫卵。斯氏并殖吸虫病患者痰液与粪便中均找不到虫卵。皮下结节或包块活组织病理检查能见典型的嗜酸细胞肉芽肿，可找到虫卵、童虫或成虫。斯氏并殖吸虫不能在人体内成熟，而以幼虫在体内移行，形成游走性包块，包块内仅有童虫。

（3）免疫学检查　并殖吸虫病免疫学诊断技术的主要方法有皮内试验（ID）、酶联免疫吸附试验（ELISA）和斑点酶联免疫吸附试验（Dot - ELISA）、斑点金免疫渗滤试验（DIGFA）、免疫酶染色试验（IEST）及一些其他试验。检测并殖吸虫抗体和循环抗原。

（4）影像学检查　包括胸部 X 线、头部 CT 及脑血管造影、脊髓造影等检查。

4. 诊断标准

符合流行病学史、典型的临床表现，血清学或病原学检查结果阳性即可诊断。

【鉴别诊断】

本病需与肺结核、其他脑部寄生虫病（如脑型血吸虫病、囊虫病等）、脑肿瘤、病毒性肝炎等疾病相鉴别。

【治疗原则】

1. 病原治疗

目前国内主要应用吡喹酮。常用剂量和疗程为：$75 \sim 90mg/(kg \cdot d)$，分 3 次服用，连服 2～3 天为一疗程。脑型患者可间隔 7 天后再给一个疗程。有时可出现腹痛、腹泻、恶心和呕吐等不良反应（表 47 - 1）。

2. 对症治疗

咳嗽、胸痛者给予镇咳、止痛剂，癫痫发作者给予苯妥英钠或地西泮等，颅内高压者给予脱水剂。脑脊髓型有压迫症状者可考虑外科手术。但并殖吸虫病的肺部病变，因病灶分散，不宜手术治疗。

表 47 – 1　并殖吸虫病治疗药物吡喹酮的特点

药名	适应证	禁忌证	剂量和疗程	不良反应和处理
吡喹酮	为广谱抗吸虫和绦虫药物。适用于各种血吸虫病、华支睾吸虫病、并殖吸虫病、姜片虫病以及绦虫病和囊虫病	眼囊虫病患者禁用	75～90mg/(kg·d)，分 3 次服用，连服 2～3 天为一疗程。脑型患者可间隔 7 天后再给 1 个疗程	①常见不良反应有头晕、头痛、恶心、腹痛、腹泻、乏力、四肢酸痛等，一般程度较轻，持续时间较短，不影响治疗，不需处理。②少数病例出现心悸、胸闷等症状，心电图显示 T 波改变和期外收缩，偶见室上性心动过速、心房颤动。③少数病例可出现一过性氨基转移酶升高。④偶可诱发精神失常或出现消化道出血

第四十八章 丝 虫 病

丝虫病是由丝虫寄生于淋巴组织、皮下组织或浆膜腔所致的寄生虫病。我国主要是班氏丝虫病与马来丝虫病。早期主要表现为淋巴管炎和淋巴结炎，晚期则出现淋巴管阻塞所引起的一系列症状、体征。

【诊断标准】

1. 流行病学

班氏丝虫病分布广，遍及亚洲、非洲及拉丁美洲，马来丝虫病分布于亚洲。我国流行区为山东、河南、贵州、四川、江苏、浙江、福建、广西、广东等地。

（1）传染源 血中有微丝蚴的患者和无症状的带虫者。

（2）传播途径 班氏丝虫病的主要传播媒介为淡色库蚊和致倦库蚊，马来丝虫病的主要传播媒介为中华按蚊和嗜人按蚊。

（3）易感人群 普遍易感。

2. 临床表现

（1）急性丝虫病

①淋巴结炎和淋巴管炎 好发部位为腹股沟和股部淋巴结，局部淋巴结肿大、疼痛、发热，淋巴管肿胀、压痛，患肢远端毛细淋巴管炎（丹毒样皮炎），足趾皮肤潮湿、破损可继发细菌、真菌感染。急性班氏丝虫病除肢体外还可发生腹部和盆腔等深部淋巴结炎和淋巴管炎，表现为发热、寒战和腹痛等。急性马来丝虫病症状局限于肢体。

②精索炎、睾丸炎、附睾炎 见于班氏丝虫病，急性起病，寒战、高热、单或双侧腹股沟或阴囊持续性疼痛，可放射至腹部，误诊为急腹症。精索粗厚、附睾和睾丸肿大，精索、睾丸和附睾表面出现肿块。随炎症消退，肿块变硬并逐渐缩小成黄豆或绿豆大的坚硬结节。

（2）慢性丝虫病

①淋巴水肿和象皮肿 淋巴水肿和象皮肿是慢性病程的两个阶段。局部淋巴水肿持续不消，皮肤异常粗厚可发展成象皮肿。男性可累及下肢、上肢及外生殖器。女性累及外生殖器。肢体淋巴水肿和象皮肿可单侧或双侧，但不对称。

②乳糜尿 为班氏丝虫病的常见晚期症状，间歇性发作，严重者为持续性。发作前常可出现尿浑浊及腰、盆腔、腹股沟部酸痛等先兆症状，随后出现乳糜尿或乳糜血尿。如尿内有凝块，可导致排尿困难和疼痛。

③鞘膜积液 为班氏丝虫病常见体征。为一侧，少数为双侧。重者积液较多，有下坠感，患侧阴囊体积增大，呈卵圆形，不对称，皮肤紧张，表面光滑，皱褶消失，阴茎内缩。检查无压痛，囊样，同侧睾丸不易触及，透光试验阳性。

3. 实验室检查

（1）血清学检查 快速免疫色谱试验（ICT）检测班氏丝虫抗原阳性或 ELISA 检

测丝虫特异性 IgG 抗体阳性。

（2）病原学检查

①夜间采血检查微丝蚴阳性，可采用微孔膜滤过法检测微丝蚴并进行定量。但病情进展为淋巴水肿时，外周血中很难查到微丝蚴。

②成虫检查法　在尿、淋巴液、鞘膜积液（或其他抽出液）内查见微丝蚴，在淋巴管、淋巴结内查见成虫，或在病理组织切片查见丝虫断面。取病变组织做病理学检查时可见到成虫。

③特异的 DNA 探针　已应用于检测马来、班氏及其他多种丝虫病。各种重组抗原已被利用来检测各种丝虫病。

4. 诊断标准

符合流行病学史，具有典型的临床表现，同时血清学或病原学检查阳性即可诊断。

【鉴别诊断】

（1）丝虫病急性淋巴结炎和淋巴管炎或精索炎、睾丸炎、附睾炎应与细菌性淋巴结炎和淋巴管炎或结核性精索炎、睾丸炎、附睾炎鉴别。

（2）丝虫病淋巴水肿和象皮肿应与细菌感染性、先天性、家族性及淋巴结摘除术等引起的相似症状鉴别。

（3）丝虫病乳糜尿应与妊娠、肿瘤、结核、胸导管受压或损伤等引起的相似症状鉴别。

（4）丝虫病鞘膜积液应与阴囊血肿、斜疝或肿瘤鉴别。

【治疗原则】

1. 病原治疗

（1）乙胺嗪（海群生）

①班氏丝虫病　乙胺嗪（海群生）总剂量 4.2g，7 天疗法（总量 70～84mg/kg），即每次 0.2g，每天 3 次，连服 7 天（成人量，儿童用量应递减，孕妇、哺乳期妇女及有严重疾患者应缓治或免予治疗，下同）为一疗程，需复治 2～3 个疗程，间隔半个月以上。

②马来丝虫病　海群生总量 2g，4 天或 2 天疗法（总量 33～40mg/kg），即 0.5g 顿服，连续 4 天，或 0.5g，2 次/日，连续 2 天，复治 2～3 个疗程，间隔半个月以上。

（2）阿苯达唑　每次 400mg，2 次/日，连服 2 周。可杀死丝虫的成虫但它对微丝蚴没有直接作用。与海群生联合使用，可增强海群生对微丝蚴的杀伤效果。

丝虫病常用药物特点见表 48-1。

2. 对症治疗

（1）急性淋巴结炎　受累部位淋巴结可给予局部护理，如足部护理，可清洗感染部位，重点是足趾间及皮肤褶皱处，2 次/日，用毛巾擦干。及时给予抗菌药物治疗；足部每天涂抹抗真菌药膏；夜间抬高患足，减轻水肿。

（2）慢性丝虫病

①肢体淋巴水肿、象皮肿烘绑疗法　对患肢采用辐射热或微波透热烘疗后用弹性绷带包扎。20 天为一疗程，间隔半个月，治疗 2～3 个疗程。

②乳糜尿　发作时应卧床休息，忌食油类、肉类和蛋类食物。出现乳糜凝块、排

尿困难和尿潴留者，应减少饮水量，以手按摩下腹部。可用 1% ~2% 硝酸银或 12.5% 碘化钠溶液做肾盂加压灌注。

③鞘膜积液　严重者用鞘膜翻转术治疗。

表 48 - 1　丝虫病常用药物的特点

药名	适应证	禁忌证	剂量和疗程	不良反应和处理
乙胺嗪（海群生）	主要用于根治马来丝虫病、班氏丝虫病和罗阿丝虫病，也用于治疗盘尾丝虫病，但不能根治	孕妇、哺乳期妇女及活动性肺结核、严重心脏病、肝脏病、肾脏病及急性传染病患者均应暂缓治疗	班氏丝虫病：每次 0.2g，每天 3 次，连服 7 天（成人量，儿童用量应递减）为一疗程，需复治 2~3 个疗程，间隔半个月以上。马来丝虫病：0.5g 顿服，连续 4 天，或 0.5g，每天 2 次，连续 2 天，复治 2~3 个疗程，间隔半个月以上	偶可引起食欲减退、恶心、呕吐、头晕、头痛、乏力、失眠、关节痛、皮疹、发热等，可给予抗过敏药物或糖皮质激素对症处理
阿苯达唑	广谱驱虫药，可用于治疗钩虫、蛔虫、鞭虫、蛲虫、旋毛虫、丝虫等线虫病外，以及囊虫病、包虫病、广州管圆线虫病	严重肝、肾、心脏功能不全及活动性溃疡病患者。孕妇及 2 岁以下儿童禁用	每次 400mg，2 次/日，连服 2 周	可有短暂的头晕、恶心、食欲下降及脱发等，少数患者可出现皮疹或发热，为虫体死亡后引起的异体蛋白反应和虫体毒素被人体吸收所致，一般不需停药。可给予抗过敏药物或糖皮质激素对症处理

第四十九章　旋毛虫病

旋毛虫病是旋毛线虫引起的人畜共患的动物源性寄生虫病。通过食入生的或者半熟的猪肉或其他动物肉而受到感染。主要的临床表现为胃肠道症状、发热、肌痛、水肿和血嗜酸粒细胞增多。

【诊断标准】

1. 流行病学

世界各地均有流行，以食生肉习惯的地区多见。我国在云南、西藏、广东、湖南、福建、四川、辽宁、湖北、天津、河北、广西等各地均有病例报道。

（1）传染源　食肉家畜及野生哺乳动物是主要传染源，猪是人体旋毛虫病的重要传染源，也可见到狗、鹿、牛的感染。

（2）传播途径　生食或半生食含有旋毛虫的猪肉或其他动物的肉类所致。

（3）易感人群　普遍易感。感染旋毛虫后有一定的免疫力，但不足以消除感染。

2. 临床表现

潜伏期 2 ~ 46 天。

（1）早期　起病第 1 周可有胃肠道症状如恶心、呕吐、腹痛、腹泻、食欲减退、发热为主。部分患者可无症状。本期症状轻而短暂。

（2）急性期　表现为持续性高热，体温常在 38 ~ 40℃ 之间，呈弛张热或不规则热，伴有头痛、眼睑及颜面部水肿，严重者有下肢及胸腔、腹腔、心包积液。全身肌痛较为突出，腰背肌、咀嚼肌、全身肌肉压痛，以腓肠肌及肱二头肌为甚，严重者可伴有咀嚼、吞咽和说话困难，呼吸和动眼时均感疼痛。严重者可有心肌炎、肺炎、血栓性疾病和脑炎。部分患者可出现荨麻疹、丘疹或皮肤瘙痒。

（3）恢复期　患者上述症状逐渐消退，全身症状减轻，但肌痛、乏力可持续数月。

3. 实验室检查

（1）血常规及生化学检查　急性期患者白细胞总数（10 ~ 20）× 10^9/L。嗜酸粒细胞明显升高，占 20% ~ 40%，甚至更高。但重症患者嗜酸粒细胞可不增高。肌组织特异性酶，如肌酸磷酸激酶、乳酸脱氢酶活性明显增高。

（2）血清学检查　间接血凝试验（IHAT）、间接荧光抗体试验（IFAT）、酶联免疫吸附试验（ELISA）检测血清特异性抗体。单抗与多抗双抗体夹心 ELISA 法检测患者血清循环抗原可作为早期诊断、有无活虫或疗效的指标。

（3）病原学检查　取肌肉组织（胸大肌或腓肠肌）压片镜检，查到旋毛虫幼虫或梭形包囊即可确诊。用胃蛋白酶和稀盐酸消化活检肌肉标本后离心，检查沉淀中的幼虫，阳性率更高，病程早期阳性率很低。PCR 法检测血中旋毛虫 DNA，可成为早期诊断和检测的方法。

4. 诊断

符合流行病学史，具有显性临床表现，同时血清学或病原学检查阳性即可诊断。

【鉴别诊断】

早期应与食物中毒、菌痢或其他消化道感染疾病相区别。肌肉疼痛剧烈需与皮肌炎、风湿病鉴别；眼眶周围和面部水肿伴有发热时应与急性肾小球肾炎、血清病、变态反应、多发性肌炎、皮肌炎及结节性动脉周围炎等相鉴别。

【治疗原则】

（1）病原治疗　阿苯达唑（丙硫咪唑）是首选药物，对移行期及包囊期幼虫及成虫均有杀伤作用。用法为 20mg/（kg·d），分 2 次口服，7 天为一疗程。轻症者服用 1 个疗程，重症者间隔 2 周后可重复 1~2 个疗程。

（2）对症治疗　早期注意心脏情况，警惕心力衰竭发生，给予易消化食物，注意水、电解质紊乱。防治心肌炎的发生。

糖皮质激素可减轻免疫反应对机体的损害，缓解发热、肌痛及神经系统症状，但必须与阿苯达唑联合应用。

第五十章　囊　虫　病

囊虫病又称囊尾蚴病，是由猪带绦虫（*Taenia solium*）的幼虫即猪囊尾蚴寄生于人体各组织、器官所致的疾病。囊尾蚴最常寄生于人体的肌肉、皮下组织、脑和眼，是一种常见的人畜共患病。

【诊断标准】

1. 流行病学

囊虫病危害严重、分布广泛，在墨西哥、中南美洲、非洲、亚洲均有流行，是一种全球范围内流行的寄生虫病。我国各地都有病例报道。

（1）传染源　猪带绦虫病患者是囊虫病的惟一传染源。患者粪便排出的虫卵对自身和周围人群均具有传染性。

（2）传播途径　吞食猪带绦虫卵经口感染为主要的传播途径。人体感染方式有三种：①外源性异体感染：进食被他人排出的虫卵污染的食物、水等而被感染；②外源性自身感染：患者进食被自己排出的虫卵污染的食物、水等而引起再感染；③内源性自身感染：猪带绦虫病患者反胃、呕吐时，肠道的逆蠕动将孕节反流入胃中引起感染。

（3）易感人群　不同性别和年龄人群均易感，以21~40岁年龄段为主，农民居多，近年来儿童和城市居民患病率也有所增加。

2. 临床表现

囊尾蚴最常寄生于人体的肌肉、皮下组织、脑和眼，其次为心、舌、口、肝、肺、腹膜、上唇、乳房、子宫、神经鞘、骨等部位。人体囊虫病根据主要寄生部位可分为以下三类。

（1）皮下及肌肉囊虫病　皮下结节数可从1个至数千个不等，以躯干和头部较多，四肢较少。结节在皮下呈圆形或椭圆形，直径约0.5~1.5cm，硬度近似软骨，手可触及，与皮下组织无粘连、无压痛、无炎症反应及色素沉着。常分批出现，并可自行逐渐消失。感染轻时可无症状。寄生数量多时，可自觉肌肉酸痛无力、发胀、麻木或呈假性肌肥大症等。

（2）脑囊虫病　脑囊虫病的三大主要症状是：癫痫发作、颅内压增高和精神症状，临床分型可分为癫痫型、脑实质型、蛛网膜下腔型、脑室型、混合型和亚临床型，其中以癫痫型为最多见。囊尾蚴寄生于脑实质、蛛网膜下腔和脑室，均可引起颅内压增高、神经疾患和脑血流障碍，其症状有记忆力减退、视力下降、头痛、头晕、呕吐、神志不清、失语、肢体麻木、局部抽搐、听力障碍、精神障碍、痴呆、偏瘫和失明等，脑囊虫病合并脑炎可使病变加重而致死亡。

（3）眼囊虫病　囊尾蚴可寄生在眼的任何部位，但绝大多数寄生在眼球深部、玻璃体及视网膜下寄生。通常累及单眼，少数双眼同时有囊尾蚴寄生。症状轻者表现为视力障碍，眼底镜检有时可见头节蠕动。眼内囊尾蚴存活时，一般患者尚能忍受。但囊尾蚴一旦死亡，虫体的分解物可产生强烈刺激，造成眼内组织变性，导致玻璃体混浊，视网膜脱离，视神经萎缩，并发白内障，继发青光眼、细菌性眼内炎等最终导致眼球萎缩而失明。

3. 实验室检查

（1）血常规　大多在正常范围，嗜酸粒细胞多无明显增多。

（2）脑脊液　脑脊液压力可增高。囊尾蚴性脑膜炎的脑脊液改变为有核细胞数和蛋白质轻度增加，糖和氯化物正常或略低。

（3）免疫学检查　目前囊虫病免疫学诊断技术的主要方法有酶联免疫吸附试验（ELISA）、斑点酶联免疫吸附试验（Dot－ELISA）、单克隆抗体酶联免疫吸附试验（McAb－ELISA）、酶联免疫电转移印记技术（EITB）、金免疫层析技术（GICA）、金标抗人 IgG4 单抗浸测试验、斑点金免疫渗滤法（DIGFA）及其他一些检测方法。检测血清或脑脊液中囊尾蚴特异性 IgG 抗体或循环抗原。

（4）影像学检查　包括 X 线检查、颅脑 CT 或 MRI 检查等。

（5）病原学检查　取皮下结节做活体组织检查，对脑囊虫病可以确诊。

4. 诊断

符合流行病学史，具有典型临床表现、实验室检查免疫学或病原学结果阳性可诊断。

【鉴别诊断】
脑囊虫病应与原发性癫痫、颅内肿瘤、结核性脑膜炎、隐球菌性脑膜炎等鉴别。

【治疗原则】

1. 病原治疗

（1）阿苯达唑　常用剂量为：总剂量为 20mg/（kg·d），分 2 次于就餐前半小时口服，连服 10 天为一疗程。

（2）吡喹酮　皮肌型囊虫病的剂量：成人为每次 600mg，3 次／日，10 天为一疗程。脑囊虫病采用吡喹酮的剂量应根据脑内囊尾蚴的部位与数量而不同。如果脑内虫数少，可采用吡喹酮每次 10mg/kg，3 次／日，4 天为一疗程，总剂量为 120mg/kg。如果脑囊尾蚴为多发性，应进行眼底检查有无视神经盘水肿，并测定颅内压，颅内高压者应先用地塞米松和甘露醇静脉滴注，降低颅内压，使其降至正常或接近正常，眼底视盘水肿明显好转时才可用吡喹酮治疗，常采用小剂量长疗程与多个疗程为宜。剂量为 20mg/（kg·d），3 次分服，9 天为一疗程，总剂量 180mg/kg。间隔 3~4 个月重复 1 个疗程，一般需要 2~3 个疗程。

2. 对症治疗

颅内压增高者应予甘露醇、地塞米松治疗。癫痫发作频繁者，除上述处理外，可酌情用地西泮、异戊巴比妥钠及苯妥英钠等药物。

3. 手术治疗

发作频繁的癫痫或颅内压增高者、眼囊虫病患者必要时可行手术治疗。

第五十一章　包　虫　病

包虫病或称棘球蚴病（echinococcosis）是人感染棘球绦虫的幼虫（棘球蚴）所致的慢性寄生虫病。本病的临床表现视包虫囊部位、大小和有无并发症而不同。本病是一种人畜共患病，在流行区带有职业性损害的特点，被列为某些人群的职业病。

【诊断标准】

1. 流行病学

本病呈全球性分布，主要流行于畜牧地区，在中国以甘肃、宁夏、四川西部、青海、内蒙古、新疆、西藏、陕西为多见。

（1）传染源　本病的主要传染源为狗。在流行区的羊群中常有包虫病存在，而居民常以羊或其他家畜内脏喂狗，使狗有吞食包虫囊的机会，感染常较严重，肠内寄生虫数可达数百至数千，其妊娠节片具有活动能力，可黏附于皮毛上，并引起肛门发痒。当狗舐咬时把节片压碎，粪便中虫卵污染全身皮毛，如与其密切接触，则容易感染。

（2）传播途径　主要由于与动物密切接触，其皮毛上虫卵污染手指后经口感染。若粪便中虫卵污染蔬菜或水源，尤其人畜共饮同一水源，也可造成间接感染。在干旱多风地区，虫卵随风飘扬，也有经呼吸道感染的可能。

（3）易感性　人感染主要与环境卫生以及不良卫生习惯有关。因包虫囊生长缓慢，一般在儿童期感染，至青壮年期才出现明显症状。男女发病率无明显差别。

2. 临床表现

包虫病可在人体内数年至数十年不等。临床表现视其寄生部位、囊肿大小以及有无并发症而异。因寄生虫的虫种不同，临床上可表现为囊型包虫病（单房型包虫病）、泡型包虫病（多房型包虫病）、混合型包虫病，后者是由伏氏棘球绦虫或少节棘球绦虫的幼虫致病。

根据致病部位的不同，临床上主要分为以下几种类型：

（1）肝包虫病　肝包虫囊极度肿大时右上腹出现肿块，患者出现饱胀感，并可有压迫症状。囊肿大多位于右叶，且多位于表面。囊肿位于右叶中心部时肝脏呈弥漫性肿大，向上发展压迫胸腔可引起胸腔积液、肺不张等；向下、向前发展则向腹腔鼓出。大多数患者体检时发现肝脏极度肿大，局部有圆形表面平滑囊肿感。

（2）肺包虫病　由于肺组织较为松弛，肺包虫囊生长相对较快，常出现干咳、咯血等症状。2/3 患者病变位于右肺，且以下叶居多。

（3）脑包虫病　发病率较低（1%～2%），多见于儿童，以顶叶为常见，临床表现为癫痫发作与颅内压增高症状。包囊多为单个，多数位于皮质下，病变广泛者，可累及侧脑室，并可压迫、侵蚀颅骨，出现颅骨隆凸。

（4）骨骼包虫病　较为少见，国外报告约占全身包虫病的 1%～2%。以骨盆和脊椎发生率最高，其次可以四肢长骨、颅骨、肩胛骨、肋骨等。细粒棘球蚴侵入长骨后，感染通常从骨端开始，疏松海绵骨首先受侵。由于骨皮质坚硬、骨髓腔狭小呈管状，限制包虫的发展，故病程进展缓慢，晚期可能出现病理性骨折、骨髓炎或肢体功能障碍。

（5）其他　心包、脾、肾、肌肉、胰腺等包虫病均属少见，其症状似良性肿瘤。人感染包虫病后，常因少量抗原的吸收而致敏，如囊肿穿破或手术时囊液溢出可致皮疹、发热、腹痛、腹泻、谵妄、晕厥、昏迷等过敏反应，重者可因过敏性休克死亡。

3. 实验室检查

（1）影像学检查　肝脏超声、肝核素扫描、肝 CT；胸部 X 线；脑血管造影、脑 CT、脑 MRI 等均有助于诊断。

（2）血清学检查　免疫学检查特异性抗体可有助于诊断。

4. 诊断

（1）肝包虫病　肝功能大多正常，白、球蛋白比例倒置。肝脏超声、肝核素扫描、肝 CT 检查均示肝脏占位性病变。通常由细粒棘球蚴所致，称为单房型包虫病；而由多属棘球蚴所致的称为多房型包虫病，简称泡球蚴病。

（2）肺包虫病　在无并发症的病例，胸部 X 线检查可见单个或多个圆形、卵圆形或多环形、边缘清晰而光滑的肿块（有继发感染时边缘模糊）。囊肿随呼吸而变形，罕见钙化，大小不一，最大者可占一侧肺野。囊肿穿破囊液完全排出，在 X 线上可呈空洞型；囊肿破入胸腔时可发生严重液气胸。

（3）脑包虫病　脑血管造影、脑 CT、脑 MRI 均有助于诊断。

（4）骨骼包虫病　X 线可有助于诊断。

【鉴别诊断】

本病应与肝脏非寄生虫性良性囊肿、肝脓肿、肠系膜囊肿、巨型肾积水、肺脓肿、肺结核球、脑瘤、骨肿瘤等鉴别，根据各种疾病自身的特点一般不难作出诊断。

【治疗原则】

1. 支持治疗

应卧床休息，适当加强营养。

2. 药物治疗

阿苯达唑，国际推荐的治疗剂量是 8～15mg/（kg·d），连续服药 4 周，停药 2 周，可反复进行 3～4 个疗程。国内普遍使用片剂的剂量为 20mg/（kg·d），但疗效未见提高。

3. 手术疗法

单房巨囊型可争取在未发生压迫症状前手术摘除，巨大的肝、脾及其他脏器包虫病均可行内囊摘除术，手术中应注意仔细操作，防止包囊破裂。

第五十二章　广州管圆线虫病

广州管圆线虫病是食源性寄生虫病，又名嗜酸粒细胞增多性脑膜炎，是由于鼠类的心、肺部寄生的线虫，即广州管圆线虫幼虫（或成虫）寄生在人的中枢神经系统所致。可发生嗜酸粒细胞增多性脑膜炎或脑膜脑炎。人是广州管圆线虫的非正常宿主，是偶然宿主。如果人获得感染，该虫很少在人体肺部发育为成虫。

【诊断标准】

1. 流行病学

广州管圆线虫是 1933 年由我国学者陈心陶在广州的家鼠肺部发现并命名的，属圆线虫目、后圆线虫科、后圆线虫亚科、管圆线虫属。成虫寄生在肺动脉血管内，幼虫侵入中枢神经系统可致嗜酸粒细胞增多性脑膜脑炎。主要分布在太平洋、印度洋某些岛屿和东南亚国家。

（1）传染源　感染本虫的鼠类。

（2）传播途径　人生食或半生食含有广州管圆线虫三期幼虫的螺肉而感染；在流行区进食生的或不熟的转续宿主（鱼、虾、蟹、蛙、蛇等）的肉亦可感染。染有本虫的中间宿主在蔬菜等植物上爬行时，可将第三期幼虫黏附其上，如生吃未能洗净菜类亦可受染。

（3）易感人群　普遍易感。

2. 临床表现

（1）发热　早期多有发热，热度不等，多在 37.2～39℃，呈持续性或间歇性。多于数日后降至正常，少数患者可持续数周。

（2）神经系统表现

①头痛　是最常见和最主要的症状，表现为胀痛、刺痛、搏动样痛等，活动时加剧。部位多在额部，其次为颞部和枕部，亦可同时出现在多个部位。多属间歇性痛，可持续半小时至数小时，甚至延续数周。可伴有恶心、呕吐。

②颈项强直感　为最常见和最主要的症状之一。查体可有颈部轻度抵抗，但病理反射多为阴性（症状、体征分离）。

③感觉异常　多数患者可有不同部位（躯干或四肢）的感觉异常，如麻木、疼痛、烧灼感、针刺感等，可伴痛觉过敏、温度觉异常等；或有不同程度的面部或肢体麻痹。

④部分患者可有抽搐、癫痫、精神失常、嗜睡等症状。少数患者可昏迷，为病情凶险征兆。

（3）其他部位的表现

①眼部　畏光、复视、视力障碍，甚至视野缺损、失明，少数患者可有眼肌麻痹。

②肺部　有咳嗽等症状，肺内可出现阴影。

3. 临床分期

由于本病病程较长，可将本病分为潜伏期、前驱期、急性发作期、恢复期四个时期，每一时期有其特点。

（1）潜伏期　从食用污染螺肉到出现临床症状之前的日期称为潜伏期。潜伏期一般为 1~36 天，平均半个月左右。此期无任何临床症状。

（2）前驱期　本病的前驱期症状不明显，症状亦较轻微。患者可有低热或中度发热、头痛、头晕、疲倦乏力、食欲减退、腹痛、腹泻，但症状不重。少数轻症病例在本期可自愈。

（3）急性发作期　发热、头痛加重，出现颈项强直感，可伴有恶心、呕吐，皮肤感觉异常（如麻木、疼痛、针刺感、烧灼感等）为本病特征性表现；或有面部或肢体麻痹、畏光、复视等表现。此期因病情而异，轻型病程在 1 周左右，中型、重型可持续 1 周~2 个月，甚至更长时间。

（4）恢复期　患者临床症状缓解，逐渐康复。本期可持续数周。一些客观指标（如嗜酸粒细胞计数、脑脊液压力、头颅 MRI 阳性表现、肺部阴影等）以及轻度感觉异常等可能持续更长时间。

4. 临床分型

（1）根据病情轻重分型

①轻型　症状少而轻，患者仅有头痛、低热或局部感觉异常等症状，颅压在正常范围。病程较短，可在数日内自愈。

②中型　有发热，严重头痛，颅压明显升高，同时有其他神经系统或其他部位症状。

③重型　除中型临床表现外，尚有持续性高颅压；有脑部、肺部定位性损伤造成的相应表现；可有嗜睡、意识丧失、昏迷等表现，严重者可致死。

（2）根据病变部位分型　可分为脑膜炎型、脑炎型、脊髓膜炎、脊髓型、其他如肺型、眼型等。临床上常见前四型的混合型。

5. 实验室检查

（1）血液检查　嗜酸粒细胞百分比或绝对值轻至中度增高。

（2）脑脊液检查　脑脊液压力增高。嗜酸粒细胞增多。蛋白升高，氯化物可轻度降低或正常。

（3）免疫学检查　常用的方法为酶联免疫吸附试验（ELISA）和金标法，检测广州管圆线虫 IgG、IgM 抗体和循环抗原（CAg）。检测标本为患者的血清或脑脊液。

（4）病原学检查　从脑脊液、眼或其他寄生部位查见本虫幼虫或成虫，但阳性概率很小。

（5）影像学检查　肺部 X 线片及计算机断层扫描（CT）可显示肺部小结节影等表现；头颅磁共振成像（MRI）表现多种多样，脑脊髓膜内多发长条形影或结节状强化病灶。

6. 诊断

符合流行病学史、有典型临床表现，同时免疫学或病原学结果阳性可诊断。

【鉴别诊断】

本病需与结核性脑膜脑炎、病毒性脑膜脑炎、流行性脑膜炎、神经性头痛，以及其他脑寄生虫病（肺吸虫、血吸虫、裂头蚴及棘颚口线虫等）等相鉴别。

【治疗原则】

1. 病原学治疗

阿苯达唑（丙硫咪唑）20mg/（kg·d）（体重超过60kg者按60kg计算），分3次服用，连服7～10天。

2. 对症、支持治疗

（1）颅压高者静脉滴注甘露醇，根据病情决定用药次数。

（2）可采用肾上腺糖皮质激素，病情较轻者亦可口服，剂量根据病情而定。

（3）头痛严重者可酌情给予镇痛剂。

（4）可酌情给予神经营养药物。

（5）间断、低流量吸氧。

（6）其他对症治疗。

第七部分

巴尔通体病

第五十三章　巴尔通体病

　　巴尔通体是一群革兰阴性、氧化酶阴性、营养条件要求苛刻的兼性细胞内寄生的需氧杆菌。目前巴尔通体已包括 19 个种及亚种，有致病性的巴尔通体主要有五日热巴尔通体、汉赛巴尔通体、伊丽莎白巴尔通体、克氏巴尔通体和杆菌样巴尔通体。犬、猫和啮齿动物等都是多种巴尔通体慢性感染的储存宿主。带菌的动物（猫、狗、鼠等）抓、咬、舔人体后，巴尔通体可经皮肤破口进入血液和淋巴循环系统；吸血节肢动物（蚤、虱、蜱等）可将病猫和患者体内的巴尔通体传播给健康的猫和人；密切的猫接触史、拥挤的居住环境、不洁的卫生条件可导致自然环境中的巴尔通体经皮肤、黏膜途径感染人体。常见疾病包括奥罗亚热和秘鲁疣、猫抓病、五日热、杆菌性血管瘤（BA）与杆菌性紫癜（BP）等。

　　【诊断标准】

1. 流行病学史

　　有猫、狗、鼠等密切接触史，或有蚤、虱、蜱等叮咬史。

2. 临床表现

　　（1）奥罗亚热和秘鲁疣　潜伏期平均 60 天（10～210 天），前驱期症状为肌痛、发热、头痛、寒战、背及四肢疼痛。病情发展迅速，表现为面部苍白、呼吸困难、黄疸，并发展至肝、脾肿大和全身性淋巴结病，同时可伴有精神状态的改变、急性非心源性水肿。

　　（2）猫抓病　机械损伤 1 周后呈皮肤肉芽肿样，皮损周围地区有组织细胞、淋巴细胞和巨噬细胞的浸润。感染后 2～3 周，伤口所在部位的局部回流淋巴结单侧发炎，淋巴细胞和巨噬细胞浸润，导致淋巴滤泡增生肥大，累及颈部、腋下肱骨内上髁或腹股沟淋巴结，还可出现中度发热和胃肠炎症状。常见于儿童、青少年，高发年龄 2～14 岁，可能与儿童逗耍宠物较易被抓咬所致。

　　（3）五日热　又称战壕热。中度发热、身体不适、寒战、肌肉骨骼酸痛，尤以胫骨明显。五日热巴尔通体也是杆菌性血管瘤和心内膜炎菌血症的病原因子。

　　（4）杆菌性血管瘤（BA）与杆菌性紫癜（BP）　在免疫缺陷患者，病程表现为亚急性和隐性，而在免疫正常人身上表现为急性。该病主要特征是假瘤性不典型增生或皮下血管病损。

3. 实验室检查

　　可通过血清学、免疫荧光或 PCR 检测病原体的存在。通过 Warthin‑Starry 银染色证实 *B. henselae* 及 *B. quintana* 的存在。该菌在淋巴结早期检出率较高，尤其是伴有广泛坏死的病例。组织中的巴尔通体很小，弯曲，革兰染色阴性，呈杆状，Warthin‑Starry 银染色阳性。

4. 诊断

　　（1）与猫或犬频繁接触和被抓伤或有原发损害（皮肤或眼部）。

（2）特异性抗原皮试呈阳性。

（3）从病变淋巴结中抽出脓液，并经培养和实验室检查，排除了其他病因引起的可能性。

（4）淋巴结活检出现特征性病变，饱和银染色找到多形革兰阴性小杆菌。

一般病例满足上述四个条件中三个即可。

【鉴别诊断】

本病发热期间需与细菌性脓肿、组织胞浆菌病、芽生菌病、球孢子菌病、曲菌病、肺栓塞并梗死、Wegner 肉芽肿病、支气管肺癌、淋巴瘤、转移癌、结核病等进行鉴别。

【治疗原则】

（1）对症治疗。

（2）病原学治疗　氨基糖苷类抗菌药物对巴尔通体有杀灭作用。复方磺胺甲噁唑、多西环素、红霉素及其衍生物、氨基糖苷类、利福平、环丙沙星等在体外实验抗菌药物敏感。对重症病例如高热者、伴发脑炎者及免疫缺陷者宜采用多西环素、环丙沙星、利福平或红霉素与氨基糖苷类的联合治疗，疗程 7 天或更长。

（3）淋巴结切开引流　淋巴结化脓时可穿刺吸脓以减轻症状，必要时 2～3 天后重复进行，不宜切开引流。淋巴结肿大 1 年以上未见缩小者，可考虑进行手术摘除。

第八部分

临床病症或综合征
的诊断分析及治疗

第五十四章　不明原因发热

发热（fever，pyrexia）是人体对于致病因子的一种全身性反应。当体温超过正常范围或一日体温变动在1℃以上时称为发热。通常认为口温（舌下测量）高于37.3℃，肛温超过37.6℃为发热。

不明原因发热（fever of unknown origin，FUO）概念是由Petersdorf和Beeson在1961年提出的，其定义为体温大于38.3℃（肛温）至少3周，并且住院3天以上或至少3次门诊就诊并经详细检查评估，均未找到发热的原因。定义3周以上是为了排除自限性的病毒感染引起的发热，规定1周的住院时间是为了保证能完成相应的各项检查。

1999年，"全国发热性疾病学术研讨会"将不明原因发热（FUO）定义为：发热持续3周以上，体温在38.5℃以上，经详细询问病史、体格检查和常规实验室检查仍未能明确诊断者，称为不明原因发热，习惯上又称为"发热待查"。

发热待查是一组内科疑难病症，其病因大致概括为四大类，即感染、肿瘤、血管 - 结缔组织病、病因不明。近期国内一项前瞻性队列研究和一项欧洲的回顾性研究报道，FUO的病因中感染占15%～30%，肿瘤10%～30%，结缔组织病33%～40%，其他疾病（如药物热、甲状腺功能亢进症、伪热）5%～14%，直到最后仍诊断不明者20%～30%。

免疫抑制患者，包括HIV感染者，因持续发热原因不明入院者，其发热原因、诊断和治疗均不同于免疫功能正常者，需考虑机会性感染、某些特殊感染或肿瘤。

【诊断步骤】

1. 重视流行病学资料

关注患者工作环境、外出旅行史，有无去过疫区或昆虫叮咬史等可能对诊断有所帮助。

2. 详细询问病史

现病史中的伴随症状和既往史的重点需补充。FUO在感染性发热性疾病中常见疾病有：结核病（结核菌感染）、感染性心内膜炎、局部脓肿、深部真菌感染。某些病毒性疾病如EB病毒、巨细胞病毒感染也可出现长期发热而不能明确诊断者。在肿瘤性疾病中最常见仍然是血液系统疾病如淋巴瘤、白血病以及实体瘤如肾癌、肝癌等。在结缔组织病中常见的系统性红斑狼疮、风湿热、类风湿关节炎、成人Still病，老年人以血管炎常见。FUO其他的疾病中以药物热、伪热和功能性发热多见。与发热性疾病相关的常见症状和体征见表54 - 1。

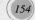

154

表54 - 1　与发热性疾病相关的常见症状和体征

与发热相关的常见症状和体征及常见的疾病
意识状态改变：结核性脑膜炎、隐球菌性脑膜炎、肿瘤性脑膜炎、布鲁菌病、伤寒、结节病性脑膜炎
关节炎和关节痛：系统性红斑狼疮、感染性心内膜炎、莱姆病、性病性淋巴肉芽肿、惠普尔病、布鲁菌病、炎症性肠病

与发热相关的常见症状和体征及常见的疾病
动物接触：布鲁菌病、弓形体病、猫爪病、鹦鹉热、钩端螺旋体病、Q 热、鼠咬热
咳嗽：结核病、Q 热、伤寒、结节病、军团菌病、曲霉菌病
结膜充血：钩端螺旋体病、回归热、落基山斑点热
鼻出血：韦格纳肉芽肿病、回归热、鹦鹉热
附睾睾丸炎：结核病、淋巴瘤、结节性多动脉炎、布鲁菌病、钩端螺旋体病、传染性单核细胞增多症
肝、脾大：淋巴瘤、播散性结核病、肝转移瘤、酒精性肝病、原发性肝癌、回归热、嗜酸细胞性肝炎、Q 热、伤寒、疟疾、内脏利什曼原虫病
淋巴结肿大：淋巴瘤、猫爪病、结核病、性病性淋巴肉芽肿、传染性单核细胞增多症、巨细胞病毒感染、弓形体病、艾滋病、布鲁菌病
肾区压痛：肾周脓肿、慢性肾盂肾炎
脾大：白血病、结核病、布鲁菌病、亚急性细菌性心内膜炎、巨细胞病毒病、EB 病毒性单核细胞增多症、风湿性关节炎、结节病、鹦鹉热、回归热
酒精性肝病、伤寒、菊池病
脾脏脓肿：亚急性细菌性心内膜炎、布鲁菌病、肠热、类鼻疽
结膜下出血：感染性心内膜炎、钩端螺旋体病、旋毛虫病
葡萄膜炎：结核病、结节病、成人 Still 病、系统性红斑狼疮、白塞病

3. 全面体格检查

阳性体征对病因诊断可能有帮助。

4. 实验室检查

实验室检查是诊断 FUO 最主要的手段之一，有针对性地应用检测手段和准确的检测结果有助于疾病的确诊。

炎症标志物检查如白细胞总数及分类、红细胞沉降率、C - 反应蛋白、血清铁蛋白、降钙素原（PCT）等初步判断发热是否为炎症性疾病的基础。

病原学检查如各种病原微生物的培养、临床标本涂片染色镜检：革兰染色、抗酸染色、墨汁染色有助于检测致病病原体。分子生物学 PCR 技术检测病原核酸等以及免疫学方法检测病原微生物特异性抗原、抗体等是确诊感染性疾病的依据。

肿瘤标记物与内分泌激素检测也可有助于诊断。

影像学检查：根据临床需要与病变部位做相应检查。如 B 超、CT、MRI、X 线、超声心动图、造影、内镜以及 PET - CT 等对感染部位或病因的确立有着重要的意义。病理组织的检查如淋巴结活检、骨髓检查以及病变部位的穿刺等对确诊疾病尤其是肿瘤性疾病是不可缺少的步骤。对疑为血管 - 结缔组织病者自身抗体检查如抗核抗体、ENA、ANCA、RF、CCP 等检查对诊断有着重要的意义。

近年来 PET - CT 扫描在 ESR 和 CRP 增高的患者中对诊断 FUO 的原因有着重要的作用。一项前瞻性和回顾性研究对 302 例 FUO 患者进行 PET - CT 检查，约 1/3 的患者中发现病变部位。有报道 PET - CT 扫描的敏感性为 56% ~100%，特异性 75% ~81%，阴性预测值 100%。

【诊断思路和步骤】

1. 判断有无发热

通过详细的询问病史，初步判断发热的热型、诱因、发热特点以及伴随症状、诊疗过程。

2. 鉴别器质性与功能性发热

前者是存在着病理因素，除发热外常伴有相应的组织器官病变、损伤的临床表现和实验室检查的异常；后者多为自主神经功能紊乱，影响正常的体温调节过程，常常为低热，多在38℃下波动，常伴有自主神经功能失调的其他表现。

3. 区分感染性与非感染性发热

前者发热时常伴有中毒症状，实验室检查有明显的炎症反应指标的明显增高；时间越长后者的可能性越大，尤其病程超过2个月者，在排除结核病时更是如此，后者常伴有淋巴结增大、皮疹、关节病变等多器官的异常。

4. 病因诊断分析

这是诊断的根本。根据详细病史、体格检查，结合选择性实验室检查、影像学检查、内镜检查、病变部位穿刺活检结果等综合分析，多数可获明确诊断，必要时剖腹探查或给予诊断性治疗以助诊。

【处理原则】

对于任何一个发热原因不明的患者，在临床上一定先要判断患者的病情，根据具体情况给予相应的治疗。对FUO但临床稳定的患者，观察体温和病情变化是合理的。在观察期间一定要重新评估患者的病史和体格检查，回顾性分析既往的资料，再考虑行必要的重复检查，但一定要个体化。

在诊断未明确之前，应遵循以下原则：

1. 重视病原学检查的重要性

对于怀疑感染性疾病者应尽量采集各种标本（体液、分泌物、血液等）进行细菌和（或）真菌培养等，但对于高热病情严重患者并疑为细菌感染时，应先采集合适标本送检培养后才给予相应抗菌药物经验治疗。临床不稳定或中性粒细胞缺乏并发热的患者需给予经验性抗感染治疗。临床高度怀疑结核病但又不能确诊时可给予经验性抗结核治疗，治疗反应有助临床判断。

2. 慎用糖皮质激素类药物

糖皮质激素有良好的退热作用。激素有免疫抑制作用，长期应用可掩盖病情或加重原有的感染性疾病，甚或诱发二重感染，因此对FUO患者不建议常规应用糖皮质激素。对其中高度怀疑结缔组织病如成人Still病的患者可试用。

3. 对症处理

对经详细评估但诊断仍然不明的患者可给予非甾体抗炎药物（NSAIDs）退热，这种治疗在某些情况下如炎症性疾病时是有益的。有时患者对于非甾体抗炎药物的反应能够帮助医生区分肿瘤性疾病和其他原因引起不明发热的疾病。但有时非甾体抗炎药物改变了发热的本来面貌，影响诊断与对治疗效果的观察。物理降温如酒精或温水擦浴以及冰袋或冰帽对体温较高的患者降温效果比较理想。输液治疗可以减少发热不显性失水，对患者是必要的。

4. 诊断性治疗要有一定的依据

对于 FUO 患者，确切的病因难以查明，在不影响进一步检查的情况下，可按引起发热可能性最大的病因进行诊断性治疗，需要指出的是：一定要边治疗边密切观察病情变化。目前诊断性治疗的适应证有赖于临床判断及病情评估，如高度怀疑结核病，其次是疟疾和成人 Still 病。

如果诊断仍不明确，来自于各个专科如风湿免疫科、血液科、肿瘤科和感染科的多科会诊，进一步评价病因可能对诊断有帮助。

第五十五章 黄疸待查

黄疸是指高胆红素血症，临床表现即血中胆红素增高而使巩膜、皮肤、黏膜以及其他组织和体液出现黄染。正常血清总胆红素最高为 17.1μmol/L，其中结合胆红素 3.42μmol/L，非结合胆红素 13.68μmol/L，当血清胆红素浓度为 17.1~34.2μmol/L（1~2mg/dl）时，肉眼难以看出称隐性黄疸。如血清胆红素浓度高于 34.2μmol/L（2mg/dl）时则为显性黄疸。按发病原因分为溶血性黄疸、肝细胞性黄疸、胆汁淤积性黄疸（阻塞性黄疸）、先天性非溶血性黄疸。

第一节 溶血性黄疸

凡能引起红细胞大量破坏而产生溶血的疾病都能引起溶血性黄疸。常见疾病有以下两大类：①先天性溶血性贫血，如地中海贫血（血红蛋白病）、遗传性球形红细胞增多症；②后天性获得性溶血性贫血，如自身免疫性溶血性贫血、遗传性葡萄糖-6-磷酸脱氢酶缺乏症（蚕豆病）、异型输血后溶血、新生儿溶血、恶性疟疾、伯氨喹等药物、蛇毒、毒蕈中毒、阵发性睡眠性血红蛋白尿症等。

【诊断标准】

1. 临床表现

一般为轻度黄疸，不伴皮肤瘙痒。急性严重溶血时可有发热、寒战、头痛、腰痛、贫血、血红蛋白尿、急性肾功能衰竭，慢性可出现贫血、脾大。

2. 实验室检查

（1）粪胆原及尿胆原含量增加，急性严重发作时有血红蛋白尿，呈酱油色。

（2）血清胆红素增加，一般不超过正常值的 5 倍，主要为间接胆红素增高。

（3）血中网织红细胞增多。

（4）血清铁含量增加。

（5）骨髓红系统增生旺盛。

（6）在遗传性球形细胞增多时，红细胞脆性增加，地中海贫血时脆性降低。

【治疗原则】

尽早明确引起溶血的病因做病因治疗，溶血严重者可适当输血治疗。

第二节 肝细胞性黄疸

由于各种病因引起肝细胞发生了广泛性损害（变性、坏死），致使肝细胞对非结合胆红素的摄取、结合发生障碍，故血清中非结合胆红素浓度增高，而部分未受损的肝细胞仍能继续摄取、结合非结合胆红素，使其转变为结合胆红素，但其中一部分结合胆红素未能排泌于毛细胆管中，而是经坏死的肝细胞间隙反流入肝淋巴液与血液中，或因肝细胞变性、肿胀、汇管区炎性病变以及毛细胆管、小胆管内胆汁淤积，胆栓形成，使结合胆红素的排泄受阻，结果造成结合胆红素经小胆管溢出（小胆管内压增高而发生破裂）反流入肝淋巴流与血液，最终导致血清中结合胆红素浓度也增高而出现黄疸。

【诊断标准】

1. 临床表现

（1）肝病本身表现如急性肝炎者，可有发热、乏力、纳差、肝区痛等表现；慢性肝病者，可有肝掌、蜘蛛痣、脾脏肿大或腹水等。

（2）皮肤和巩膜呈浅黄至金黄色，皮肤有时有瘙痒。

2. 实验室检查

（1）血清总胆红素升高，非结合胆红素和结合胆红素均升高，其中以结合胆红素升高较明显。

（2）尿中胆红素阳性，尿胆原常增加，粪胆原含量可正常、减少或缺如。

（3）肝功能试验根据不同肝病可出现下列某些试验异常：①氨基转移酶升高；②凝血酶原时间延长；③严重肝病时，也可出现胆固醇、胆固醇酯、胆碱酯酶活力下降等；④伴有肝内淤胆时，碱性磷酸酶和γ-谷氨酰转肽酶（γ-GT）升高；⑤血清白蛋白下降。

（4）肝脏组织学检查对弥漫性肝病的诊断有重要价值。

【治疗原则】

首先需确定病因，祛除病因治疗；对症、支持治疗；应积极进行护肝治疗，选用1~2种，还原型谷胱甘肽、甘草酸苷制剂、门冬氨酸钾镁等药物是目前常用的保肝药物，某些中药如茵栀黄、苦参或苦黄等均有消炎、利胆及降黄作用，可酌情使用。

第三节　胆汁淤积性黄疸

胆汁淤积性黄疸原称阻塞性黄疸。肝内的毛细胆管、小胆管和肝外肝胆管、总肝管、胆总管及乏特壶腹等处的任何部位发生阻塞或胆汁淤积，使结合胆红素从破裂的胆管溢出，反流入血液中而发生黄疸。根据阻塞的部位可分为肝外胆管阻塞及肝内胆管阻塞两类。

【诊断标准】

1. 临床表现

（1）皮肤呈暗黄或绿褐色，皮肤多有搔痕，结石性黄疸常呈波动性；癌性黄疸常呈进行性加深。

（2）尿色加深，粪色变淡或呈陶土色，尿胆原减少或缺如。

（3）可出现脂肪泻等。

2. 实验室检查

（1）血清氨基转移酶一般无明显增高，在伴有继发性肝细胞损害时可轻度或中度升高。

（2）血清胆红素明显增高，其中以结合胆红素增高为主。

（3）血清碱性磷酸酶（ALP）、γ-谷氨酰转肽酶（γ-GT）、胆固醇（胆汁酸和脂蛋白-X（LP-X）等均有显著增高。

（4）尿胆红素明显阳性，尿胆原减少，在胆道完全阻塞时，尿胆原可消失。

（5）生化学和血清肿瘤标志物检测，如癌胚抗原（CEA）、CA19-9、铁蛋白、α_1-抗胰蛋白酶等，有助于癌性阻塞的病因诊断。

3. 影像学检查

B超、CT、磁共振成像（MRI）检查有助于发现病灶。

【治疗原则】

1. 对症治疗

如已明确肝外梗阻性黄疸尽早请外科或介入科会诊，并做相应处理。

2. 肝内胆汁淤积的治疗

根据病因不同可应用泼尼松或泼尼松龙、苯巴比妥、熊去氧胆酸等药物治疗。如疗效不理想，还可选用或加用：①S-腺苷蛋氨酸（SAMe）：口服和静脉滴注；②免疫抑制剂甲氨蝶呤（MTX）或硫唑嘌呤：对原发性肝内胆汁淤积可能有效；③磷脂类药物（如多烯磷脂酰胆碱）；④其他，依病情需要而定。

第四节　先天性非溶血性黄疸

胆红素的代谢有先天性的缺陷，发病多见于婴幼儿和青年，可有家族史，属常染色体隐性基因遗传，主要有：①Gilbert综合征：发生黄疸的机制是肝细胞摄取非结合胆红素障碍及肝细胞微粒体中葡萄糖醛酸转移酶不足所致，本病预后良好；②Dubin-Johnson综合征：引起黄疸的原因是结合胆红素的转运及向毛细胆管排泌功能发生障碍；③Rotor综合征：发生黄疸的原因是肝细胞摄取非结合胆红素以及结合胆红素向毛细胆管排泌均有部分障碍所致；④Crigler-Najjar综合征：发生黄疸的原因是肝细胞微粒体内缺乏葡萄糖醛酸转移酶，使非结合胆红素不能转化为结合胆红素。本综合征可分为Ⅰ型和Ⅱ型，前者易发生胆红素脑病（核黄疸），多见于新生儿，预后极差，多在出生后1年内死亡；后者系肝细胞微粒体内部分缺乏葡萄糖醛酸转移酶，故其症状较轻，预后稍好。

【诊断标准】

1. Gilbert 综合征

（1）临床表现　本病特征为慢性间歇性或波动性轻度黄疸，有发作诱因，可有家族史，一般状况良好，无明显症状。体格检查除轻度黄疸外，无其他异常体征，肝、脾多不大。

（2）实验室检查　①血清总胆红素多在正常值上限的3倍以下，少数至5倍或以上，主要为血中非结合胆红素升高；②血清胆酸正常，ALT、AST、AKP、胆汁酸正常；③无溶血性、肝细胞性、阻塞性黄疸证据；④肝组织病理学检查正常；⑤胆囊显影良好，胆囊造影可无异常；⑥检测 UGT1 启动子内 TATAA 序列或基因有无突变有助于诊断。

2. Dubin – Johnson 综合征

（1）临床表现　长期黄疸，呈波动性，可有乏力、恶心、呕吐等。

（2）实验室检查　①血清结合胆红素增高；②口服胆囊造影剂后胆囊不显影；③肝活组织检查外观呈绿黑色，可见肝细胞内有弥漫的棕褐色色素颗粒沉着。

3. Rotor 综合征

（1）临床表现　慢性、轻度黄疸，呈波动性，可因疲劳等诱发。

（2）实验室检查　①血清非结合与结合胆红素都增高；②靛青绿（ICG）排泄试验障碍（减低）；③胆囊造影大多显影良好；④肝内无色素颗粒沉着，肝活体组织检查正常。

4. Crigler – Najjar 综合征

（1）Ⅰ型

①临床表现　新生儿出生后迅速出现黄疸，多在出生后 1~4 天即有显著黄疸，新生儿出生 2 周内常出现肌肉痉挛和强直、惊厥、角弓反张等胆红素脑病表现。

②实验室检查　胆红素浓度可高达 289~816μmol/L，90% 为非结合胆红素；胆囊造影正常。肝功能及肝组织学检查正常。

（2）Ⅱ型

①临床表现　患者出生后不久出现黄疸，也有在幼年或成年期发病。少数患者有震颤等锥体外系损害的表现。

②实验室检查　血清胆红素波动于 85~374μmol/L，其他肝功能检查皆正常。

【治疗原则】

先天性非溶血性黄疸：一般不需要特殊治疗，但是应注意避免导致黄疸加重的诱因。Gilbert 综合征可口服苯巴比妥、格鲁米特（导眠能）、氯贝丁酯（袪脂乙酯），1 周后，血清间接胆红素会降至正常，但仅有暂时性效果。Dubin – Johnson 综合征、Rotor 综合征无特殊治疗，必要时可应用苯巴比妥，预后良好。Crigler – Najjar 综合征Ⅰ型惟一的治疗就是肝移植；Ⅱ型苯巴比妥作为肝酶诱导剂，可以降低患者的胆红素，预后相对较好。

第五十六章　中枢神经系统感染

中枢神经系统感染指病毒、细菌、真菌、寄生虫等病原体侵犯脑膜、脊膜及脑实质细胞引起脑膜炎、脑脊髓膜炎及脑炎，出现发热、头痛、呕吐、意识障碍、脑膜刺激征及局灶体征等表现。本章主要讨论感染性脑膜炎。

【诊断标准】

1. 流行病学

细菌性脑膜炎（BM）可以发生在任何年龄段。成人常见，儿童患者尤为多见。多种细菌可引起本病，其中以脑膜炎双球菌引起者多见，其次为流感杆菌、肺炎链球菌、其他革兰阴性杆菌（大肠埃希菌、铜绿假单胞菌等）、葡萄球菌、李斯特菌等。主要影响发病的因素包括性别、年龄、社会经济状况、近期鼻咽部致病菌株携带率、疫苗接种水平、免疫功能以及是否患有肿瘤或某些慢性疾病（如肝硬化、糖尿病）等。疫苗接种水平对 BM 致病菌的种类和易感人群有明显影响。20 世纪 80 年代，我国流行性脑脊髓膜炎（简称流脑）呈周期性流行。1984 年开始广泛接种流脑疫苗以来，流脑在细菌性脑膜炎中的比例明显下降。BM 发病情况不同地区也有所不同。发达国家 BM 发病率低，而发展中国家发病率高。

肠道病毒性脑膜炎可见于世界各地，呈规模不等的流行或散在发病。腮腺炎病毒性脑膜炎多发于冬春季节，常为自限性。单纯疱疹病毒（HSV－1、HSV－2）可引起散发感染，无明显季节性。虫媒病毒为一类通过在脊椎动物和嗜血节肢动物宿主间传播而保存在自然界的病毒，分布在多个病毒家族中，至少有 80 种可使人类染病，在流行病学上有其特殊的地理分布特点，并与季节关系密切。

结核性脑膜炎是由结核分枝杆菌引起的脑膜非化脓性炎症，可继发于粟粒性结核或其他器官的结核。婴幼儿、青少年及中老年等各年龄段均可发生，男女无差异，四季均可发病，但以儿童较多，春季多发。.

新型隐球菌性脑膜炎（简称隐脑）多发于免疫功能低下者、儿童、孕妇及生活条件差的人群。值得注意的是免疫功能正常者也可发生隐脑。

估计全球约有 10 亿人被弓形虫感染，多数属隐性感染。约有 5%～10% 的艾滋病患者合并脑弓形虫感染。

2. 临床表现

细菌性脑膜炎、病毒性脑膜炎属急性脑膜炎；而结核性脑膜炎和隐球菌性脑膜炎则属亚急性或慢性脑膜炎，但也有起病较急者。

脑膜炎的共同临床表现：发热、头痛、呕吐和脑膜刺激征。炎症波及脑实质可出现精神异常、抽搐、呼吸衰竭等脑实质受累表现。病情严重时出现不同程度意识障碍。病程中后期往往出现脑神经受累表现，结核性脑膜炎常出现面神经、动眼神经及外展神经受累表现：鼻唇沟变浅或消失、眼睑下垂、眼外斜、复视及瞳孔散大。部分患者出现脑积水甚至癫痫等。眼底检查可见视神经炎，视乳头水肿，脉络膜可偶见结核结节。半数以上的隐球菌性脑膜炎伴脑神经受损，以视神经受累最常见，视力模糊、视力减退甚至失明。

脑膜炎患者查体有不同程度颈抵抗，阳性病理征。细菌性脑膜炎颈项强直明显，流行性脑脊髓膜炎可以发现皮肤瘀点或瘀斑。脑弓形虫感染可出现局灶神经体征。

3. 实验室检查

（1）脑脊液检查

①病毒性脑膜炎　脑脊液无色透明，压力略高，细胞数轻度增加，糖及氯化物正常或轻微改变，蛋白略升高。

②化脓性脑膜炎　脑脊液外观浑浊或脓样，颅压明显增高。脑脊液白细胞数 $>1000 \times 10^6/L$，以多核为主。糖及氯化物明显降低，蛋白显著增高，并可从血、脑脊液培养出致病菌或脑脊液涂片检查可找到细菌。

③结核性脑膜炎　脑脊液压力增高，外观清亮或毛玻璃样或微显浑浊，细胞数一般为 $(50 \sim 500) \times 10^6/L$，细胞分类以单核细胞为主，糖和氯化物降低，蛋白明显升高，腺苷脱氨酶（ADA）活性往往显著升高，脑脊液涂片抗酸染色可阳性。

④隐球菌性脑膜炎　脑脊液压力增高，细胞数中等度升高，以单核细胞为主，糖和氯化物降低，蛋白升高。脑脊液涂片墨汁染色和培养新型隐球菌阳性，乳胶凝集试验检测隐球菌抗原阳性。

（2）免疫学检查　使用相应单克隆抗体鉴定抗原或针对某种病原微生物检测相应 IgG、IgM 抗体的血清学技术是目前应用最广的实验方法。

（3）病原学检查　脑脊液聚合酶链反应检测特异性抗原具有较高的灵敏度和特异性。

4. 辅助检查

（1）头颅 CT　弓形虫脑病呈单个或多个低密度病灶，增强扫描呈环状或结节样增强，周围一般有水肿带。

（2）头颅 MRI　弓形虫脑病表现为颅内多发长 T1 和长 T2 信号。

（3）肺部影像学检查　部分结核性脑膜炎患者肺部有结核病变。

【鉴别诊断】

根据不同的临床特点区别化脓性脑膜炎、病毒性脑炎和脑膜炎、结核性脑膜炎、新型隐球菌性脑膜炎、弓形虫脑炎及嗜酸粒细胞增多性脑膜炎等。

【治疗原则】

1. 对症、支持治疗

高热者控制体温，抽搐者镇静止惊，有颅内压增高征象者应用甘露醇脱水治疗，呼吸衰竭者吸氧，必要时气管插管或气管切开行呼吸机辅助呼吸。保证热量，维持水、电解质平衡。

2. 病原治疗

（1）细菌性脑膜炎　早期经验性抗菌治疗应根据患者年龄、病情和临床背景推测可能的病原菌，结合当地或本院常见致病菌对抗菌药物的敏感性资料、感染的来源（社区获得性或医院内感染）等选择合适的抗菌药物。尽早开始抗菌药物的经验性治疗，并宜选用易透过血－脑屏障的抗菌药物，用临床最大治疗量静脉给药。在获知细菌培养和药敏结果后，根据临床疗效和药敏结果调整抗菌药物。

（2）病毒性脑膜炎　多为良性、自限性疾病，一般不需抗病毒治疗，但需给予对症、支持治疗。单纯疱疹病毒性脑膜炎可选用阿昔洛韦。更昔洛韦是巨细胞病毒性脑膜（脑）炎的首选药物。

（3）真菌性脑膜炎　隐球菌性脑膜炎病原治疗：①诱导治疗：两性霉素 B［0.7～1mg/（kg·d）］或两性霉素 B 脂质体［3～4mg/（kg·d）］联合氟胞嘧啶［100mg/（kg·d）］2 周；②巩固治疗：氟康唑 400mg/d，8 周；③维持治疗：氟康唑 200mg/d，1 年以上。

（4）结核性脑膜炎　链霉素、异烟肼、利福平及吡嗪酰胺联合强化治疗 6～9 个月，巩固治疗 1 年以上。其中异烟肼为最主要的药物，须贯穿整个疗程。

（5）原虫感染　弓形虫脑病选择乙胺嘧啶负荷量 200mg，随后 50～75mg，每日 1 次，联合磺胺嘧啶 1～1.5g，每 6h 1 次，加用甲酰四氢叶酸 10～20mg/d。疗程：免疫功能正常的急性感染患者为 1 个月，免疫功能减损者疗程宜适当延长，艾滋病患者应给予维持量长期服用。

第五十七章　肝硬化并发症

第一节　腹　　水

【诊断标准】

1. 临床表现

主要表现为腹胀，可伴有下肢水肿，如合并自发性腹膜炎（SBP）可有发热、腹痛等，查体可见腹部膨隆，腹水征阳性。腹水临床分三级（表57－1）。根据临床和治疗情况又分出单纯腹水（uncomplicated ascites）即无感染、无肝肾综合征的腹水以及顽固性腹水，即药物治疗无效或腹水短期内复发。顽固性腹水分为两型：一型是利尿剂抵抗性腹水，即患者对限钠和利尿剂治疗无应答；另一型是利尿剂不耐受性腹水，即因患者出现利尿剂相关并发症而无法接受有效剂量利尿剂的治疗。

2. 实验室和影像学检查

（1）诊断性腹腔穿刺术　腹腔穿刺术以及腹水分析是诊断腹水性质最快、最有效的方法。腹水检查包括常规、生化、培养（床旁接种至血培养瓶中）、特殊检查和细胞学检查等。其中腹水中性粒细胞计数和腹水培养以排除细菌性腹膜炎，腹水培养有助于指导抗菌药物应用。测定腹水总蛋白和血清腹水白蛋白梯度［SAAG，SAGG＝血清白蛋白（g/L）－腹水白蛋白（g/L）］，对抗菌药物应用有帮助。SAAG是鉴别门脉高压性腹水与非门脉高压性腹水的最有效的化验检查，其准确率高达97%（表57－2，表57－3）。

（2）脑钠肽或前脑钠肽的血药浓度有助于鉴别心源性与肝源性腹水。

（3）其他检查　包括肝功能、肾功能、血尿常规、电解质等。

（4）腹部超声　可检测出微量腹水，并可行B超引导下穿刺。

【治疗原则】

（1）限制钠和水的摄入。

（2）利尿剂的用法用量见表57－4。

（3）放腹水治疗。

（4）提高胶体渗透压。

（5）难治性腹水的治疗　①腹腔穿刺大量放液（LVP）＋白蛋白；②腹水浓缩回输；③经颈静脉肝内门－体分流术（TIPS）。

表57－1　腹水分级和治疗建议

腹水分级	定义	治疗
1级腹水	少量腹水，仅通过超声检测到	无需治疗
2级腹水	中量腹水，明显的中度对称性腹部膨隆	限制钠的摄入和利尿剂

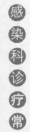

腹水分级	定义	治疗
3 级腹水	大量或严重腹水，显著的腹部膨隆	腹腔穿刺大量放液，随后限制钠的摄入和利尿剂（除非患者为顽固性腹水）

表 57 – 2　肝硬化顽固性腹水的诊断标准

利尿剂抵抗性腹水：由于对限钠和利尿剂治疗无应答，腹水不能被动员或治疗后早期复发而不能被预防

利尿剂难治性腹水：由于发生利尿剂诱导的并发症而妨碍有效的利尿剂量使用，腹水不能被动员或治疗后早期复发而不能被预防

必要条件

1 个疗程：患者必需强化利尿剂治疗（螺内酯 400mg/d 和呋塞米 160mg/d）至少 1 周，并且是 <90mmol/d 的限制钠盐饮食

2 无应答：平均体重减少 <0.8kg 超过 4 天，并且尿钠排出 <钠的摄入

3 早期腹水复发：首次动员 4 周内再现 2 或 3 级腹水

4 利尿剂诱导的并发症：利尿剂诱导的肝性脑病是指在缺乏任何其他诱发因素的情况下发生脑病。利尿剂诱导的肾损害是指对治疗应答的腹水患者血肌酐升高大于 100% 至 >2mg/dl。利尿剂诱导的低钠血症定义为血清钠下降 >10mEq/L 至血清钠 <125mEq/L。利尿剂诱导的低或高钾血症定义为尽管采取了适当的措施，血钾 <3mEq/L或者 >6mEq/L

表 57 – 3　腹水的实验室检查项目

常规项目	建议项目	不常用项目	无价值项目
细胞技术及分类	血培养瓶中细菌培养	抗酸杆菌涂片及培养	酸碱度（pH）
白蛋白	葡萄糖	细胞学检查	乳酸
总蛋白	乳酸脱氢酶	甘油三酯	胆固醇
	淀粉酶	总胆红素	纤维粘连蛋白
	革兰染色		糖胺多糖

表 57 – 4　肝硬化腹水常用药物特点

药名	适应证	禁忌证	剂量和疗程	不良反应和处理
呋塞米	水肿性疾病如肝硬化腹水、心衰、肾脏疾病、脑水肿等；高血压；高钾血症及高钙血症；稀释性低钠血症；抗利尿激素分泌过多症；急性药物毒物中毒	对本药过敏者	20～40mg/d 起，逐渐加量，最大剂量为 160mg/d 目标：无水肿患者体重下降最大为 0.5kg/d，水肿患者为 1kg/d；腹水消退后停药	用量过大或连续应用，可致脱水、低血压、低血钠、低血钾和低氧性碱中毒，过猛利尿可诱发肝性脑病及肝肾综合征。如出现血容量不足表现，可予补液，低血钠、低血钾酌情补钠补钾或联合应用保钾利尿剂

药名	适应证	禁忌证	剂量和疗程	不良反应和处理
螺内酯	水肿性疾病；高血压；原发性醛固酮增多症；低钾血症的预防	高钾血症	40～80mg/d 起，逐渐加量，最大剂量 400mg/d 目标：无水肿患者体重下降最大为 0.5kg/d，水肿患者为 1kg/d；腹水消退后停药	①高钾血症；②抗雄激素样作用或对其他内分泌系统的影响。可予排钾利尿剂联用利尿治疗避免高钾；酌情减少药物剂量避免抗雄激素样作用

第二节　自发性腹膜炎

【诊断标准】

1. 临床表现

（1）局部症状和（或）腹膜炎表现　即腹痛，腹部压痛、反跳痛、肌紧张，其他如呕吐、腹泻。

（2）腹水迅速增加。

（3）全身炎症表现　发热，寒战，心动过速和（或）呼吸急促。

（4）肝功能恶化。

（5）肝性脑病。

（6）休克。

（7）肾功能衰竭。

（8）消化道出血。

需要指出自发性腹膜炎（SBP）可以无临床症状，特别是在门诊患者。

2. 实验室检查

（1）腹水检查　无合并 SBP 的肝硬化腹水为漏出液，血清－腹水白蛋白梯度（SAAG）>11g/L，合并 SBP 时则为渗出液或中间型，腹水白细胞 >500× 10^6/L 或 PMN >250× 10^6/L 可诊断 SBP。部分患者可出现腹水中性粒细胞计数 <250× 10^6/L 但腹水培养阳性，这种情况称之为细菌性腹水。

（2）血培养　在开始抗菌药物治疗之前，所有疑诊 SBP 的患者均应行血培养。当培养阳性时（～40% 的病例），最常见的病原菌包括革兰阴性菌（GNB），通常为大肠埃希菌和革兰阳性球菌（主要为链球菌和肠球菌）。

【治疗原则】

（1）抗感染，见表 57-5。

（2）输注白蛋白。

（3）SBP 的预防

抗菌药物预防限于下述有高危 SBP 的患者：① 急性消化道出血患者；② 既往无 SBP 病史，但腹水白蛋白水平低于 15g/L 的患者（一级预防）；③ 既往有 SBP 病史的患者（二级预防）。

表 57 – 5　自发性腹膜炎常用抗菌药物特点

药名	适应证	禁忌证	剂量和疗程	不良反应和处理
头孢噻肟	适用于敏感细菌所致的肺炎及其他下呼吸道感染、尿路感染、脑膜炎、败血症、腹腔感染、盆腔感染、皮肤及软组织感染、生殖道感染、骨和关节感染等	对头孢菌素过敏者及有青霉素过敏性休克或即刻反应史者禁用本品	成人一日 2～6g，分 2～3 次静脉注射或静脉滴注；严重感染者每 6～8h 2～3g，一日最高剂量不超过 12g。严重肾功能减退患者应用本品时须适当减量。血清肌酐值超过 424μmol/L（4.8mg）或肌酐清除率低于 20ml/min 时，本品的维持量应减半；血清肌酐超过 751μmol/L（8.5mg）时，维持量为正常量的 1/4。需血液透析者一日 0.5～2g。但在透析后应加用 1 次剂量	①有皮疹和药物热、静脉炎、腹泻、恶心、呕吐、食欲不振等；②碱性磷酸酶或血清氨基转移酶轻度升高、暂时性血尿素氮和肌酐升高等；③白细胞减少、嗜酸粒细胞增多或血小板减少少见；④偶见头痛、麻木、呼吸困难和面部潮红；⑤极少数患者可发生黏膜念珠菌病
阿莫西林／克拉维酸	适用于敏感菌引起的各种感染	青霉素皮试阳性反应者、对本品及其他青霉素类药物过敏者及传染性单核细胞增多症患者禁用	静脉滴注。成人一次 1.2g，一日 3～4 次，疗程 10～14 日	①少数患者可见恶心、呕吐、腹泻等胃肠道反应，对症治疗后可继续给药；②偶见荨麻疹和皮疹（尤易发生于传染性单核细胞增多症患者），若发生，应停止使用本品，并对症治疗；③可见过敏性休克、药物热和哮喘等；④偶见血清氨基转移酶升高、嗜酸粒细胞增多、白细胞减少及念珠菌或耐药菌引起的二重感染；⑤文献报道个别患者注射部位出现静脉炎
环丙沙星	适用于敏感菌引起的：①泌尿生殖系统感染，包括单纯性和复杂性尿路感染、细菌性前列腺炎、淋病奈瑟菌尿道炎或宫颈炎（包括产酶株所致者）；②呼吸道感染，包括敏感革兰阴性杆菌所致支气管感染急性发作及肺部感染；③胃肠道感染，由志贺菌属、沙门菌属、产肠毒素大肠埃希菌、亲水气单胞菌、副溶血弧菌等所致；④伤寒；⑤骨和关节感染；⑥皮肤及软组织感染；⑦败血症等全身感染	对本品及任何一种氟喹诺酮类药过敏的患者禁用	成人常用量一日 0.2g，每 12h 静脉滴注 1 次，滴注时间不少于 30min。严重感染或铜绿假单胞菌感染可加大剂量至一日 0.8g，分 2 次静脉滴注。疗程 5～7 日	①胃肠道反应较为常见，可表现为腹部不适或疼痛、腹泻、恶心或呕吐。②中枢神经系统反应可有头晕、头痛、嗜睡或失眠。③过敏反应：皮疹、皮肤瘙痒，偶可发生渗出性多形性红斑及血管神经性水肿。少数患者有光敏反应。④偶可发生：癫痫发作、精神异常、烦躁不安、意识混乱、幻觉、震颤；血尿、发热、皮疹等间质性肾炎表现；静脉炎；结晶尿，多见于高剂量应用时；关节疼痛。⑤少数患者可发生血清氨基转移酶升高、血尿素氮增高及周围血象白细胞降低，多属轻度，并呈一过性

药名	适应证	禁忌证	剂量和疗程	不良反应和处理
左氧氟沙星	适用于由敏感菌引起的：①泌尿生殖系统感染，包括单纯性和复杂性尿路感染、细菌性前列腺炎、淋病奈瑟菌尿道炎或宫颈炎（包括产酶株所致者）；②呼吸道感染，包括敏感革兰阴性杆菌所致支气管感染急性发作及肺部感染；③胃肠道感染，由志贺菌属、沙门菌属、产肠毒素大肠埃希菌、亲水气单胞菌、副溶血弧菌等所致；④伤寒；⑤骨和关节感染；⑥皮肤及软组织感染；⑦败血症等全身感染	对本品及氟喹诺酮类药过敏的患者禁用	静脉缓慢滴注。成人常用量：一次0.2g，一日2次，疗程5～7天；铜绿假单胞菌感染或较重感染：剂量可增至一次0.4g，一日2次	①胃肠道反应：腹部不适或疼痛、腹泻、恶心或呕吐。②中枢神经系统反应可有头晕、头痛、嗜睡或失眠。③过敏反应：皮疹、皮肤瘙痒，偶可发生渗出性多形性红斑及血管神经性水肿。光敏反应较少见。④偶可发生：癫痫发作、精神异常、烦躁不安、意识混乱、幻觉、震颤；血尿、发热、皮疹等间质性肾炎表现；静脉炎；结晶尿，多见于高剂量应用时；关节疼痛。⑤少数患者可发生血清氨基转移酶升高、血尿素氮增高及周围血象白细胞降低，注射部位刺激症状，多属轻度，并呈一过性

第三节　肝肾综合征

【诊断标准】

1. 临床表现

自发性少尿或无尿、氮质血症、稀释性低钠血症和低尿钠，但肾却无重要病理改变。肝肾综合征（HRS）分为两型，1型HRS：其特征为快速进行性肾功能损害（2周内血肌酐较基线增长≥100%至大于2.5mg/dl）；2型HRS：其特征为稳定或非进行性肾功能损害。1型HRS常在时间上与诱发因素相关而发生肝功能恶化以及其他器官功能恶化。常发生在重度酒精性肝炎或脓毒性损害如SBP后的终末期肝硬化患者，虽然部分患者在无任何明确的诱发事件下亦可发生。2型HRS发生在顽固性腹水患者当中，常伴有明显的钠潴留，最终可自发性或在诱发事件如SBP后发展为1型HRS。

2. 检查

尿常规、生化、肾脏超声。诊断标准见表57-6。

【治疗原则】

（1）一般措施　包括密切监测生命体征，常规肝、肾功能检测，经常进行临床评估和治疗伴随的肝硬化并发症。应避免过量摄入液体，以防止液体超负荷和稀释性低钠血症发生恶化。因为有严重的高钾血症风险，禁用保钾利尿剂。

（2）药物治疗　特利加压素联合输白蛋白（表57-7）。

（3）肾脏替代治疗。

（4）肝移植。

表 57 - 6　肝硬化肝肾综合征诊断标准

肝硬化腹水

血肌酐 > 1.5mg/dl（133μmol/L）

无休克

无低血容量，定义为至少停用 2 天利尿剂（假如使用利尿剂）并且白蛋白 1g/(kg·d) 直到最大 100g/d 扩容后，肾功能无持续性改善（血肌酐 < 133μmol/L）

目前或近期无肾毒性药物使用史

无肾实质疾病，定义为蛋白尿 < 500mg/d，无镜下血尿（每高倍镜视野 < 50 个红细胞）和肾脏超声正常

表 57 - 7　特利加压素的特点

药名	适应证	禁忌证	剂量和疗程	不良反应和处理
特利加压素	肝肾综合征	对本品特利加压素及其组分过敏者；败血症性休克患者；妊娠妇女和儿童	1mg/4 ~ 6h，静脉弹丸注射，如治疗 3 天后，血肌酐未降低至少 25%，则应逐步增加直至最大剂量 2mg/4h。部分应答的患者（血肌酐未降低 < 133μmol/L）或那些血肌酐未降低的患者，应在 14 天内终止治疗	最常见的不良反应（发生率1% ~ 10%）为皮肤苍白、血压升高、腹痛、恶心、腹泻和头痛 应减慢滴速或停药 有下述合并症的患者应该在监测下慎用本品：支气管哮喘、高血压、心血管疾病（严重动脉硬化、冠状动脉供血不足、心律失常）、肾功能不全

第四节　肝性脑病

【诊断标准】

1. 临床表现

人格改变、行为异常、智力减退，以及不同程度的意识障碍，常伴有肌张力增高、腱反射亢进、扑翼征、踝阵挛阳性或巴氏征阳性等神经系统异常。可将肝性脑病（HE）分为 0 ~ 4 期，但各期可重叠或相互转化（表 57 - 8）。

2. 辅助检查

（1）血氨　多数升高，但急性肝衰竭者常正常。

（2）脑电图检查。

（3）心理和智能测试　对轻微型 HE 的诊断有重要帮助。

（4）影像学检查　颅脑 CT 及 MRI 可发现脑水肿。可排除脑血管意外、颅内肿瘤等疾病。

肝性脑病的诊疗流程见图 57 - 1。

【治疗原则】

（1）祛除诱因。

（2）对症及支持治疗　①肠内营养；②水、电解质和酸碱平衡；③加强基础治疗：纠正低蛋白血症、防治脑水肿、保持呼吸道通畅等。

（3）针对发病机制采取的措施　①减少肠内毒素的生成和吸收；②抑制细菌生长；③促进氨的代谢、拮抗假性神经递质、改善氨基酸平衡；④基础疾病的治疗。

肝性脑病常用药物特点见表57-9。

表57-8　肝性脑病各期诊断标准

分期	认知功能障碍及性格、行为异常的程度	神经系统体征	脑电图改变
0期 （轻微型HE）	无行为、性格异常，只在心理测试或智力测试时有轻微异常	无	正常α波节律
1期 （前驱期）	轻度性格改变或行为异常，如欣快激动或沮丧少语。衣冠不整或随地便溺、应答尚准确但吐字不清且缓慢、注意力不集中或睡眠时间倒错（昼睡夜醒）	可测到扑翼样震颤	轻度异常（α或θ节律）
2期 （昏迷前期）	睡眠障碍和精神错乱为主、反应迟钝、定向障碍、计算力及理解力均减退、言语不清、书写障碍、行为反常、睡眠时间倒错明显，甚至出现幻觉、恐惧、狂躁。可有不随意运动或运动失调	腱反射亢进、肌张力增高、踝阵挛阳性、巴氏征阳性、扑翼征明显阳性	持续的θ波，偶有δ波
3期 （昏睡期）	以昏睡和精神错乱为主、但能唤醒，醒时尚能应答，但常有神志不清或幻觉	仍可引出扑翼征阳性、踝阵挛阳性、腱反射亢进、肌张力增高、锥体征阳性	普通的θ波，一过性的含有棘波和慢波的多相综合波
4期 （昏迷期）	神志完全丧失，不能被唤醒，浅昏迷时对疼痛刺激有反应；深昏迷时对各种刺激均无反应	浅昏迷时腱反射和肌张力仍亢进、踝阵挛阳性、由于不合作扑翼征无法检查，深昏迷时各种反射消失	持续的δ波，大量的含棘波和慢波的综合波

表57-9　肝性脑病常用药物特点

药名	适应证	禁忌证	剂量和疗程	不良反应和处理
门冬氨酸鸟氨酸	治疗因急、慢性肝病如肝硬化、脂肪肝、肝炎所致的高血氨症，特别适用于因肝脏疾患引起的中枢神经系统症状的解除及肝昏迷的抢救	对氨基酸类药物过敏者及严重的肾功能衰竭（血清肌酐＞3mg/ml）患者禁用	急性肝炎，每天5~10g静脉滴注；慢性肝炎或肝硬化，每天10~20g静脉滴注（病情严重者可酌量增加，但根据目前的临床经验，每天不超过40g为宜）；肝昏迷治疗可参考以下方案：第1天的第1个6h内用20g，第2个6h内分2次给药，每次10g，静脉滴注	大剂量静注时（＞40g/L）会有轻、中度的消化道反应，可能出现恶心、呕吐或腹胀等，减少用量或减慢滴速（＜10g/L）时，以上反应会明显减轻
支链氨基酸（3AA，6AA等）	用于急性、亚急性、慢性重症肝炎以及肝硬化、慢性活动性肝炎等；各原因引起的肝性脑病（肝昏迷）；肝胆外科手术后患者	尚不明确	静脉滴注：每日250~500ml，一般昏迷期可酌加量	静脉滴注过快时，可致心悸、恶心、呕吐、发热等 减慢输液速度可缓解

药名	适应证	禁忌证	剂量和疗程	不良反应和处理
盐酸精氨酸	用于肝昏迷，适用于忌钠患者，也适用于其他原因引起血氨过高所致的精神病患者	高氯性酸中毒、肾功能不全及无尿患者禁用	静滴：60～80ml（15～20g），每日1次	①用其盐酸盐，可引起高氯性酸血症，以及血中尿素、肌酸、肌酐浓度升高。②滴注太快，可引起流涎、潮红、呕吐等不良反应
乳果糖	用于治疗高血氨症及由血氨升高引起的疾病；用于治疗慢性功能性便秘	糖尿病患者慎用，对半乳糖不能耐受者不宜服用。阑尾炎、肠梗阻、不明原因的腹痛者均禁用	1支/次，每天3次，或酌情加量	①开始服用时常引起胃肠胀气和肠绞痛，常为暂时性的；②过量服用可产生水样腹泻；③有较重的甜味，可产生恶心。经继续服药或用1倍水稀释后可消失

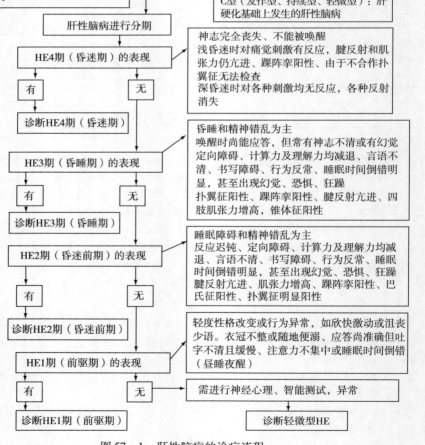

图57-1 肝性脑病的诊疗流程

第五节　肝肺综合征

【诊断标准】

1. 临床表现

典型的肝肺综合征（HPS）临床表现包括呼吸系统症状和慢性肝病相关表现。隐匿出现的呼吸困难，尤其是活动后，是最常见但非特异性的主诉。平卧呼吸（坐起后气短，平卧后缓解）和立位性缺氧（立位时低氧血症加重）为经典描述，是重力增加对肺底部扩张血管内血流的影响所致。蜘蛛痣在 HPS 较常见，如果肝病患者出现了杵状指和肢端发绀则应该考虑到 HPS。

2. 辅助检查

（1）动脉氧合的评价　立位呼吸室内空气时动脉血氧分压 <70mmHg 或肺泡 – 动脉血氧梯度 > 20mmHg 为诊断标准。分级标准：PaO_2 < 50mmHg 为极重度 HPS，50mmHg ≤ PaO_2 < 60mmHg 为重度，60mmHg ≤ PaO_2 < 80mmHg 为中度。

（2）特殊影像学检查（超声心动图气泡造影、肺扫描、肺血管造影）　提示肺内血管扩张。

【治疗原则】

（1）肝移植　对 HPS 惟一有效的治疗。

（2）一般治疗和原发病治疗　改善肝脏功能或延缓肝硬化的进程，降低门脉压力；有腹水者应给予利尿剂或放腹水以改善肺容量及功能性肺泡面积。

（3）吸氧及高压氧舱治疗。

（4）肺血管栓塞术。

（5）经颈静脉肝内门 – 体分流术（TIPS）。

（6）药物治疗　目前 HPS 尚无有效药物治疗。

第六节　胃食管静脉曲张及出血

【诊断标准】

1. 临床表现

取决于出血量及出血速度。成人每日消化道出血 >5～10ml 可出现便潜血阳性，每日出血量 50～100ml 可出现黑便，胃内积血量在 250～300ml 可引起呕血，一次出血量不超过 400ml 一般不引起全身症状，超过 400～500ml 可出现全身症状，如短时间出血量超过 1000ml 可出现周围循环衰竭表现，表现为心慌、头晕、乏力，突然起立发生晕厥、面色苍白、肢体冷感、心率加快、血压降低等，严重者呈休克状态。出血后可出现发热，还可诱发其他并发症，如肝性脑病等。

2. 实验室检查

（1）血常规　红细胞计数（RBC）、血红蛋白浓度（Hb）、血细胞比容（HCT）不同程度的下降，网织红细胞升高。

（2）便或呕吐物潜血阳性。

（3）氮质血症。

3. 影像学检查

（1）胃镜。

（2）X线钡餐检查。

（3）选择性腹腔动脉造影、放射性核素扫描等，主要用于上消化道出血原因不明者。

【治疗原则】

（1）支持与复苏治疗 ①卧床休息，呼吸道管理及静脉通路建立，活动性出血期间禁食。监测生命体征、尿量及神志变化，观察呕血及黑便情况，监测血常规、血尿素氮变化。②积极补充血容量：配血过程中可先输平衡液或葡萄糖氯化钠注射液，输血使 Hb 在 7～8g/L，HCT 达 25%～30%，不可过度，以免诱发出血，也应注意避免输液、输血过多过快而引起肺水肿。③对有呼吸道窒息可能者，尤其神志障碍者应及早行气管插管。④及时应用广谱抗菌药物预防继发感染，可口服喹诺酮类或静滴头孢曲松。

（2）控制出血 ①使用特利加压素、生长抑素及其类似物如奥曲肽；②三腔两囊管压迫；③行内镜下硬化剂注射治疗或套扎治疗；④外科手术或经颈静脉肝内门–体静脉分流术（TIPS）；⑤止血药及抑酸药。

（3）肝移植。

（4）预防 应用非选择性β受体阻滞剂降低门脉压。

胃食管曲张静脉出血的常用药物特点见表 57－10。

表 57－10　胃食管曲张静脉出血的常用药物特点

药名	适应证	禁忌证	剂量和疗程	不良反应和处理
特利加压素	食管静脉曲张出血	对本品特利加压素及其组分过敏；败血症性休克患者；妊娠妇女和儿童	本品推荐开始剂量为 2mg，缓慢进行静脉注射（超过 1min），同时监测血压及心率。维持剂量每 4～6h 静脉给药 1～2mg，直至出血得到控制，治疗时间为 24～48h。建议每日最大剂量 120～150μg/kg。如出血还未得到控制，应考虑采用其他治疗方法	最常见的不良反应（发生率 1%～10%）为皮肤苍白、血压升高、腹痛、恶心、腹泻和头痛 应减慢滴速或停药 有下述合并症的患者应该在监测下慎用本品：支气管哮喘、高血压、心血管疾病（严重动脉硬化、冠状动脉供血不足、心律失常）、肾功能不全
生长抑素（思他宁）	严重急性食管静脉曲张出血。严重急性胃或十二指肠溃疡出血，或并发急性糜烂性胃炎或出血性胃炎。胰、胆和肠瘘的辅助治疗。胰腺术后并发症的预防和治疗。糖尿病酮症酸中毒的辅助治疗	已证实对于思他宁药物过敏的患者，不得使用此药。避免孕妇使用本品，除非无其他安全替代措施	缓慢静脉注射 250μg 作为负荷剂量，而后立即予 250μg/h 静脉滴注给药。当两次输液给药间隔大于 3～5min 时，应重新静脉注射 250μg 以确保给药的连续性。当大出血被止住后（一般在 12～24h 内），治疗应继续 48～72h，以防止再次出血。对于上述病例，通常的治疗时间是 120h	少数病例用药后产生恶心、眩晕、脸红等反应。当滴注思他宁的速度高于每分钟 50μg 时，患者会发生恶心和呕吐现象

药名	适应证	禁忌证	剂量和疗程	不良反应和处理
奥曲肽（善宁，依普比善）	肢端肥大症；缓解与功能性胃肠胰内分泌瘤有关的症状和体征；预防胰腺手术后并发症；与内镜硬化剂等特殊手段联合用于肝硬化所致的食管胃底静脉曲张出血的紧急治疗	对奥曲肽或任一赋形剂过敏者禁用	食管胃底静脉曲张出血连续静脉滴注0.025mg/h，最大可达0.05mg/h，最多治疗5天	局部反应：疼痛或注射部位的针刺、麻刺或烧灼感，可伴有红肿。注射前让药液达到室温或减少溶剂用量提高药物浓度可减轻局部不适。全身反应：①罕见反应：皮肤过敏反应，暂时性脱发。②心血管系统：心动过缓偶有发生。③胃肠道系统：食欲不振、恶心、呕吐、痉挛性腹痛、腹胀、胀气、稀便、腹泻和脂肪痢等。尽量延长用药和吃饭的时间间隔，即在两餐之间或睡觉前用药，会减轻胃肠道副作用的发生。④胆囊：长期使用奥曲肽可能引起胆结石形成。⑤胰腺：血糖调节的紊乱。⑥个别病例发生急性胰腺炎。通常在奥曲肽开始治疗的几个小时或几天内出现，但会随着停药而逐渐消失。长期应用本品且发生胆结石的患者也可能出现胰腺炎。⑦肝脏：无胆汁淤积的急性肝炎。停药后氨基转移酶恢复正常；缓慢发生的高胆红素血症伴碱性磷酸酶、γ-谷氨酰转肽酶增高和氨基转移酶轻度增高
质子泵抑制剂	适用于十二指肠溃疡、胃溃疡、急性胃黏膜病变、复合性胃溃疡等急性上消化道出血	①对本品过敏者禁用；②妊娠期与哺乳期妇女禁用	静脉滴注，一次40～80mg，每日1～2次	偶见头晕、失眠、嗜睡、恶心、腹泻、便秘、皮疹、肌肉疼痛等症状。大剂量使用时可出现心律不齐、氨基转移酶升高、肾功能改变、粒细胞降低等
卡洛磺钠	用于泌尿系统、上消化道、呼吸道和妇产科出血性疾病；亦可用于手术出血的预防和治疗等	尚不明确	肌内注射：一次20mg，一日2次；加入输液中静脉滴注，每次60～80mg	个别患者出现恶心、眩晕及注射不红、痛、未见严重不良现象
血凝酶	用于治疗和防止多种原因的出血	有血栓或栓塞史者以及DIC导致的出血时禁用	静注、肌注或皮下注射，也可局部用药。成人1～2U（1～2支）；儿童0.3～0.5U（约1/3～1/2支）	不良反应发生率较低，偶见过敏样反应。如出现此类情况，可按一般抗过敏处理方法，给予抗组胺药和（或）糖皮质激素及对症治疗

第七节　原发性肝癌

【诊断标准】

1. 临床表现

早期缺乏典型症状，中晚期可出现以下症状和体征：

（1）肝区疼痛　持续性肿痛或钝痛，如肝癌破裂可突发剧痛。

（2）肝大　肝呈进行性增大，质地坚硬，表面凹凸不平，有结节或巨块，边缘顿而不齐，伴压痛。

（3）黄疸　晚期出现，由于肝细胞损害或胆管受压所致。

（4）肝硬化征象　脾大、腹水、静脉侧支循环形成。

（5）恶性肿瘤的全身性表现　进行性消瘦、食欲减退、乏力、营养不良、恶病质、伴癌综合征等。

（6）转移灶表现　转移至肺、骨、胸腔等，出现胸水征、局部压痛等。

2. 辅助检查

肿瘤标记物的检测：AFP 广泛应用于肝癌的普查、诊断、判断疗效、预测复发。

3. 诊断标准

（1）AFP 阳性　①AFP > 500μg/L，持续 4 周；②AFP 由低浓度逐渐升高不降；③AFP在 200μg/L 以上的中等水平持续 8 周。其他如 γ - 谷氨酰转肽酶同工酶Ⅱ（γ - GT2），异常凝血酶原（AP），α - L - 岩藻糖苷酶（AFU）同时异常。

（2）影像学检查　包括超声检查、多层螺旋 CT、磁共振成像（MRI）、正电子发射计算机断层成像 - CT（PET - CT）及选择性肝动脉造影。

（3）肝穿刺活检。

【治疗原则】

（1）手术治疗　①手术切除肿瘤；②肝移植。

（2）介入治疗　方法包括肝动脉化疗（HAI）和肝动脉栓塞（HAE）以及化疗性栓塞（TACE）。

（3）消融治疗。

（4）放射治疗。

（5）生物和免疫治疗　如索拉非尼。

（6）其他　包括内科基础治疗、并发症治疗、抗病毒治疗及中医药治疗等。

肝癌的常用药物特点见表 57 - 11。

表 57 - 11　肝癌常用药物的特点

药名	适应证	禁忌证	剂量和疗程	不良反应和处理
索拉菲尼（多吉美）	①治疗不能手术的晚期肾细胞癌；②治疗无法手术或远处转移的原发肝细胞癌	对索拉非尼或药物的非活性成分有严重过敏症状的患者禁用	每次 400mg（2 × 200mg），每日 2 次，空腹或伴低脂、中脂饮食服用。应持续治疗直至患者不能临床受益或出现不可耐受的毒性反应。	最常见的不良反应有腹泻、皮疹、脱发和手足皮肤反应。处理：根据情况暂停或减少索拉非尼用量

第九部分

感染及抗菌药物使用

第五十八章　常见细菌的感染控制特点

一、甲氧西林耐药金黄色葡萄球菌

MRSA 是指对甲氧西林耐药的金黄色葡萄球菌，通常对 β - 内酰胺类和其他一些常见抗菌药物如氨基糖苷类、大环内酯类、氟喹诺酮类、林可霉素等也耐药，仅对糖肽类敏感。社区相关 MRSA 感染（CA - MRSA）大多数是皮肤及软组织感染，也可引起坏死性肺炎和血流感染。CA - MRSA 常仅对 β - 内酰胺类耐药。更为严重或危及生命的MRSA感染主要发生于医疗机构的患者当中，即医院相关 MRSA（HA - MRSA）感染。约25% ~30%的人鼻部会定植金葡菌，MRSA 鼻部定植率不足2%。而一旦 MRSA 进驻到某医疗机构内，彻底清除是非常困难的。自 20 世纪 60 年代美国出现 MRSA 院内暴发流行后，类似情况在世界范围内均有出现，因此 MRSA 在院内感染控制中具有十分重要的意义。

1. 特点

MRSA 可定植于鼻前庭，定植可以持续数月，30% ~60% 的定植者将会发生感染。据报道，有 MRSA 感染和（或）定植的医务人员常为 MRSA 院内暴发源头。

2. HA - MRSA 感染的危险因素

曾经住院，接受家庭护理，长期住院，抗菌药物使用，糖尿病，开放伤口，入住重症监护或烧伤病房，外科手术，与 MRSA 患者接触史。

3. 传播方式

医务人员的手直接接触患者和定植者，通过工作人员被短暂污染的手间接传播。

4. 院内传播的控制

（1）洗手　是否使用抗菌皂洗手尚未达共识，但专家共识肯定了手卫生在控制 MRSA 院内传播中的作用，且正确的洗手方法比皂液的种类更重要。

（2）防护　对 MRSA 感染者和定植者进行接触防护，并根据情况确定是否使用防护屏障。

（3）关于细菌培养　确认 MRSA 感染暴发时，累及病区的所有患者可能需采样做细菌培养，并应该对所有潜在发病的人员同时进行细菌培养。鼻腔是常见的定植部位应做鼻拭子培养。为患者提供服务的人员只在传播中有流行病学牵连时进行培养。如对工作人员进行培养，应该从鼻腔和所有皮肤破损处采样做细菌培养。但护理人员只在有强有力的证据显示作为传播者时才进行培养，培养阳性且有流行病学相关的护理人员，应该加强感染控制措施特别是加强手卫生教育，必要时也可考虑将其调离看护高风险患者的岗位。

（4）更严格的补充措施　包括 MRSA 培养阳性患者应该与阴性患者进行空间上的分隔，必要时工作人员分组无交叉工作；当交叉不可避免时，交叉之前应彻底洗手，首先护理 MRSA 阴性患者，如有可能，固定交换；更严格的隔离措施如严密或接触隔离；识别 MRSA 阳性人群。

（5）患者的管理　通常，有 MRSA 定植的患者没有 MRSA 肺炎或明显的呼吸道定植，且患者理解并践行基本的卫生，许可其在医疗机构内其他区域走动或与其他患者交往。如果患者自控能力差，行动应被限制在暴发组所处的区域内；如果采取了对含有呼吸道分泌物的防控措施，MRSA 肺炎的患者可以被运送到辅助科室进行特殊操作。完成抗菌药物治疗 48h 以后，间隔 24h 以上二次合适标本培养阴性可解除隔离。

（6）MRSA 感染的员工和患者的治疗　不常规建议对患者或员工的去定植，因其没有被证明是一项有效的控制措施，因为 MRSA 再定植经常发生；在 MRSA 感染暴发期间，如果有空床位，没有理由关闭综合医院或其他病区，不让新患者入院；也不能阻止患者出院。

二、耐万古霉素肠球菌

肠球菌可引起菌血症、心内膜炎以及泌尿系、腹腔和伤口感染。产 β - 内酰胺酶的肠球菌及耐高浓度氨基糖苷类抗菌药物的肠球菌，特别是耐万古霉素的肠球菌（VRE）的出现，给临床治疗造成了极大的困难，而 VRE 也早已成为欧美国家医院感染的主要病原菌之一，近年来国内该类感染病例报道也有逐渐增多趋势。控制 VRE 的院内传播对节省医疗资源、降低病死率意义重大。

1. 特点

可以有无症状下消化道定植，VRE 可以长时间存活于环境物表，肠球菌株之间通过质粒可传播耐药性，泌尿道感染最常见。

2. 危险因素

严重基础病、腹腔外科手术、多种抗菌药物治疗、万古霉素治疗、结肠镜或乙状结肠镜检查、留置尿管或血管内置管、长期住院。

3. 传播方式

直接接触、通过被污染的器械或物表间接接触（如体温计）、通过医务工作者的手。

4. 院内传播的控制

（1）员工的教育。

（2）手卫生　无论是否使用手套，使用抗菌皂或无水消毒产品进行洗手。

（3）以实验室为基础的监测进行病例识别　确定基线流行率，包括在此基础上对定植和感染的识别、院内和社区病例的识别。

（4）监测患者的培养　在 VRE 暴发期间对高风险病区的患者进行点患病率培养调查；VRE 菌株应分离到种，必要时进行基因分型，菌株进行药物敏感性试验。

（5）感染和定植患者应予接触隔离　①单间或集中安置 VRE 患者；②进入房间戴手套，离开时摘掉；③穿脱隔离袍：在预计与患者或环境大量接触、患者腹泻、有回结肠造瘘口、无敷料覆盖的伤口引流等情况时应穿隔离袍，离开房间时脱掉；④常规物品如听诊器、血压计、温度计应给患者专设并标明，如果不能操作则给其他患者使用前对上述物品进行消毒；⑤新发现的 VRE 患者的同室患者应进行粪便或直肠拭子培养以确定他们的定植状态和是否需要隔离等。

（6）清洁和消毒器械。

（7）清洁和消毒环境。

以上措施不能奏效时，尽量减少 VRE 阳性和阴性患者的看护员工之间的接触，再教育员工医院感染控制措施的重要性，核实器械和环境表面消毒效果，除非流行病学资料显示某员工和患者之间相关，一般不常规给员工采样培养。目前在控制 VRE 院内播散的策略上尚未达成共识，尚有很多争议的观点，大部分 VRE 感染被认为来源于自身菌群。

三、铜绿假单胞菌

铜绿假单胞菌或称绿脓杆菌（*P. aeruginosa*），对大多数抗菌药物显示天然耐药，氨基糖苷类、抗铜绿假单胞菌的青霉素类、头孢他啶、氟喹诺酮类、碳青霉烯类对其敏感，但目前对上述敏感抗菌药物耐药的菌株已经出现，耐药株是否毒力弱于敏感株尚有争议。

铜绿假单胞菌广泛分布于自然界及正常人皮肤、肠道和呼吸道，是临床上较常见的条件致病菌之一，常因皮肤、黏膜受损或医源性因素引起局部化脓性感染，如烧伤创面感染、角膜感染等，严重者甚至引起败血症。

通过直接接触或通过被污染的器械、医务工作者的双手间接接触传播。

控制其院内传播必须规范消毒灭菌流程，严格器械、敷料消毒，践行手卫生规范，隔离患者，严格实施接触隔离措施，保护易感者。

四、克雷伯杆菌属

克雷伯杆菌属（*Klebsiella*）为革兰阴性杆菌，属肠杆菌科。是引起社区感染特别是医疗相关性感染的重要致病菌，包括肺炎、血流感染、手术部位感染、脑膜炎。而其耐药性也越来越严重，包括最近新出现的对碳青霉烯类耐药菌株（产 NDM - 1 酶的耐药菌株）。肺炎克雷伯杆菌可以在人体肠道定植（不导致疾病），粪便中也可检出。而在医疗机构中，克雷伯菌属感染通常发生在因其他原因接受治疗的患者中，如接受机械通气、静脉留置导管和长时间接受抗菌药物治疗的患者最容易感染，健康人通常不容易感染。

医疗机构中通过人与人接触播散，例如通过被污染的医务人员或其他人的手从一个患者传给另一个患者，而环境污染导致的传播并不常见，该菌不通过空气传播。接受机械通气和（或）静脉留置导管或创伤、手术的患者也可能直接暴露于该菌，从而导致了细菌进入人体发生感染。

控制其传播的措施包括严格执行手卫生规范，进入克雷伯杆菌属感染患者的病房要使用防护用品如隔离袍、手套。医疗机构也必须遵循严格的清洁程序，以防止克雷伯菌属的播散。

五、鲍曼不动杆菌

不动杆菌（*Acinetobacter*）是存在于土壤和水中的一组常见细菌，虽然有很多种类，且几乎所有种类都可以引起人类疾病，但 80% 的感染病例都由鲍曼不动杆菌引起。不动杆菌感染的暴发通常发生在重症监护病房和医疗机构中的危重患者，医疗机构以外的不动杆菌感染很少发生。

不动杆菌对健康人威胁很小，属条件致病菌。免疫系统功能低下、慢性肺部疾病或糖尿病患者可能更容易发生不动杆菌感染，重症机械通气的住院患者最易感染。其次，住院时间长、有开放伤口、带有侵入性装置如留置尿管者也是不动杆菌感染的易感人群。

可以通过人与人的接触或通过接触被不动杆菌污染的表面而播散给易感者。

鲍曼不动杆菌可以生活在皮肤上，并可能在环境中存活数天，需注意感染控制程序，如手部卫生和环境清洁可以减少院内传播。

六、艰难梭菌

艰难梭菌（*Clostridium difficile*）旧称难辨梭状芽孢杆菌，为革兰阳性厌氧芽孢杆菌，是人类肠道正常菌群之一。该菌导致的感染大多与抗菌药物使用相关。

1. 特点

由于存在无症状消化道定植，感染可以来源于自身菌群，但也可以院内获得，可以导致抗菌药物相关性腹泻、抗菌药物相关性结肠炎、假膜性结肠炎。

2. 危险因素

抗菌药物治疗，消化道手术，老龄患者。

3. 传播方式

通过医务工作者的手或通过被污染的器械或装置交叉接触传播，环境在暴发中的作用不清楚。

4. 控制方法

（1）给感染者使用物理屏障，特别是使用手套处理粪便和被粪便污染的物品。

（2）单间，特别是大便失禁患者。

（3）手卫生。

（4）环境清洁。

（5）使用 1 次性温度计。

（6）限制抗菌药物的使用。

（7）监测大便艰难梭菌毒素的检测结果。

七、非结核分枝杆菌

指除结核杆菌、麻风杆菌以外的分枝杆菌，在水、土壤、尘埃、人和动物体内广泛存在，属于条件致病菌。

目前引起医院感染暴发流行的非结核分枝杆菌均为快速生长的 NTM，包括龟分枝杆菌、脓肿分枝杆菌、偶然分枝杆菌等，主要引起皮肤及软组织和手术切口感染，常因在手术、插管、注射等侵入性操作过程中，医疗用水受污染或手术器械消毒不严格引起。人与人的传播罕见。

护理 NTM 感染患者后应该使用皂液和流动水洗手，加强手术器械等医疗用品的消毒灭菌流程和效果监测，规范使用医疗用水等是防止院内感染和暴发的关键。

第五十九章　粒细胞减少或免疫缺陷患者感染

感染是中性粒细胞减少及其他免疫缺陷患者的主要死亡原因。这类感染的病原谱更加广泛，临床表现不典型。对其进行及时诊断，尽早开始有效的抗感染治疗是改善预后的关键。

第一节　粒细胞减少患者的感染

【诊断标准】

1. 病原学

可能的病原体有细菌、真菌、病毒、原虫等（包括各种机会性致病原），以细菌感染最常见。侵袭性真菌感染多发生在粒细胞减少持续 1~2 周以上，或有抗菌药物使用史的患者。主要病原体有念珠菌（白色念珠菌、光滑念珠菌、克柔念珠菌等）、曲霉菌（黄曲霉、烟曲霉等）及隐球菌、毛霉菌等。其次，还包括肺孢子菌等。常见的病毒包括巨细胞病毒（CMV）、EB 病毒、肝炎病毒、单纯疱疹病毒等的感染。粒细胞减少患者感染常见的细菌见表 59 – 1。

表 59 – 1　粒细胞减少患者感染常见的细菌

常见革兰阳性菌	常见革兰阴性菌
凝固酶阴性葡萄球菌（CNS）	大肠埃希菌
金黄色葡萄球菌（包括 MRSA）	肺炎克雷伯杆菌
肠球菌（包括 VRE）	铜绿假单胞菌
草绿色链球菌	不动杆菌
肺炎链球菌	枸橼酸杆菌
化脓性链球菌	嗜麦芽窄食单胞菌

注：产超广谱 β – 内酰胺酶（ESBL）的革兰阴性菌、耐万古霉素肠球菌（VRE）、耐甲氧西林的金黄色葡萄球菌（MRSA）、产 KPC 等碳青霉烯酶的耐药菌正在增加。

2. 临床表现

感染可以见于全身各个组织、器官，但以呼吸道、口腔黏膜、消化道、皮肤及软组织感染、导管相关感染（catheter – related infections，CRI）、会阴肛周感染等最常见。感染后不易形成局部感染灶，相当部分的患者感染局部的症状、体征缺失，而在临床上仅表现为发热。少数严重感染如革兰阴性菌败血症的患者，可能不发热或仅有低热、或仅表现为精神状态差和血流动力学的改变。

3. 诊断标准

外周血中性粒细胞绝对值（absolute neutrophil count，ANC）$< 1 \times 10^9/L$（粒细胞减少）甚至 $< 0.5 \times 10^9/L$（粒细胞缺乏）。单次口腔温度 $\geq 38.3℃$ 或 $\geq 38℃$ 持续 $>1h$，称中性粒细胞减少伴发热（febrile neutropenia，FN）。发热的患者高度怀疑感染的存在，

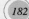

此外，患者的自觉症状及阳性体征，红细胞沉降率、C－反应蛋白、降钙素原、病原学检查等都对诊断有帮助。血液、无污染的体液、穿刺液培养阳性有确定诊断价值。

【治疗原则及处理流程】

治疗原则：所有符合 FN 诊断标准的患者以及虽然没有达到上述标准但是经过临床评判高度怀疑感染的粒细胞减少患者都应尽早开始经验性抗感染治疗（2h 以内）。

处理流程：这类患者的处理流程主要概括为：全面检查及病史询问以求找到原发感染灶和可能病原体→根据不同危险人群给予经验性抗感染治疗→根据疗效及检查结果调整治疗方案。

（一）全面检查

在经验性抗感染治疗前进行全面的病史询问、体检及化验检查，以求找到潜在的感染灶及可能的病原体：①是否有 CRI；②对呼吸系统、胃肠道、皮肤、会阴生殖器、口咽、中枢神经系统等逐项进行评估及体检；③进行血常规、血涂片、肝肾功能、凝血功能、C 反应蛋白、降钙素原、血培养（至少两套，包括静脉和导管取血或不同部位的静脉血）、尿常规及培养、痰涂片及培养、大便涂片及培养（有腹泻）、腰穿检查（有中枢神经系统症状时）、皮损渗出物的涂片及培养等，胸片检查；④高分辨 CT（胸、腹）及支气管肺泡灌洗液检查。

（二）经验性抗菌药物治疗

总原则是及时、广谱、足量、足疗程，并根据对患者疾病进展及死亡风险的评估，采取不同的治疗策略。也可以借助多国癌症支持治疗学会（MASCC）评分体系区分高危与低危患者，见表 59 – 2。

表 59 –2　多国癌症支持治疗协会（MASCC）对粒细胞减少伴发热患者危险度评分系统

项　　目	评分
粒细胞减少伴发热，临床症状较轻或没有临床症状	5
没有低血压（收缩压 >90mmHg）	5
没有慢性阻塞性肺疾病（COPD）	4
实体瘤或血液恶性肿瘤，没有发生过真菌感染	4
没有脱水	3
粒细胞减少伴发热伴中度的临床症状	3
起病时是门诊患者	3
年龄 <60 岁	2

注：累计评分≥21 分判为低危患者，>21 分为高危患者。

1. 低危患者

预计粒细胞减少时间 <7 天，没有基础性疾病，一般状况良好的患者，可以静脉也可以口服喹诺酮类单药或者联合 β－内酰胺类抗菌药物治疗（卫生部规定喹诺酮类仅限于肠道感染、社区获得性尿路感染和社区获得性呼吸道感染的用药，其他情况下应严格限制其使用）。

2. 高危患者

预计粒细胞减少时间 >7 天，ANC <0.1×10^9/L，和（或）有基础性疾病，或一般

状况差的患者，静脉联合应用抗菌药物，抗菌谱应该覆盖铜绿假单胞菌、产 ESBL 和（或）AmpC 酶革兰阴性菌及主要革兰阳性菌（推荐一种抗铜绿假单胞菌的 β - 内酰胺类抗菌药物，联合氨基糖苷类或氟喹诺酮类）。病情较轻的患者也可以考虑上述 β - 内酰胺类抗菌药物单药治疗。

注：万古霉素、替考拉宁、利耐唑胺不作为常规一线经验用药，仅在不能除外革兰阳性耐药菌感染或危重患者使用（如有肺炎、皮肤及软组织感染、CRI、感染性心内膜炎及有血流动力学改变的患者）。

3. 治疗方案的调整

（1）经验性治疗 2 ~ 4 天后，根据临床反应及细菌培养和药敏检查结果（或可能的感染部位及可能的病原体）疗效不佳者调整给药方案，由经验治疗调整为目标治疗。

（2）病原未明，持续发热但病情稳定的患者一般不需要调整治疗；病情持续恶化的患者要进一步覆盖先前没有覆盖到的菌种（革兰阳性菌、厌氧菌、真菌、病毒、原虫）及耐药菌（MRSA、VRE、产 ESBL 革兰阴性菌、产碳青霉烯酶的革兰阴性菌等），评估是否有隐蔽的脓肿存在，尽快请感染科及微生物学专家会诊。

（3）粒细胞减少 >7 天，经 4 ~ 7 天广谱的抗菌药物治疗无效，未找到感染源的高危患者可以经验性抗真菌治疗（氟康唑、两性霉素 B、米卡芬净或卡泊芬净），一旦开始应持续到粒细胞恢复到 0.5×10^9/L 以上或至少应用 14 天。治疗方案的调整见图59 - 1。

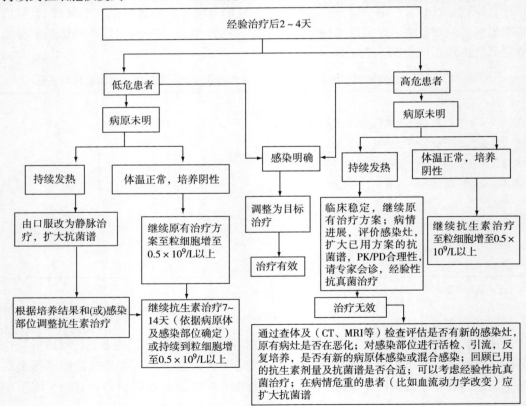

图 59 - 1　经验性抗菌药物治疗 2 ~ 4 天后的评估及处理流程

4. 抗菌药物治疗的疗程

由感染部位及病原体种类决定恰当的疗程。

（1）ANC≥0.5×10^9/L，完成恰当疗程，可以停用抗菌药物。

（2）ANC≤0.5×10^9/L，原有治疗方案持续到 ANC 恢复到 0.5×10^9/L 以上，或者完成恰当疗程，症状、体征消失后改为口服氟喹诺酮类药物直至 ANC 恢复到 0.5×10^9/L 以上。

5. G – CSF 或 GM – CSF

对于有发生感染风险的粒细胞缺乏患者可以预防性使用 G – CSF 或 GM – CSF，但不作为粒细胞减少伴感染患者治疗的常规药物。

第二节　其他免疫缺陷患者的感染

免疫缺陷分为先天性免疫缺陷和获得性免疫缺陷，包括皮肤及黏膜的完整性受损、中性粒细胞减少或吞噬细胞功能障碍、细胞免疫缺陷、体液免疫缺陷等多种类型。免疫缺陷越严重、持续时间越长，感染的概率越大。免疫缺陷的类型和程度不同，常见的病原体种类也有一定的差别，不同免疫缺陷类型的常见病原体见表 59 – 3。发热仍是粒细胞减少以外的免疫缺陷患者出现感染时最主要的临床表现。新出现发热的免疫缺陷患者，如果病情进展快，应高度怀疑细菌感染的可能，尽早开始经验性抗菌治疗；而病情进展缓慢的患者，真菌、结核等病原体感染的可能性较大，经验性抗菌药物治疗可以暂缓，但需全面查体，并做相应血清学检查或采集合适临床标本进行培养或进行其他影像学检查，以尽可能地明确诊断特别是病原体的确定。其经验性抗菌药物治疗方案的选择及调整等可以参照粒细胞减少患者的治疗（图 59 – 1）。

表 59 – 3　不同免疫缺陷患者常见感染病原体

疾病	免疫缺陷类型	常见的病原微生物
再生障碍性贫血、急性白血病、结缔组织病（胶原病）、自身免疫病、肿瘤化疗	中性粒细胞减少	肠杆菌科细菌、铜绿假单胞菌、金黄色葡萄球菌、凝固酶阴性葡萄球菌、真菌
器官移植后、淋巴瘤、肿瘤放疗	细胞免疫缺陷	李斯特菌、军团菌、结核分枝杆菌、病毒（水痘 – 带状疱疹病毒、巨细胞病毒）、真菌（念珠菌、隐球菌、曲霉菌）、肺孢子菌、弓形虫
补体缺乏症、丙球蛋白减低、多发性骨髓瘤、脾切除	体液免疫缺陷	肺炎链球菌、流感嗜血杆菌、脑膜炎奈瑟球菌等有荚膜细菌、某些病毒
静脉导管、脑室导管、留置导尿管、气管切开等	皮肤、黏膜完整性破坏	金黄色葡萄球菌、凝固酶阴性葡萄球菌、邻近器官寄殖菌

第六十章　抗菌药物合理应用

抗菌药物合理应用应考虑患者、细菌和抗菌药物三者之间的关系。应掌握患者特殊病理、生理状况，常见细菌所致疾病的特点，而针对不同部位感染的可能细菌如何选择合适抗菌药物品种，同时应参考本地区常见细菌对抗菌药物的体外抗菌活性选药。临床给药方案应基于对感染部位的药物浓度和不同抗菌药物的药代动力学/药效动力学特性制定，否则就有可能出现抗菌药物选择不合适或者采用不合理的给药方法，导致治疗失败。本章主要介绍如何根据药代动力学/药效动力学原理合理应用抗菌药物。

抗菌药物的药代动力学（pharmacokinetics，PK）是一门用时间函数来定量地描述抗菌药物在人体内吸收、分布、代谢和排泄过程的科学，研究不同给药途径时药物剂量与体内药物浓度的关系。当一种抗菌药物的"治疗窗"（therapeutic window）或安全范围较窄时，药代动力学的研究尤为重要，必要时需要进行血药浓度监测。对于口服抗菌药物，还需研究其生物利用度（bioavailability，BA）和药物相互作用，以保证有足够的药物通过口服吸收，避免进入体内药物剂量不够，无法有效对抗感染性疾病，如同时服用含有二价或三价阳离子药物会使喹诺酮类的生物利用度降低 50% ~ 90%。抗菌药物的药代动力学参数主要包括血清高峰浓度（peak serum concentration）、最高血药浓度（maximum plasma concentration）、半衰期（elimination half life of drug）、药 – 时曲线下面积（area under the plasma concentration – time curve，AUC）和表观分布容积（apparent volume of distribution）等。

抗菌药物在不同感染部位的分布受药物因素、解剖因素、炎症因素等影响。如对于呼吸系统感染，脂溶性低的抗菌药物如 β – 内酰胺类、氨基糖苷类和糖肽类渗透性较差，在肺组织内浓度大多不高，且难以通过真核细胞的细胞膜，对于胞内菌感染无效，但 β – 内酰胺类和糖肽类的抗菌活性强，因此广泛用于敏感胞外菌造成的呼吸道感染。而脂溶性高的药物如喹诺酮类、四环素类、氯霉素、利福平和噁唑烷酮类药物易于渗透，比脂溶性低的药物更容易在上皮衬液（epithelial lining fluid，ELF）中达到较高的药物浓度（表 60 – 1），且容易通过真核细胞的细胞膜，可用于治疗胞内菌的感染。同时，脂溶性高的药物大多可在肺泡巨噬细胞内达到高浓度，如口服左氧氟沙星 500mg后 4h 巨噬细胞内药物浓度可高达 83.9mg/L，口服阿奇霉素 500mg 后 4h 巨噬细胞内药物浓度可达 42.7mg/L，口服克拉霉素 500mg 后 4h，巨噬细胞内药物浓度高达 480mg/L。此外，呼吸道分泌物的酸性 pH、Ca^{2+}、Mg^{2+} 等可使氨基糖苷类抗菌药物灭活，同时因为氨基糖苷类的渗透性较差，很少单独用于呼吸道感染的治疗。肺表面活性物质可以使达托霉素灭活，因此，达托霉素在肺组织内浓度很低，不能用于治疗呼吸系统感染。

表 60 -1　抗菌药物肺组织分布

抗菌药物	ELF（mg/L）	ELF/血药浓度
头孢他啶（4g/d）[d]	8.2[a]	0.21
美罗培南（1g）	7.07[b]	0.51
万古霉素（15mg/kg）	4.5[a]	0.19
利奈唑胺（600mg/12h）	14.4[b]	1.05
左氧氟沙星（500mg/24h）	11.9[c]	1.31
阿奇霉素（500mg 首剂，250mg/24h）	2.18[b]	24.22
克拉霉素（500mg/12h）	34.5[b]	17.25

注：[a] 为稳态浓度；[b] 为峰浓度；[c] 为平均浓度；[d] 持续静脉滴注。

（引自：Pea F，Viale P. Clin Infect Dis 2006，42：1764－71）

抗菌药物的药效动力学又称药效学（pharmacodynamics，PD），研究的是药物浓度与抗菌效果间的关系。抗菌药物的药效学参数主要包括最低抑菌浓度（minimum inhibitory concentration，MIC）、最低杀菌浓度（minimum bacteriostatic concentration，MBC）、抗菌后效应（postantibiotic effect，PAE）、抗菌后亚抑菌浓度效应（postantibiotic sub－MIC effect，PAE－SME）、抗菌后白细胞活性增强效应（postantibiotic leukocyte enhancement，PALE）等。

PAE 指的是在细菌离开抗菌药物后生长仍存在的抑制作用。长 PAE 意味着抗菌药物浓度降至 MIC 以下后仍能长时间抑制细菌的再生长。PAE 长的药物包括氨基糖苷类、喹诺酮类、大环内酯类、四环素类、氯霉素和利福平。β－内酰胺类中碳青霉烯类具有较长 PAE，其余 β－内酰胺类的 PAE 几乎没有或很短。对于 PAE 长的抗菌药物可以适当延长给药间隔，而不仅仅是根据半衰期调整给药间隔。

抗菌药物的药代动力学和药效动力学是相互关联的两个方面，药代动力学/药效动力学（PK/PD）理论是近年来相关研究的重要成就，该理论描述了患者、细菌和抗菌药物三者之间的复杂关系。

根据抗菌药物 PK/PD 理论，抗菌药物主要分为时间依赖性抗菌药物（time－dependent antibiotics）和浓度依赖性抗菌药物（concentration－dependent antibiotics）（表 60－2）。最早描述 PK/PD 理论的是 Eagle，他于 20 世纪 40 年代就提出青霉素的杀菌作用为时间依赖性，而链霉素的杀菌作用为浓度依赖性。

目前，普遍用于疗效预测的 PK/PD 参数主要有三个：C_{max}/MIC，峰浓度与最低抑菌浓度的比值；AUC/MIC，药－时曲线下面积与最低抑菌浓度的比值；$T >$ MIC，血药浓度高于最低抑菌浓度的时间。

表 60 -2　预测抗菌药物疗效 PK/PD 参数

抗菌药物类别	PK/PD 参数	抗菌药物
时间依赖性（短 PAE）	$T >$ MIC	青霉素类、头孢菌素类、氨曲南、碳青霉烯类、大环内酯类、克林霉素
时间依赖性（长 PAE）	AUC/MIC	四环素、万古霉素、替考拉宁、阿奇霉素、噁唑烷酮类
浓度依赖性	AUC/MIC 或 C_{max}/MIC	氨基糖苷类、喹诺酮类、达托霉素、甲硝唑

时间依赖性抗菌药物的药物浓度达到一定程度后再增加浓度抗菌作用无明显增强，其抗菌效果与 $T > MIC$ 相关，即感染部位游离药物浓度高于 MIC 时间越长，抗菌效果越好。这一类药物包括 β – 内酰胺类、碳青霉烯类、利奈唑胺和替加环素。

头孢菌素类药物，$T > MIC$ 大于给药间隔的 40% 时表现为抑菌作用，大于 65% 时表现为杀菌作用；碳青霉烯类药物达到抑菌作用时 $T > MIC$ 则为大于给药间隔的 20%，达到杀菌作用时 40%；相对应的青霉素类达到抑菌作用和杀菌作用时的 $T > MIC$ 分别为 30% 和 50%。对于免疫功能低下患者，$T > MIC$ 则需要更高才可能获得满意的临床疗效。时间依赖性抗菌药物的抗菌效果同时与感染部位的药物浓度相关，在一定范围内，药物浓度与 MIC 的比值越高，杀菌效果越快，此时与 AUC/MIC 有一定关联。以万古霉素治疗金黄色葡萄球菌下呼吸道感染为例，AUC/MIC 大于 400 时有可能获得满意的临床疗效。万古霉素标准剂量为每日 2 次，每次 1g，此时 AUC 平均为 400h·mg/L。当金黄色葡萄球菌的 MIC 小于 1μg/ml 时，其 AUC/MIC 大于 400，但当 MIC 为 2μg/ml，其 AUC/MIC 为 200，其相应的临床疗效仅为 21%。

浓度依赖性抗菌药物如喹诺酮类和氨基糖苷类，药物浓度越高抗菌效果越好，抗菌治疗效果与 C_{max}/MIC 和 AUC/MIC 相关。使用喹诺酮类治疗革兰阴性菌感染时，达到最佳疗效的 AUC/MIC 比值需大于 100 ~ 125；治疗革兰阳性菌感染时，欲达到最佳疗效的 AUC/MIC 比值需达到 30 ~ 40。C_{max}/MIC 的比值大于 8 ~ 12 时临床疗效较好且不容易选择出耐药菌。此外，由于大多数氨基糖苷类和喹诺酮类药物都有明显的抗菌药物后效应，因此，浓度依赖性抗菌药物大多一日 1 次给药，以期获得最大的峰浓度，并使 AUC/MIC 和 C_{max}/MIC 最大化，获得最佳临床疗效。

细菌初次接触氨基糖苷类药物后可出现药物摄取下调现象，在下调期间，药物杀菌作用下降，MIC 提高，该现象可持续数小时。故一日 1 次给药可使下调作用在给药间歇期内消失。氨基糖苷类抗菌药物作为浓度依赖性药物，其肾毒性和耳毒性则具有时间依赖性特点。因此，保证氨基糖苷类药物峰浓度的一日 1 次给药方式既能保证临床疗效，又能减少多次使用造成的耳、肾毒性。

严重感染患者由于大多伴有免疫力的低下，因此合理的抗菌药物选择及给药方式就显得更为重要。既往的药代动力学参数大多来源于健康人群，近来研究显示，重症感染患者由于血管通透性和肾功能的变化，抗菌药物的组织分布受到不同程度的影响，感染部位抗菌药物浓度低于正常状态下浓度，因此重症感染时需提高药物剂量以提高感染部位药物浓度，如果药物剂量无法增加，则考虑选择对该类部位感染的病原菌的敏感折点较低的抗菌药物或通过联合用药降低药物的 MIC，否则难以达到满意的临床效果。有研究比较喹诺酮类和大环内酯类治疗军团菌肺炎，虽然两者临床疗效无显著差异，但喹诺酮类治疗组退热时间快于大环内酯类治疗组，虽然两种药物都可进入真核细胞，但由于喹诺酮类是浓度依赖性抗菌药物，而大环内酯类为时间依赖性抗菌药物，因此，细胞内的喹诺酮类高浓度是其退热时间快于大环内酯类的可能原因。

对于时间依赖性抗菌药物，血药浓度维持在 MIC 以上即血药谷浓度（plasma trough level，C_{min}）高于 MIC 被认为是重症感染治疗时保证疗效的关键。半衰期越短的时间依赖性抗菌药物其给药间隔需越短，由于持续静脉给药可使每日剂量不变的情况下稳态浓度最高，可能是重症感染时时间依赖性药物的最佳给药方式。

合理应用抗菌药物的目的不单是治愈患者的感染性疾病，同时要降低不良反应以及尽可能地减少或延缓耐药菌的出现。PK/PD 原理不仅与临床疗效相关，近来的研究显示还与细菌耐药性的选择有关。

防突变浓度（mutant prevention concentration，MPC）为防止因一步突变产生的耐药菌的最低抗菌药物浓度，细菌需要发生 2 次或 2 次以上的突变才会在 MPC 以上生存。细菌对喹诺酮类药物耐药的主要机制之一是喹诺酮类的作用靶位即拓扑异构酶的突变，其突变频率一般为 10^{-7}，因此需要大约 10^{14} 以上细菌才能得到 2 次突变的细菌，而感染部位的细菌数量一般为 10^{10}，因此感染部位的药物浓度如果超过 MPC，一步突变的细菌也会受到抑制，一般难以出现因两步突变而产生的耐药菌株。不同抗菌药物对不同细菌的 MPC 各不相同（表 60 - 3）。MPC 与 MIC 之间的区域为突变选择窗，即在这个浓度范围内，敏感细菌被抑制，但一步突变后产生的耐药菌却无法被抑制，会逐渐成为优势菌群。

表 60 - 3　部分抗菌药物对部分细菌的 MPC

菌种	抗菌药物	MIC_{99}（mg/L）	MPC（mg/L）
大肠埃希菌	诺氟沙星	0.045	1.6
	利福平	7	>4000
	妥布霉素	1.2	25
	氯霉素	1.9	12
	青霉素 G	2.4	300
金黄色葡萄球菌	环丙沙星	0.6	8
	加替沙星	0.03	0.4
肺炎链球菌	莫西沙星	0.25	1
	加替沙星	0.5	4
	左氧氟沙星	1	8

（引自：Drlica K. J Antimicrob Chemother, 2003，52：11 - 7）

AUC/MIC 比值与喹诺酮类耐药性产生之间的关系已有很多研究，左氧氟沙星和加替沙星体外研究显示，当 AUC/MIC 分别高于 86 和 55 时，肺炎链球菌 4 天内未出现耐药菌，但若分别小于 86 和 55 时，则有耐药菌产生。一项体外药效动力学模型研究显示，当金黄色葡萄球菌暴露在不同浓度的万古霉素，其 AUC/MIC 在 16.1 和 107.0 之间时，可选择出对万古霉素不敏感金黄色葡萄球菌，其 MIC 出现 4 ~ 8 倍的增高，AUC/MIC≥165.6 时可避免耐药菌的出现。此外联合应用利福平和庆大霉素可减少万古霉素耐药菌的出现。因此需要针对不同抗菌药物和细菌研究不同的 AUC/MIC 折点，使得抗菌治疗时体内 AUC/MIC 大于相应折点，避免耐药菌的出现。

因此，根据药物的 PK/PD 原理，通过使用防突变浓度低的药物或联合应用抗菌药物，选择合适的给药方案，缩小突变选择窗，可减少耐药菌的出现。

总之，选择抗菌药物用于治疗细菌感染性疾病时，要根据细菌的种类、不同抗菌药物的 PK、PD 特性，选择感染部位浓度高且抗菌活性好的抗菌药物，并根据抗菌药物的 PK/PD 原理，决定给药方式，增加临床疗效及细菌学清除率，减少耐药菌的出现和播散。

第十部分

消毒、隔离和传染病预防控制

第六十一章 消毒与隔离

在医院感染与控制工作中，消毒、隔离工作是重要环节之一。从建立完善的消毒、隔离制度到消毒、隔离工作的具体实施，都与医院的医疗安全及感染控制密不可分。

一、消毒

1. 医院消毒工作的重要性

消毒是通过物理或化学的方法，清除或杀灭医疗器械及用品、人体皮肤或黏膜、医疗环境的病原微生物，以预防和控制医院感染的发生与传播。不重视医院的消毒、灭菌工作，将会造成严重医院感染的暴发流行，对此国内外都曾付出过惨重的代价。近几年我国发生的多起因消毒隔离制度不健全、措施不到位、管理松懈而引起的血透患者感染丙肝事件，就是最好的例证。因此医院消毒、灭菌工作在医疗安全、预防院内感染中起着不可估量的作用。

2. 医院消毒的新观念

消毒前的彻底清洗是控制院内感染的关键环节之一，清洗是去除医疗器械、器具和物品上污物的全过程。被污染的医疗器械及物品上会有蛋白质、糖类、脂类、微生物负荷、内毒素等污物存留。清洗的意义就是降低生物负荷，去除有机、无机等污染物，帮助灭菌时达到无菌保障水平（SAL）。

目前，国内外不论采用何种方法对医疗器械进行灭菌时，所设置的灭菌程序、参数等都以器械彻底清洗为前提。因此，彻底清洗是保证消毒或灭菌成功的关键。

3. 消毒的概念及分类

消毒是指杀灭或清除传播媒介上的病原微生物，使其达到无害化的处理。消毒分为：随时消毒、终末消毒、预防性消毒三类。

（1）随时消毒 是指有传染源存在时对其排出的病原体可能污染的环境和物品及时进行的消毒。随时消毒在病原体排出后越早进行越好，防止造成疾病的传播。根据传染病的不同的传播途径，可选用不同方法进行随时消毒。

（2）终末消毒 传染源离开疫源地后进行的彻底消毒。终末消毒是指患者（出院、转出或死亡）后进行的一次彻底消毒。目的是完全消灭患者所播散的、遗留在居室和各种物体上存活的病原体，终末消毒进行得越及时、越彻底，防疫效果就越好。

（3）预防性消毒 是指对可能受到病原微生物污染的物品和场所进行的消毒。因医疗机构就诊人群中经常存在未被发现或未管理的传染源，故日常消毒工作尤为重要，如医院的医疗器械消毒灭菌、一般诊疗用品的消毒、餐具的消毒等均为预防性消毒。

4. 消毒的方法

消毒通常分为物理消毒法和化学消毒法。

物理消毒法最常用的是热消毒法和紫外线消毒法。

化学消毒法是利用化学消毒剂杀灭病原微生物的方法。化学消毒的机制是化学消毒剂作用于病原微生物，使病原体的蛋白质产生不可修复的损伤，以达到杀灭病原体的目的。常用的化学消毒灭菌方法有以下几种：浸泡法、熏蒸法、喷洒法、擦拭法。

根据消毒因子的适当剂量（浓度）或强度和作用时间对微生物的杀灭能力可分为：高水平消毒法（可以杀灭各种微生物，对细菌芽孢杀灭达到消毒效果的方法）、中水平消毒法（是可以杀灭和去除细菌芽孢以外的各种病原微生物的消毒方法）、低水平消毒法（只能杀灭细菌繁殖体和亲脂病毒的消毒方法）。

5. 影响消毒效果的因素

影响消毒效果的因素有微生物的种类和数量、消毒剂的浓度及酸碱度、消毒的对象、消毒的环境、消毒的时间以及实施过程等。另外，消毒剂的耐药性、病原体及其构成不断变迁（如：VRE、超级细菌等）、新细菌和新病毒的感染（如：非典型分枝杆菌、感染性蛋白因子：朊毒体等）对消毒效果亦有影响。

二、隔离

1. 隔离的概念及目的

将处于传染期内的患者，可疑传染患者和病原携带者同其他患者分开，或将感染者置于不能传染给他人的条件下，即称之为隔离。隔离的目的是切断感染链中的传播途径，保护易感者，最终控制或消灭感染源。因此，它是防止感染性疾病传播的重要措施。

2. 感染在医院传播的三个环节

感染来源、易感宿主、传播途径合称为感染链。传播途径主要有：接触传播、飞沫传播、空气传播。

（1）接触传播 通过接触而传播的疾病，是医院感染主要而常见的传播途径，一般有下列两种形式。

①直接传播 由感染的患者直接（不经媒介）将病原传给易感宿主。

②间接传播 是指病原体传播需要有被污染的中介物或人。

（2）飞沫传播 理论上是接触传播的形式，但又不同于接触传播。人在咳嗽、打喷嚏或谈笑时，会从口腔、鼻孔喷出很多微小液滴，称为飞沫，医护人员在进行诊疗操作如支气管镜或吸痰操作时也可产生许多含微生物飞沫，若易感者处于近处，接触到含致病菌的飞沫，即可引发感染。

（3）空气传播 是指通过空气飞沫核（≤5μm，含有病原微生物的飞沫蒸发后产生的小颗粒，可长期悬浮在空气中）或含有传染因子的灰尘粒子的播散而传播，以这种形式存在的病原微生物可通过空气流动远距离播散。经空气传播的微生物包括：结核、水痘、麻疹等。

3. 隔离的管理要求

依据医院卫生学的要求，医院的建筑布局应具备隔离预防的功能。①区域划分明确、标识清楚；②结合实际情况，制定隔离预防制度并实施；③隔离的实施应遵循"标准预防"和"基于疾病传播途径的预防"的原则；④加强传染病患者的管理，包括隔离患者，严格执行探视制度；⑤加强医务人员隔离与防护知识的培训；⑥严格执行隔离区域消毒的相关规定。

4. 隔离预防

隔离预防有两个预防内容：第一预防措施是面向所有的患者，无论患者是否有传染性，均实施以预防为主的"标准预防"；第二预防是对有传染性或疑似有传染性的患者，根据疾病的传播途径，在实施标准预防的基础上而采取的"基于疾病传播途径的预防"。

标准预防：是为防止经血液传播疾病在医院内传播而设立的防护措施。由于无法预知患者是否有经血传播疾病，因此，要求应视所有人的血液、体液都有潜在的传染性而采取防护措施。它可减低医务人员在工作场所感染 HIV、HBV、HCV 等血液传播疾病感染的机会，是对院内感染传播控制措施的补充。具体的措施有：

（1）洗手　无论是否穿戴手套，在接触血液、体液、分泌物、排泄物及污染物品后，必须洗手。摘下手套或者接触另一名患者前，必须洗手，以避免把微生物转移给其他患者或地方。

（2）戴手套　有伤口时应戴手套操作，加强防护。虽然戴手套不能防止针刺伤，但可以减少血液进入人体的量从而减少感染的机会；操作中，手套破损后要立即更换，脱手套后仍需立即彻底洗手；接触黏膜或未污染的皮肤时，应更换清洁的手套；接触血液、体液、分泌物、排泄物及污染物品时，必须戴上手套（清洁、不需消毒的手套即可）；手套用后，应注意脱掉并洗手。特别是接触非污染的物体或表面前，以及诊治其他患者前，以避免把微生物转移给其他患者或地方。

（3）隔离衣的应用　各种隔离衣可提供保护和屏蔽细菌减少传播的作用，但是并不是接触所有的患者都需要穿隔离衣。只在有可能被传染性的血液、分泌物、飞溅的液体和大量的传染性材料污染时才使用。

（4）戴面罩、护目镜和口罩　戴口罩及护目镜可以减少患者的体液、血液、分泌物等液体的传染性物质飞溅到医护人员的眼睛、口腔及鼻腔黏膜。

（5）针头等锐器处理　所有锐物的处理应非常小心，必须小心防止针刺伤发生。谨记任何时候不能回插针头帽。把所有用过的针头、手术刀片以及其他尖锐工具放置于"锐器收集盒"内。

①基于疾病传播途径的预防　是针对有传染性或疑似传染性的患者的病原菌感染的预防，必须通过中断传播途径才可预防的感染，共有三类：空气预防、飞沫预防和接触预防。

②空气预防　患者应安置在负压病房内。工作人员进入该环境应使用 N95 防护口罩。限制患者活动范围，减少转运。

③飞沫预防　患者最好安置在单人隔离房间，床间距大于 3 英尺（1 英尺 = 0.305m）。进入患者房间时要戴外科口罩。限制患者活动范围，减少转运。对于 H5N1 患者防护的距离以 6 英尺（1 英尺 = 0.305m）为宜。

④接触预防　患者最好安置在单人隔离房间，床间距大于 3 英尺（1 英尺 = 0.305m），注意手卫生。直接接触患者皮肤、患者周围环境和患者用过的器械设备时应戴手套。限制患者活动范围，减少转运。

总之，隔离的目标是防止感染的扩散并最终消灭或控制感染源。任何一种隔离手段的实施，不仅取决于制定严格的隔离措施，而更重要的是认真地落实和执行。这对预防和控制医院感染的发生，保障患者和医务人员的健康与安全具有十分重要的意义。

第六十二章　传染病预防控制

一、传染病监测

疾病监测是传染病预防控制中的重要措施，是实现早发现、早诊断、早报告、早隔离、早治疗的最重要手段。

疾病监测既可以针对传染源进行监测，也可以专门针对传播途径和易感人群开展监测。目前我国传染病监测覆盖面最广、系统最完善的是国家传染病监测报告系统。依据《中华人民共和国传染病防治法》（以下简称《传染病防治法》）的规定，它涵盖了所有 39 种法定报告的传染病，部分省市还依据《传染病防治法》的规定增加了本地流行较为广泛的传染病病种。

我国传染病患者信息主要通过《中华人民共和国传染病报告卡》（以下简称《传染病报告卡》）来收集，通过《疾病监测信息报告管理系统》进行网络直报。各级医疗卫生机构的责任报告人在发现法定传染病患者后，填写《传染病报告卡》进行网络直报。发现漏报的传染病病例应及时补报。乡村医生、个体开业医生发现法定传染病患者时，也应填写《传染病报告卡》，报由当地负责传染病管理的乡镇卫生院或社区卫生服务中心核实后，在规定时限内按程序进行报告。

二、传染病的管理

1. 传染源的管理

我国在传染病管理中实行分级管理制度。医疗机构发现甲类传染病时，对患者、病原携带者，予以隔离治疗，隔离期限根据医学检查结果确定；对疑似患者，确诊前在指定场所单独隔离治疗；拒绝隔离治疗或者隔离期未满擅自脱离隔离治疗的，可以由公安机关协助医院采取强制隔离治疗措施。发现乙类或者丙类传染病患者，应当根据病情采取必要的治疗和传播控制措施。要根据传染病的传播方式和传播能力采取单独隔离或分病种集中隔离措施。对于不明原因疾病要采取单独隔离措施。

同时，还在传染病管理中实行首诊医生负责制，首诊医生要在做好传染病患者或疑似患者临床治疗的同时，按照《传染病防治法》和有关规范要求，在第一时间对传染病患者、疑似患者采取隔离、医学观察等措施。对患者的排泄物、分泌物、可能被污染的场所、物品以及医疗废弃物及污水，按规定实施消毒和无害化处理。协助疾病预防控制机构开展标本的采集、流行病学调查工作。

2. 传播途径的控制

病原体从传染源排出体外，需要经过一定的传播方式，才能到达新的宿主体内，此过程称之为传播途径。不同的病原体有着不同的传播途径，例如，甲肝、细菌性痢疾等是通过粪－口途径传播，如果我们注意饮食卫生和个人卫生如饭前和便后洗手等，就可以避免罹患这些疾病；流感、麻疹等是通过呼吸道传播的，人们在流行季节佩戴口罩就可以大大降低患病的概率。因此，切断传播途径是控制与消灭疾病的关键措施。

3. 易感人群的保护

保护易感人群，是控制与消灭传染病的重要措施。一种传染病能否在人群中流行（包括流行的强度），与该人群易感性密切相关。人群易感性越高，说明该人群发生该传染病流行的风险越大。一旦有传染源输入，即可形成暴发或流行。为了消除这种风险，目前主要采取疫苗应急接种和预防性投药等方式。

三、突发公共卫生事件的管理

2003 年发生 SARS 疫情后，国家迅速颁布了《突发公共卫生事件应急条例》，进一步加大了对群体性不明原因事件和传染病大规模流行的管理力度。2005 年又专门制定了《国家突发公共卫生事件相关信息报告管理工作规范（试行）》对各种需要报告的具体情形进行分类管理，从而在制度上规范了我国对群体性发病和新发传染病的管理。

四、日常性预防控制措施

《中华人民共和国传染病防治法》第二条明确提出，国家对传染病防治实行预防为主的方针。因此加强日常性预防控制措施是预防传染病的最重要手段。

1. 实行预防接种制度

《传染病防治法》第十五条提出了国家实行有计划的预防接种制度。预防接种是传染病预防控制策略中最经济、最有效、最方便的手段。我国早在 1978 年就在全国将卡介苗、脊髓灰质炎疫苗（糖丸）、百白破三联疫苗、麻疹疫苗纳入免疫规划。2002 年又在此基础上将乙肝疫苗纳入免疫规划。2007 年 3 月温家宝总理在全国十届人大五次会议上提出了扩大国家免疫规划疫苗种类，将甲肝、流脑等疫苗可预防传染病纳入国家扩大免疫规划的宏伟目标后，我国纳入免疫规划的疫苗可预防传染病已达到 15 种。实践证明，我国许多传染病，如麻疹、白喉、百日咳、乙型肝炎等，通过人群大规模免疫接种已经有效控制了这些传染病的流行强度。

2. 加强健康教育

健康教育就是有计划、有组织、有系统地通过大众媒体、专业讲座和各种有针对性的手段，使人们树立健康意识、养成良好的行为习惯和生活方式，自觉地采纳有益于健康的行为和生活方式，从而达到切断传染病传播途径的目的。健康教育的效果取决于宣传方式与受众的匹配性，因此健康教育的形式也要多种多样，以便使不同教育背景的人群能够真正获得有关传染病预防的知识。近年来随着我国健康教育力度的不断加大，在传染病预防中取得的成效也非常显著。

3. 改善卫生条件

早在 20 世纪 80 年代我国就启动了农村大规模的改水改厕工作，全国爱国卫生委员会又在 2009 年专门颁发了《农村改厕管理办法（试行）》。这些措施有力地改善了我国农村居民的饮用水安全，也为粪便无害化处理提供了法律保障。21 世纪初国家又加强了食品卫生监督和管理，特别是学校的饮食卫生，这些卫生条件的改善从根本上控制了传染病的发生和传播。

附录

附录一　中华人民共和国传染病防治法

（中华人民共和国主席令第十七号）

目　　录

第一章　总则
第二章　传染病预防
第三章　疫情报告、通报和公布
第四章　疫情控制
第五章　医疗救治
第六章　监督管理
第七章　保障措施
第八章　法律责任
第九章　附则

第一章　总　　则

第一条　为了预防、控制和消除传染病的发生与流行，保障人体健康和公共卫生，制定本法。

第二条　国家对传染病防治实行预防为主的方针，防治结合、分类管理、依靠科学、依靠群众。

第三条　本法规定的传染病分为甲类、乙类和丙类。

甲类传染病是指：鼠疫、霍乱。

乙类传染病是指：传染性非典型肺炎、艾滋病、病毒性肝炎、脊髓灰质炎、人感染高致病性禽流感、麻疹、流行性出血热、狂犬病、流行性乙型脑炎、登革热、炭疽、细菌性和阿米巴性痢疾、肺结核、伤寒和副伤寒、流行性脑脊髓膜炎、百日咳、白喉、新生儿破伤风、猩红热、布鲁氏菌病、淋病、梅毒、钩端螺旋体病、血吸虫病、疟疾。

丙类传染病是指：流行性感冒、流行性腮腺炎、风疹、急性出血性结膜炎、麻风病、流行性和地方性斑疹伤寒、黑热病、包虫病、丝虫病，除霍乱、细菌性和阿米巴性痢疾、伤寒和副伤寒以外的感染性腹泻病。

上述规定以外的其他传染病，根据其暴发、流行情况和危害程度，需要列入乙类、丙类传染病的，由国务院卫生行政部门决定并予以公布。

第四条　对乙类传染病中传染性非典型肺炎、炭疽中的肺炭疽和人感染高致病性禽流感，采取本法所称甲类传染病的预防、控制措施。其他乙类传染病和突发原因不明的传染病需要采取本法所称甲类传染病的预防、控制措施的，由国务院卫生行政部门及时报经国务院批准后予以公布、实施。

省、自治区、直辖市人民政府对本行政区域内常见、多发的其他地方性传染病，可以根据情况决定按照乙类或者丙类传染病管理并予以公布，报国务院卫生行政部门备案。

第五条　各级人民政府领导传染病防治工作。

县级以上人民政府制定传染病防治规划并组织实施，建立健全传染病防治的疾病预防控制、医疗救治和监督管理体系。

第六条　国务院卫生行政部门主管全国传染病防治及其监督管理工作。县级以上地方人民政府卫生行政部门负责本行政区域内的传染病防治及其监督管理工作。

县级以上人民政府其他部门在各自的职责范围内负责传染病防治工作。

军队的传染病防治工作，依照本法和国家有关规定办理，由中国人民解放军卫生主管部门实施监督管理。

第七条　各级疾病预防控制机构承担传染病监测、预测、流行病学调查、疫情报告以及其他预防、控制工作。

医疗机构承担与医疗救治有关的传染病防治工作和责任区域内的传染病预防工作。城市社区和农村基层医疗机构在疾病预防控制机构的指导下，承担城市社区、农村基层相应的传染病防治工作。

第八条　国家发展现代医学和中医药等传统医学，支持和鼓励开展传染病防治的科学研究，提高传染病防治的科学技术水平。

国家支持和鼓励开展传染病防治的国际合作。

第九条　国家支持和鼓励单位和个人参与传染病防治工作。各级人民政府应当完善有关制度，方便单位和个人参与防治传染病的宣传教育、疫情报告、志愿服务和捐赠活动。

居民委员会、村民委员会应当组织居民、村民参与社区、农村的传染病预防与控制活动。

第十条　国家开展预防传染病的健康教育。新闻媒体应当无偿开展传染病防治和公共卫生教育的公益宣传。

各级各类学校应当对学生进行健康知识和传染病预防知识的教育。

医学院校应当加强预防医学教育和科学研究，对在校学生以及其他与传染病防治相关人员进行预防医学教育和培训，为传染病防治工作提供技术支持。

疾病预防控制机构、医疗机构应当定期对其工作人员进行传染病防治知识、技能的培训。

第十一条　对在传染病防治工作中做出显著成绩和贡献的单位和个人，给予表彰和奖励。

对因参与传染病防治工作致病、致残、死亡的人员，按照有关规定给予补助、抚恤。

第十二条　在中华人民共和国领域内的一切单位和个人，必须接受疾病预防控制机构、医疗机构有关传染病的调查、检验、采集样本、隔离治疗等预防、控制措施，如实提供有关情况。疾病预防控制机构、医疗机构不得泄露涉及个人隐私的有关信息、资料。

卫生行政部门以及其他有关部门、疾病预防控制机构和医疗机构因违法实施行政管理或者预防、控制措施，侵犯单位和个人合法权益的，有关单位和个人可以依法申请行政复议或者提起诉讼。

第二章　传染病预防

第十三条　各级人民政府组织开展群众性卫生活动，进行预防传染病的健康教育，倡导文明健康的生活方式，提高公众对传染病的防治意识和应对能力，加强环境卫生建设，消除鼠害和蚊、蝇等病媒生物的危害。

各级人民政府农业、水利、林业行政部门按照职责分工负责指导和组织消除农田、湖区、河流、牧场、林区的鼠害与血吸虫危害，以及其他传播传染病的动物和病媒生物的危害。

铁路、交通、民用航空行政部门负责组织消除交通工具以及相关场所的鼠害和蚊、蝇等病媒生物的危害。

第十四条　地方各级人民政府应当有计划地建设和改造公共卫生设施，改善饮用水卫生条件，对污水、污物、粪便进行无害化处置。

第十五条　国家实行有计划的预防接种制度。国务院卫生行政部门和省、自治区、直辖市人民政府卫生行政部门，根据传染病预防、控制的需要，制定传染病预防接种规划并组织实施。用于预防接种的疫苗必须符合国家质量标准。

国家对儿童实行预防接种证制度。国家免疫规划项目的预防接种实行免费。医疗机构、疾病预防控制机构与儿童的监护人应当相互配合，保证儿童及时接受预防接种。具体办法由国务院制定。

第十六条　国家和社会应当关心、帮助传染病病人、病原携带者和疑似传染病病人，使其得到及时救治。任何单位和个人不得歧视传染病病人、病原携带者和疑似传染病病人。

传染病病人、病原携带者和疑似传染病病人，在治愈前或者在排除传染病嫌疑前，不得从事法律、行政法规和国务院卫生行政部门规定禁止从事的易使该传染病扩散的工作。

第十七条　国家建立传染病监测制度。

国务院卫生行政部门制定国家传染病监测规划和方案。省、自治区、直辖市人民政府卫生行政部门根据国家传染病监测规划和方案，制定本行政区域的传染病监测计划和工作方案。

各级疾病预防控制机构对传染病的发生、流行以及影响其发生、流行的因素，进行监测；对国外发生、国内尚未发生的传染病或者国内新发生的传染病，进行监测。

第十八条　各级疾病预防控制机构在传染病预防控制中履行下列职责：

（一）实施传染病预防控制规划、计划和方案；

（二）收集、分析和报告传染病监测信息，预测传染病的发生、流行趋势；

（三）开展对传染病疫情和突发公共卫生事件的流行病学调查、现场处理及其效果评价；

（四）开展传染病实验室检测、诊断、病原学鉴定；

（五）实施免疫规划，负责预防性生物制品的使用管理；

（六）开展健康教育、咨询，普及传染病防治知识；

（七）指导、培训下级疾病预防控制机构及其工作人员开展传染病监测工作；

（八）开展传染病防治应用性研究和卫生评价，提供技术咨询。

国家、省级疾病预防控制机构负责对传染病发生、流行以及分布进行监测，对重大传染病流行趋势进行预测，提出预防控制对策，参与并指导对暴发的疫情进行调查处理，开展传染病病原学鉴定，建立检测质量控制体系，开展应用性研究和卫生评价。

设区的市和县级疾病预防控制机构负责传染病预防控制规划、方案的落实，组织实施免疫、消毒、控制病媒生物的危害，普及传染病防治知识，负责本地区疫情和突发公共卫生事件监测、报告，开展流行病学调查和常见病原微生物检测。

第十九条　国家建立传染病预警制度。

国务院卫生行政部门和省、自治区、直辖市人民政府根据传染病发生、流行趋势的预测，及时发出传染病预警，根据情况予以公布。

第二十条　县级以上地方人民政府应当制定传染病预防、控制预案，报上一级人民政府备案。

传染病预防、控制预案应当包括以下主要内容：

（一）传染病预防控制指挥部的组成和相关部门的职责；

（二）传染病的监测、信息收集、分析、报告、通报制度；

（三）疾病预防控制机构、医疗机构在发生传染病疫情时的任务与职责；

（四）传染病暴发、流行情况的分级以及相应的应急工作方案；

（五）传染病预防、疫点疫区现场控制，应急设施、设备、救治药品和医疗器械以及其他物资和技术的储备与调用。

地方人民政府和疾病预防控制机构接到国务院卫生行政部门或者省、自治区、直辖市人民政府发出的传染病预警后，应当按照传染病预防、控制预案，采取相应的预防、控制措施。

第二十一条　医疗机构必须严格执行国务院卫生行政部门规定的管理制度、操作规范，防止传染病的医源性感染和医院感染。

医疗机构应当确定专门的部门或者人员，承担传染病疫情报告、本单位的传染病预防、控制以及责任区域内的传染病预防工作；承担医疗活动中与医院感染有关的危险因素监测、安全防护、消毒、隔离和医疗废物处置工作。

疾病预防控制机构应当指定专门人员负责对医疗机构内传染病预防工作进行指导、考核，开展流行病学调查。

第二十二条　疾病预防控制机构、医疗机构的实验室和从事病原微生物实验的单位，应当符合国家规定的条件和技术标准，建立严格的监督管理制度，对传染病病原体样本按照规定的措施实行严格监督管理，严防传染病病原体的实验室感染和病原微生物的扩散。

第二十三条　采供血机构、生物制品生产单位必须严格执行国家有关规定，保证血液、血液制品的质量。禁止非法采集血液或者组织他人出卖血液。

疾病预防控制机构、医疗机构使用血液和血液制品，必须遵守国家有关规定，防止因输入血液、使用血液制品引起经血液传播疾病的发生。

第二十四条　各级人民政府应当加强艾滋病的防治工作，采取预防、控制措施，防止艾滋病的传播。具体办法由国务院制定。

第二十五条　县级以上人民政府农业、林业行政部门以及其他有关部门，依据各自的职责负责与人畜共患传染病有关的动物传染病的防治管理工作。

与人畜共患传染病有关的野生动物、家畜家禽，经检疫合格后，方可出售、运输。

第二十六条　国家建立传染病菌种、毒种库。

对传染病菌种、毒种和传染病检测样本的采集、保藏、携带、运输和使用实行分类管理，建立健全严格的管理制度。

对可能导致甲类传染病传播的以及国务院卫生行政部门规定的菌种、毒种和传染病检测样本，确需采集、保藏、携带、运输和使用的，须经省级以上人民政府卫生行政部门批准。具体办法由国务院制定。

第二十七条　对被传染病病原体污染的污水、污物、场所和物品，有关单位和个人必须在疾病预防控制机构的指导下或者按照其提出的卫生要求，进行严格消毒处理；拒绝消毒处理的，由当地卫生行政部门或者疾病预防控制机构进行强制消毒处理。

第二十八条　在国家确认的自然疫源地计划兴建水利、交通、旅游、能源等大型建设项目的，应当事先由省级以上疾病预防控制机构对施工环境进行卫生调查。建设单位应当根据疾病预防控制机构的意见，采取必要的传染病预防、控制措施。施工期间，建设单位应当设专人负责工地上的卫生防疫工作。工程竣工后，疾病预防控制机构应当对可能发生的传染病进行监测。

第二十九条　用于传染病防治的消毒产品、饮用水供水单位供应的饮用水和涉及饮用水卫生安全的产品，应当符合国家卫生标准和卫生规范。

饮用水供水单位从事生产或者供应活动，应当依法取得卫生许可证。

生产用于传染病防治的消毒产品的单位和生产用于传染病防治的消毒产品，应当经省级以上人民政府卫生行政部门审批。具体办法由国务院制定。

第三章　疫情报告、通报和公布

第三十条　疾病预防控制机构、医疗机构和采供血机构及其执行职务的人员发现本法规定的传染病疫情或者发现其他传染病暴发、流行以及突发原因不明的传染病时，应当遵循疫情报告属地管理原则，按照国务院规定的或者国务院卫生行政部门规定的内容、程序、方式和时限报告。

军队医疗机构向社会公众提供医疗服务，发现前款规定的传染病疫情时，应当按照国务院卫生行政部门的规定报告。

第三十一条　任何单位和个人发现传染病病人或者疑似传染病病人时，应当及时向附近的疾病预防控制机构或者医疗机构报告。

第三十二条　港口、机场、铁路疾病预防控制机构以及国境卫生检疫机关发现甲类传染病病人、病原携带者、疑似传染病病人时，应当按照国家有关规定立即向国境口岸所在地的疾病预防控制机构或者所在地县级以上地方人民政府卫生行政部门报告并互相通报。

第三十三条　疾病预防控制机构应当主动收集、分析、调查、核实传染病疫情信息。接到甲类、乙类传染病疫情报告或者发现传染病暴发、流行时，应当立即报告当地卫生行政部门，由当地卫生行政部门立即报告当地人民政府，同时报告上级卫生行政部门和国务院卫生行政部门。

疾病预防控制机构应当设立或者指定专门的部门、人员负责传染病疫情信息管理工作，及时对疫情报告进行核实、分析。

第三十四条　县级以上地方人民政府卫生行政部门应当及时向本行政区域内的疾病预防控制机构和医疗机构通报传染病疫情以及监测、预警的相关信息。接到通报的疾病预防控制机构和医疗机构应当及时告知本单位的有关人员。

第三十五条　国务院卫生行政部门应当及时向国务院其他有关部门和各省、自治区、直辖市人民政府卫生行政部门通报全国传染病疫情以及监测、预警的相关信息。

毗邻的以及相关的地方人民政府卫生行政部门，应当及时互相通报本行政区域的传染病疫情以及监测、预警的相关信息。

县级以上人民政府有关部门发现传染病疫情时，应当及时向同级人民政府卫生行政部门通报。

中国人民解放军卫生主管部门发现传染病疫情时，应当向国务院卫生行政部门通报。

第三十六条　动物防疫机构和疾病预防控制机构，应当及时互相通报动物间和人间发生的人畜共患传染病疫情以及相关信息。

第三十七条　依照本法的规定负有传染病疫情报告职责的人民政府有关部门、疾病预防控制机构、医疗机构、采供血机构及其工作人员，不得隐瞒、谎报、缓报传染病疫情。

第三十八条　国家建立传染病疫情信息公布制度。

国务院卫生行政部门定期公布全国传染病疫情信息。省、自治区、直辖市人民政府卫生行政部门定期公布本行政区域的传染病疫情信息。

传染病暴发、流行时，国务院卫生行政部门负责向社会公布传染病疫情信息，并可以授权省、自治区、直辖市人民政府卫生行政部门向社会公布本行政区域的传染病疫情信息。

公布传染病疫情信息应当及时、准确。

第四章　疫情控制

第三十九条　医疗机构发现甲类传染病时，应当及时采取下列措施：

（一）对病人、病原携带者，予以隔离治疗，隔离期限根据医学检查结果确定；

（二）对疑似病人，确诊前在指定场所单独隔离治疗；

（三）对医疗机构内的病人、病原携带者、疑似病人的密切接触者，在指定场所进行医学观察和采取其他必要的预防措施。

拒绝隔离治疗或者隔离期未满擅自脱离隔离治疗的，可以由公安机关协助医疗机构采取强制隔离治疗措施。

医疗机构发现乙类或者丙类传染病病人，应当根据病情采取必要的治疗和控制传播措施。

医疗机构对本单位内被传染病病原体污染的场所、物品以及医疗废物，必须依照法律、法规的规定实施消毒和无害化处置。

第四十条　疾病预防控制机构发现传染病疫情或者接到传染病疫情报告时，应当及时采取下列措施：

（一）对传染病疫情进行流行病学调查，根据调查情况提出划定疫点、疫区的建议，对被污染的场所进行卫生处理，对密切接触者，在指定场所进行医学观察和采取其他必要的预防措施，并向卫生行政部门提出疫情控制方案；

（二）传染病暴发、流行时，对疫点、疫区进行卫生处理，向卫生行政部门提出疫情控制方案，并按照卫生行政部门的要求采取措施；

（三）指导下级疾病预防控制机构实施传染病预防、控制措施，组织、指导有关单位对传染病疫情的处理。

第四十一条　对已经发生甲类传染病病例的场所或者该场所内的特定区域的人员，所在地的县级以上地方人民政府可以实施隔离措施，并同时向上一级人民政府报告；接到报告的上级人民政府应当即时作出是否批准的决定。上级人民政府作出不予批准决定的，实施隔离措施的人民政府应当立即解除隔离措施。

在隔离期间，实施隔离措施的人民政府应当对被隔离人员提供生活保障；被隔离人员有工作单位的，所在单位不得停止支付其隔离期间的工作报酬。

隔离措施的解除，由原决定机关决定并宣布。

第四十二条　传染病暴发、流行时，县级以上地方人民政府应当立即组织力量，按照预防、控制预案进行防治，切断传染病的传播途径，必要时，报经上一级人民政府决定，可以采取下列紧急措施并予以公告：

（一）限制或者停止集市、影剧院演出或者其他人群聚集的活动；

（二）停工、停业、停课；

（三）封闭或者封存被传染病病原体污染的公共饮用水源、食品以及相关物品；

（四）控制或者扑杀染疫野生动物、家畜家禽；

（五）封闭可能造成传染病扩散的场所。

上级人民政府接到下级人民政府关于采取前款所列紧急措施的报告时，应当即时作出决定。

紧急措施的解除，由原决定机关决定并宣布。

第四十三条　甲类、乙类传染病暴发、流行时，县级以上地方人民政府报经上一级人民政府决定，可以宣布本行政区域部分或者全部为疫区；国务院可以决定并宣布跨省、自治区、直辖市的疫区。县级以上地方人民政府可以在疫区内采取本法第四十二条规定的紧急措施，并可以对出入疫区的人员、物资和交通工具实施卫生检疫。

省、自治区、直辖市人民政府可以决定对本行政区域内的甲类传染病疫区实施封锁；但是，封锁大、中城市的疫区或者封锁跨省、自治区、直辖市的疫区，以及封锁疫区导致中断干线交通或者封锁国境的，由国务院决定。

疫区封锁的解除，由原决定机关决定并宣布。

第四十四条　发生甲类传染病时，为了防止该传染病通过交通工具及其乘运的人员、物资传播，可以实施交通卫生检疫。具体办法由国务院制定。

第四十五条　传染病暴发、流行时，根据传染病疫情控制的需要，国务院有权在全国范围或者跨省、自治区、直辖市范围内，县级以上地方人民政府有权在本行政区域内紧急调集人员或者调用储备物资，临时征用房屋、交通工具以及相关设施、设备。

紧急调集人员的，应当按照规定给予合理报酬。临时征用房屋、交通工具以及相关设施、设备的，应当依法给予补偿；能返还的，应当及时返还。

第四十六条　患甲类传染病、炭疽死亡的，应当将尸体立即进行卫生处理，就近火化。患其他传染病死亡的，必要时，应当将尸体进行卫生处理后火化或者按照规定深埋。

为了查找传染病病因，医疗机构在必要时可以按照国务院卫生行政部门的规定，对传染病病人尸体或者疑似传染病病人尸体进行解剖查验，并应当告知死者家属。

第四十七条　疫区中被传染病病原体污染或者可能被传染病病原体污染的物品，经消毒可以使用的，应当在当地疾病预防控制机构的指导下，进行消毒处理后，方可使用、出售和运输。

第四十八条　发生传染病疫情时，疾病预防控制机构和省级以上人民政府卫生行政部门指派的其他与传染病有关的专业技术机构，可以进入传染病疫点、疫区进行调查、采集样本、技术分析和检验。

第四十九条　传染病暴发、流行时，药品和医疗器械生产、供应单位应当及时生产、供应防治传染病的药品和医疗器械。铁路、交通、民用航空经营单位必须优先运送处理传染病疫情的人员以及防治传染病的药品和医疗器械。县级以上人民政府有关部门应当做好组织协调工作。

第五章　医 疗 救 治

第五十条　县级以上人民政府应当加强和完善传染病医疗救治服务网络的建设，指定具备传染病救治条件和能力的医疗机构承担传染病救治任务，或者根据传染病救治需要设置传染病医院。

第五十一条　医疗机构的基本标准、建筑设计和服务流程，应当符合预防传染病医院感染的要求。

医疗机构应当按照规定对使用的医疗器械进行消毒；对按照规定一次使用的医疗器具，应当在使用后予以销毁。

医疗机构应当按照国务院卫生行政部门规定的传染病诊断标准和治疗要求，采取相应措施，提高传染病医疗救治能力。

第五十二条 医疗机构应当对传染病病人或者疑似传染病病人提供医疗救护、现场救援和接诊治疗，书写病历记录以及其他有关资料，并妥善保管。

医疗机构应当实行传染病预检、分诊制度；对传染病病人、疑似传染病病人，应当引导至相对隔离的分诊点进行初诊。医疗机构不具备相应救治能力的，应当将患者及其病历记录复印件一并转至具备相应救治能力的医疗机构。具体办法由国务院卫生行政部门规定。

第六章 监 督 管 理

第五十三条 县级以上人民政府卫生行政部门对传染病防治工作履行下列监督检查职责：

（一）对下级人民政府卫生行政部门履行本法规定的传染病防治职责进行监督检查；

（二）对疾病预防控制机构、医疗机构的传染病防治工作进行监督检查；

（三）对采供血机构的采供血活动进行监督检查；

（四）对用于传染病防治的消毒产品及其生产单位进行监督检查，并对饮用水供水单位从事生产或者供应活动以及涉及饮用水卫生安全的产品进行监督检查；

（五）对传染病菌种、毒种和传染病检测样本的采集、保藏、携带、运输、使用进行监督检查；

（六）对公共场所和有关单位的卫生条件和传染病预防、控制措施进行监督检查。

省级以上人民政府卫生行政部门负责组织对传染病防治重大事项的处理。

第五十四条 县级以上人民政府卫生行政部门在履行监督检查职责时，有权进入被检查单位和传染病疫情发生现场调查取证，查阅或者复制有关的资料和采集样本。被检查单位应当予以配合，不得拒绝、阻挠。

第五十五条 县级以上地方人民政府卫生行政部门在履行监督检查职责时，发现被传染病病原体污染的公共饮用水源、食品以及相关物品，如不及时采取控制措施可能导致传染病传播、流行的，可以采取封闭公共饮用水源、封存食品以及相关物品或者暂停销售的临时控制措施，并予以检验或者进行消毒。经检验，属于被污染的食品，应当予以销毁；对未被污染的食品或者经消毒后可以使用的物品，应当解除控制措施。

第五十六条 卫生行政部门工作人员依法执行职务时，应当不少于两人，并出示执法证件，填写卫生执法文书。

卫生执法文书经核对无误后，应当由卫生执法人员和当事人签名。当事人拒绝签名的，卫生执法人员应当注明情况。

第五十七条 卫生行政部门应当依法建立健全内部监督制度，对其工作人员依据法定职权和程序履行职责的情况进行监督。

上级卫生行政部门发现下级卫生行政部门不及时处理职责范围内的事项或者不履行职责的，应当责令纠正或者直接予以处理。

第五十八条　卫生行政部门及其工作人员履行职责，应当自觉接受社会和公民的监督。单位和个人有权向上级人民政府及其卫生行政部门举报违反本法的行为。接到举报的有关人民政府或者其卫生行政部门，应当及时调查处理。

第七章　保障措施

第五十九条　国家将传染病防治工作纳入国民经济和社会发展计划，县级以上地方人民政府将传染病防治工作纳入本行政区域的国民经济和社会发展计划。

第六十条　县级以上地方人民政府按照本级政府职责负责本行政区域内传染病预防、控制、监督工作的日常经费。

国务院卫生行政部门会同国务院有关部门，根据传染病流行趋势，确定全国传染病预防、控制、救治、监测、预测、预警、监督检查等项目。中央财政对困难地区实施重大传染病防治项目给予补助。

省、自治区、直辖市人民政府根据本行政区域内传染病流行趋势，在国务院卫生行政部门确定的项目范围内，确定传染病预防、控制、监督等项目，并保障项目的实施经费。

第六十一条　国家加强基层传染病防治体系建设，扶持贫困地区和少数民族地区的传染病防治工作。

地方各级人民政府应当保障城市社区、农村基层传染病预防工作的经费。

第六十二条　国家对患有特定传染病的困难人群实行医疗救助，减免医疗费用。具体办法由国务院卫生行政部门会同国务院财政部门等部门制定。

第六十三条　县级以上人民政府负责储备防治传染病的药品、医疗器械和其他物资，以备调用。

第六十四条　对从事传染病预防、医疗、科研、教学、现场处理疫情的人员，以及在生产、工作中接触传染病病原体的其他人员，有关单位应当按照国家规定，采取有效的卫生防护措施和医疗保健措施，并给予适当的津贴。

第八章　法律责任

第六十五条　地方各级人民政府未依照本法的规定履行报告职责，或者隐瞒、谎报、缓报传染病疫情，或者在传染病暴发、流行时，未及时组织救治、采取控制措施的，由上级人民政府责令改正，通报批评；造成传染病传播、流行或者其他严重后果的，对负有责任的主管人员，依法给予行政处分；构成犯罪的，依法追究刑事责任。

第六十六条　县级以上人民政府卫生行政部门违反本法规定，有下列情形之一的，由本级人民政府、上级人民政府卫生行政部门责令改正，通报批评；造成传染病传播、流行或者其他严重后果的，对负有责任的主管人员和其他直接责任人员，依法给予行政处分；构成犯罪的，依法追究刑事责任：

（一）未依法履行传染病疫情通报、报告或者公布职责，或者隐瞒、谎报、缓报传染病疫情的；

（二）发生或者可能发生传染病传播时未及时采取预防、控制措施的；

（三）未依法履行监督检查职责，或者发现违法行为不及时查处的；

（四）未及时调查、处理单位和个人对下级卫生行政部门不履行传染病防治职责的举报的；

（五）违反本法的其他失职、渎职行为。

第六十七条　县级以上人民政府有关部门未依照本法的规定履行传染病防治和保障职责的，由本级人民政府或者上级人民政府有关部门责令改正，通报批评；造成传染病传播、流行或者其他严重后果的，对负有责任的主管人员和其他直接责任人员，依法给予行政处分；构成犯罪的，依法追究刑事责任。

第六十八条　疾病预防控制机构违反本法规定，有下列情形之一的，由县级以上人民政府卫生行政部门责令限期改正，通报批评，给予警告；对负有责任的主管人员和其他直接责任人员，依法给予降级、撤职、开除的处分，并可以依法吊销有关责任人员的执业证书；构成犯罪的，依法追究刑事责任：

（一）未依法履行传染病监测职责的；

（二）未依法履行传染病疫情报告、通报职责，或者隐瞒、谎报、缓报传染病疫情的；

（三）未主动收集传染病疫情信息，或者对传染病疫情信息和疫情报告未及时进行分析、调查、核实的；

（四）发现传染病疫情时，未依据职责及时采取本法规定的措施的；

（五）故意泄露传染病病人、病原携带者、疑似传染病病人、密切接触者涉及个人隐私的有关信息、资料的。

第六十九条　医疗机构违反本法规定，有下列情形之一的，由县级以上人民政府卫生行政部门责令改正，通报批评，给予警告；造成传染病传播、流行或者其他严重后果的，对负有责任的主管人员和其他直接责任人员，依法给予降级、撤职、开除的处分，并可以依法吊销有关责任人员的执业证书；构成犯罪的，依法追究刑事责任：

（一）未按照规定承担本单位的传染病预防、控制工作、医院感染控制任务和责任区域内的传染病预防工作的；

（二）未按照规定报告传染病疫情，或者隐瞒、谎报、缓报传染病疫情的；

（三）发现传染病疫情时，未按照规定对传染病病人、疑似传染病病人提供医疗救护、现场救援、接诊、转诊的，或者拒绝接受转诊的；

（四）未按照规定对本单位内被传染病病原体污染的场所、物品以及医疗废物实施消毒或者无害化处置的；

（五）未按照规定对医疗器械进行消毒，或者对按照规定一次使用的医疗器具未予销毁，再次使用的；

（六）在医疗救治过程中未按照规定保管医学记录资料的；

（七）故意泄露传染病病人、病原携带者、疑似传染病病人、密切接触者涉及个人隐私的有关信息、资料的。

第七十条　采供血机构未按照规定报告传染病疫情，或者隐瞒、谎报、缓报传染病疫情，或者未执行国家有关规定，导致因输入血液引起经血液传播疾病发生的，由县级以上人民政府卫生行政部门责令改正，通报批评，给予警告；造成传染病传播、流行或者其他严重后果的，对负有责任的主管人员和其他直接责任人员，依法给予降级、撤职、开除的处分，并可以依法吊销采供血机构的执业许可证；构成犯罪的，依法追究刑事责任。

非法采集血液或者组织他人出卖血液的，由县级以上人民政府卫生行政部门予以取缔，没收违法所得，可以并处十万元以下的罚款；构成犯罪的，依法追究刑事责任。

第七十一条　国境卫生检疫机关、动物防疫机构未依法履行传染病疫情通报职责的，由有关部门在各自职责范围内责令改正，通报批评；造成传染病传播、流行或者其他严重后果的，对负有责任的主管人员和其他直接责任人员，依法给予降级、撤职、开除的处分；构成犯罪的，依法追究刑事责任。

第七十二条　铁路、交通、民用航空经营单位未依照本法的规定优先运送处理传染病疫情的人员以及防治传染病的药品和医疗器械的，由有关部门责令限期改正，给予警告；造成严重后果的，对负有责任的主管人员和其他直接责任人员，依法给予降级、撤职、开除的处分。

第七十三条　违反本法规定，有下列情形之一，导致或者可能导致传染病传播、流行的，由县级以上人民政府卫生行政部门责令限期改正，没收违法所得，可以并处五万元以下的罚款；已取得许可证的，原发证部门可以依法暂扣或者吊销许可证；构成犯罪的，依法追究刑事责任：

（一）饮用水供水单位供应的饮用水不符合国家卫生标准和卫生规范的；

（二）涉及饮用水卫生安全的产品不符合国家卫生标准和卫生规范的；

（三）用于传染病防治的消毒产品不符合国家卫生标准和卫生规范的；

（四）出售、运输疫区中被传染病病原体污染或者可能被传染病病原体污染的物品，未进行消毒处理的；

（五）生物制品生产单位生产的血液制品不符合国家质量标准的。

第七十四条　违反本法规定，有下列情形之一的，由县级以上地方人民政府卫生行政部门责令改正，通报批评，给予警告，已取得许可证的，可以依法暂扣或者吊销许可证；造成传染病传播、流行以及其他严重后果的，对负有责任的主管人员和其他直接责任人员，依法给予降级、撤职、开除的处分，并可以依法吊销有关责任人员的执业证书；构成犯罪的，依法追究刑事责任：

（一）疾病预防控制机构、医疗机构和从事病原微生物实验的单位，不符合国家规定的条件和技术标准，对传染病病原体样本未按照规定进行严格管理，造成实验室感染和病原微生物扩散的；

（二）违反国家有关规定，采集、保藏、携带、运输和使用传染病菌种、毒种和传染病检测样本的；

（三）疾病预防控制机构、医疗机构未执行国家有关规定，导致因输入血液、使用血液制品引起经血液传播疾病发生的。

第七十五条　未经检疫出售、运输与人畜共患传染病有关的野生动物、家畜家禽的，由县级以上地方人民政府畜牧兽医行政部门责令停止违法行为，并依法给予行政处罚。

第七十六条　在国家确认的自然疫源地兴建水利、交通、旅游、能源等大型建设项目，未经卫生调查进行施工的，或者未按照疾病预防控制机构的意见采取必要的传染病预防、控制措施的，由县级以上人民政府卫生行政部门责令限期改正，给予警告，处五千元以上三万元以下的罚款；逾期不改正的，处三万元以上十万元以下的罚款，并可以提请有关人民政府依据职责权限，责令停建、关闭。

第七十七条　单位和个人违反本法规定，导致传染病传播、流行，给他人人身、财产造成损害的，应当依法承担民事责任。

<h1 style="text-align:center">第九章　附　　则</h1>

第七十八条　本法中下列用语的含义：

（一）传染病病人、疑似传染病病人：指根据国务院卫生行政部门发布的《中华人民共和国传染病防治法规定管理的传染病诊断标准》，符合传染病病人和疑似传染病病人诊断标准的人。

（二）病原携带者：指感染病原体无临床症状但能排出病原体的人。

（三）流行病学调查：指对人群中疾病或者健康状况的分布及其决定因素进行调查研究，提出疾病预防控制措施及保健对策。

（四）疫点：指病原体从传染源向周围播散的范围较小或者单个疫源地。

（五）疫区：指传染病在人群中暴发、流行，其病原体向周围播散时所能波及的地区。

（六）人畜共患传染病：指人与脊椎动物共同罹患的传染病，如鼠疫、狂犬病、血吸虫病等。

（七）自然疫源地：指某些可引起人类传染病的病原体在自然界的野生动物中长期存在和循环的地区。

（八）病媒生物：指能够将病原体从人或者其他动物传播给人的生物，如蚊、蝇、蚤类等。

（九）医源性感染：指在医学服务中，因病原体传播引起的感染。

（十）医院感染：指住院病人在医院内获得的感染，包括在住院期间发生的感染和在医院内获得出院后发生的感染，但不包括入院前已开始或者入院时已处于潜伏期的感染。医院工作人员在医院内获得的感染也属医院感染。

（十一）实验室感染：指从事实验室工作时，因接触病原体所致的感染。

（十二）菌种、毒种：指可能引起本法规定的传染病发生的细菌菌种、病毒毒种。

（十三）消毒：指用化学、物理、生物的方法杀灭或者消除环境中的病原微生物。

（十四）疾病预防控制机构：指从事疾病预防控制活动的疾病预防控制中心以及与上述机构业务活动相同的单位。

（十五）医疗机构：指按照《医疗机构管理条例》取得医疗机构执业许可证，从事疾病诊断、治疗活动的机构。

第七十九条　传染病防治中有关食品、药品、血液、水、医疗废物和病原微生物的管理以及动物防疫和国境卫生检疫，本法未规定的，分别适用其他有关法律、行政法规的规定。

第八十条　本法自 2004 年 12 月 1 日起施行。

附录二　抗菌药物临床应用管理办法

（中华人民共和国卫生部令第 84 号）

第一章　总　则

第一条　为加强医疗机构抗菌药物临床应用管理，规范抗菌药物临床应用行为，提高抗菌药物临床应用水平，促进临床合理应用抗菌药物，控制细菌耐药，保障医疗质量和医疗安全，根据相关卫生法律法规，制定本办法。

第二条　本办法所称抗菌药物是指治疗细菌、支原体、衣原体、立克次体、螺旋体、真菌等病原微生物所致感染性疾病病原的药物，不包括治疗结核病、寄生虫病和各种病毒所致感染性疾病的药物以及具有抗菌作用的中药制剂。

第三条　卫生部负责全国医疗机构抗菌药物临床应用的监督管理。

县级以上地方卫生行政部门负责本行政区域内医疗机构抗菌药物临床应用的监督管理。

第四条　本办法适用于各级各类医疗机构抗菌药物临床应用管理工作。

第五条　抗菌药物临床应用应当遵循安全、有效、经济的原则。

第六条　抗菌药物临床应用实行分级管理。根据安全性、疗效、细菌耐药性、价格等因素，将抗菌药物分为三级：非限制使用级、限制使用级与特殊使用级。具体划分标准如下：

（一）非限制使用级抗菌药物是指经长期临床应用证明安全、有效，对细菌耐药性影响较小，价格相对较低的抗菌药物；

（二）限制使用级抗菌药物是指经长期临床应用证明安全、有效，对细菌耐药性影响较大，或者价格相对较高的抗菌药物；

（三）特殊使用级抗菌药物是指具有以下情形之一的抗菌药物：

1. 具有明显或者严重不良反应，不宜随意使用的抗菌药物；

2. 需要严格控制使用，避免细菌过快产生耐药的抗菌药物；

3. 疗效、安全性方面的临床资料较少的抗菌药物；

4. 价格昂贵的抗菌药物。

抗菌药物分级管理目录由各省级卫生行政部门制定，报卫生部备案。

第二章　组织机构和职责

第七条　医疗机构主要负责人是本机构抗菌药物临床应用管理的第一责任人。

第八条　医疗机构应当建立本机构抗菌药物管理工作制度。

第九条　医疗机构应当设立抗菌药物管理工作机构或者配备专（兼）职人员负责

本机构的抗菌药物管理工作。

二级以上的医院、妇幼保健院及专科疾病防治机构（以下简称二级以上医院）应当在药事管理与药物治疗学委员会下设立抗菌药物管理工作组。抗菌药物管理工作组由医务、药学、感染性疾病、临床微生物、护理、医院感染管理等部门负责人和具有相关专业高级技术职务任职资格的人员组成，医务、药学等部门共同负责日常管理工作。

其他医疗机构设立抗菌药物管理工作小组或者指定专（兼）职人员，负责具体管理工作。

第十条　医疗机构抗菌药物管理工作机构或者专（兼）职人员的主要职责是：

（一）贯彻执行抗菌药物管理相关的法律、法规、规章，制定本机构抗菌药物管理制度并组织实施；

（二）审议本机构抗菌药物供应目录，制定抗菌药物临床应用相关技术性文件，并组织实施；

（三）对本机构抗菌药物临床应用与细菌耐药情况进行监测，定期分析、评估、上报监测数据并发布相关信息，提出干预和改进措施；

（四）对医务人员进行抗菌药物管理相关法律、法规、规章制度和技术规范培训，组织对患者合理使用抗菌药物的宣传教育。

第十一条　二级以上医院应当设置感染性疾病科，配备感染性疾病专业医师。

感染性疾病科和感染性疾病专业医师负责对本机构各临床科室抗菌药物临床应用进行技术指导，参与抗菌药物临床应用管理工作。

第十二条　二级以上医院应当配备抗菌药物等相关专业的临床药师。

临床药师负责对本机构抗菌药物临床应用提供技术支持，指导患者合理使用抗菌药物，参与抗菌药物临床应用管理工作。

第十三条　二级以上医院应当根据实际需要，建立符合实验室生物安全要求的临床微生物室。

临床微生物室开展微生物培养、分离、鉴定和药物敏感试验等工作，提供病原学诊断和细菌耐药技术支持，参与抗菌药物临床应用管理工作。

第十四条　卫生行政部门和医疗机构加强涉及抗菌药物临床应用管理的相关学科建设，建立专业人才培养和考核制度，充分发挥相关专业技术人员在抗菌药物临床应用管理工作中的作用。

第三章　抗菌药物临床应用管理

第十五条　医疗机构应当严格执行《处方管理办法》、《医疗机构药事管理规定》、《抗菌药物临床应用指导原则》、《国家处方集》等相关规定及技术规范，加强对抗菌药物遴选、采购、处方、调剂、临床应用和药物评价的管理。

第十六条　医疗机构应当按照省级卫生行政部门制定的抗菌药物分级管理目录，制定本机构抗菌药物供应目录，并向核发其《医疗机构执业许可证》的卫生行政部门备案。医疗机构抗菌药物供应目录包括采购抗菌药物的品种、品规。未经备案的抗菌药物品种、品规，医疗机构不得采购。

第十七条　医疗机构应当严格控制本机构抗菌药物供应目录的品种数量。同一通用名称抗菌药物品种，注射剂型和口服剂型各不得超过2种。具有相似或者相同药理学特征的抗菌药物不得重复列入供应目录。

第十八条　医疗机构确因临床工作需要，抗菌药物品种和品规数量超过规定的，应当向核发其《医疗机构执业许可证》的卫生行政部门详细说明原因和理由；说明不充分或者理由不成立的，卫生行政部门不得接受其抗菌药物品种和品规数量的备案。

第十九条　医疗机构应当定期调整抗菌药物供应目录品种结构，并于每次调整后15个工作日内向核发其《医疗机构执业许可证》的卫生行政部门备案。调整周期原则上为2年，最短不得少于1年。

第二十条　医疗机构应当按照国家药品监督管理部门批准并公布的药品通用名称购进抗菌药物，优先选用《国家基本药物目录》、《国家处方集》和《国家基本医疗保险、工伤保险和生育保险药品目录》收录的抗菌药物品种。

基层医疗卫生机构只能选用基本药物（包括各省区市增补品种）中的抗菌药物品种。

第二十一条　医疗机构抗菌药物应当由药学部门统一采购供应，其他科室或者部门不得从事抗菌药物的采购、调剂活动。临床上不得使用非药学部门采购供应的抗菌药物。

第二十二条　因特殊治疗需要，医疗机构需使用本机构抗菌药物供应目录以外抗菌药物的，可以启动临时采购程序。临时采购应当由临床科室提出申请，说明申请购入抗菌药物名称、剂型、规格、数量、使用对象和使用理由，经本机构抗菌药物管理工作组审核同意后，由药学部门临时一次性购入使用。

医疗机构应当严格控制临时采购抗菌药物品种和数量，同一通用名抗菌药物品种启动临时采购程序原则上每年不得超过5例次。如果超过5例次，应当讨论是否列入本机构抗菌药物供应目录。调整后的抗菌药物供应目录总品种数不得增加。

医疗机构应当每半年将抗菌药物临时采购情况向核发其《医疗机构执业许可证》的卫生行政部门备案。

第二十三条　医疗机构应当建立抗菌药物遴选和定期评估制度。

医疗机构遴选和新引进抗菌药物品种，应当由临床科室提交申请报告，经药学部门提出意见后，由抗菌药物管理工作组审议。

抗菌药物管理工作组三分之二以上成员审议同意，并经药事管理与药物治疗学委员会三分之二以上委员审核同意后方可列入采购供应目录。

抗菌药物品种或者品规存在安全隐患、疗效不确定、耐药率高、性价比差或者违规使用等情况的，临床科室、药学部门、抗菌药物管理工作组可以提出清退或者更换意见。清退意见经抗菌药物管理工作组二分之一以上成员同意后执行，并报药事管理与药物治疗学委员会备案；更换意见经药事管理与药物治疗学委员会讨论通过后执行。

清退或者更换的抗菌药物品种或者品规原则上12个月内不得重新进入本机构抗菌药物供应目录。

第二十四条　具有高级专业技术职务任职资格的医师，可授予特殊使用级抗菌药物处方权；具有中级以上专业技术职务任职资格的医师，可授予限制使用级抗菌药物处方权；具有初级专业技术职务任职资格的医师，在乡、民族乡、镇、村的医疗机构独立从事一般执业活动的执业助理医师以及乡村医生，可授予非限制使用级抗菌药物处方权。药师经培训并考核合格后，方可获得抗菌药物调剂资格。

二级以上医院应当定期对医师和药师进行抗菌药物临床应用知识和规范化管理的培训。医师经本机构培训并考核合格后，方可获得相应的处方权。

其他医疗机构依法享有处方权的医师、乡村医生和从事处方调剂工作的药师，由县级以上地方卫生行政部门组织相关培训、考核。经考核合格的，授予相应的抗菌药物处方权或者抗菌药物调剂资格。

第二十五条　抗菌药物临床应用知识和规范化管理培训和考核内容应当包括：

（一）《药品管理法》、《执业医师法》、《抗菌药物临床应用管理办法》、《处方管理办法》、《医疗机构药事管理规定》、《抗菌药物临床应用指导原则》、《国家基本药物处方集》、《国家处方集》和《医院处方点评管理规范（试行）》等相关法律、法规、规章和规范性文件；

（二）抗菌药物临床应用及管理制度；

（三）常用抗菌药物的药理学特点与注意事项；

（四）常见细菌的耐药趋势与控制方法；

（五）抗菌药物不良反应的防治。

第二十六条　医疗机构和医务人员应当严格掌握使用抗菌药物预防感染的指证。预防感染、治疗轻度或者局部感染应当首选非限制使用级抗菌药物；严重感染、免疫功能低下合并感染或者病原菌只对限制使用级抗菌药物敏感时，方可选用限制使用级抗菌药物。

第二十七条　严格控制特殊使用级抗菌药物使用。特殊使用级抗菌药物不得在门诊使用。

临床应用特殊使用级抗菌药物应当严格掌握用药指证，经抗菌药物管理工作组指定的专业技术人员会诊同意后，由具有相应处方权医师开具处方。

特殊使用级抗菌药物会诊人员由具有抗菌药物临床应用经验的感染性疾病科、呼吸科、重症医学科、微生物检验科、药学部门等具有高级专业技术职务任职资格的医师、药师或具有高级专业技术职务任职资格的抗菌药物专业临床药师担任。

第二十八条　因抢救生命垂危的患者等紧急情况，医师可以越级使用抗菌药物。越级使用抗菌药物应当详细记录用药指证，并应当于24小时内补办越级使用抗菌药物的必要手续。

第二十九条　医疗机构应当制定并严格控制门诊患者静脉输注使用抗菌药物比例。

村卫生室、诊所和社区卫生服务站使用抗菌药物开展静脉输注活动，应当经县级卫生行政部门核准。

第三十条　医疗机构应当开展抗菌药物临床应用监测工作，分析本机构及临床各专业科室抗菌药物使用情况，评估抗菌药物使用适宜性；对抗菌药物使用趋势进行分析，对抗菌药物不合理使用情况应当及时采取有效干预措施。

第三十一条　医疗机构应当根据临床微生物标本检测结果合理选用抗菌药物。临床微生物标本检测结果未出具前，医疗机构可以根据当地和本机构细菌耐药监测情况经验选用抗菌药物，临床微生物标本检测结果出具后根据检测结果进行相应调整。

第三十二条　医疗机构应当开展细菌耐药监测工作，建立细菌耐药预警机制，并采取下列相应措施：

（一）主要目标细菌耐药率超过30%的抗菌药物，应当及时将预警信息通报本机构医务人员；

（二）主要目标细菌耐药率超过40%的抗菌药物，应当慎重经验用药；

（三）主要目标细菌耐药率超过50%的抗菌药物，应当参照药敏试验结果选用；

（四）主要目标细菌耐药率超过75%的抗菌药物，应当暂停针对此目标细菌的临床应用，根据追踪细菌耐药监测结果，再决定是否恢复临床应用。

第三十三条　医疗机构应当建立本机构抗菌药物临床应用情况排名、内部公示和报告制度。

医疗机构应当对临床科室和医务人员抗菌药物使用量、使用率和使用强度等情况进行排名并予以内部公示；对排名后位或者发现严重问题的医师进行批评教育，情况严重的予以通报。

医疗机构应当按照要求对临床科室和医务人员抗菌药物临床应用情况进行汇总，并向核发其《医疗机构执业许可证》的卫生行政部门报告。非限制使用级抗菌药物临床应用情况，每年报告一次；限制使用级和特殊使用级抗菌药物临床应用情况，每半年报告一次。

第三十四条　医疗机构应当充分利用信息化手段促进抗菌药物合理应用。

第三十五条　医疗机构应当对以下抗菌药物临床应用异常情况开展调查，并根据不同情况作出处理：

（一）使用量异常增长的抗菌药物；

（二）半年内使用量始终居于前列的抗菌药物；

（三）经常超适应证、超剂量使用的抗菌药物；

（四）企业违规销售的抗菌药物；

（五）频繁发生严重不良事件的抗菌药物。

第三十六条　医疗机构应当加强对抗菌药物生产、经营企业在本机构销售行为的管理，对存在不正当销售行为的企业，应当及时采取暂停进药、清退等措施。

第四章　监　督　管　理

第三十七条　县级以上卫生行政部门应当加强对本行政区域内医疗机构抗菌药物临床应用情况的监督检查。

第三十八条　卫生行政部门工作人员依法对医疗机构抗菌药物临床应用情况进行监督检查时，应当出示证件，被检查医疗机构应当予以配合，提供必要的资料，不得拒绝、阻碍和隐瞒。

第三十九条　县级以上地方卫生行政部门应当建立医疗机构抗菌药物临床应用管理评估制度。

第四十条　县级以上地方卫生行政部门应当建立抗菌药物临床应用情况排名、公布和诫勉谈话制度。对本行政区域内医疗机构抗菌药物使用量、使用率和使用强度等情况进行排名，将排名情况向本行政区域内医疗机构公布，并报上级卫生行政部门备案；对发生重大、特大医疗质量安全事件或者存在严重医疗质量安全隐患的各级各类医疗机构的负责人进行诫勉谈话，情况严重的予以通报。

第四十一条　县级卫生行政部门负责对辖区内乡镇卫生院、社区卫生服务中心（站）抗菌药物使用量、使用率等情况进行排名并予以公示。

受县级卫生行政部门委托，乡镇卫生院负责对辖区内村卫生室抗菌药物使用量、使用率等情况进行排名并予以公示，并向县级卫生行政部门报告。

第四十二条　卫生部建立全国抗菌药物临床应用监测网和全国细菌耐药监测网，对全国抗菌药物临床应用和细菌耐药情况进行监测；根据监测情况定期公布抗菌药物临床应用控制指标，开展抗菌药物临床应用质量管理与控制工作。

省级卫生行政部门应当建立本行政区域的抗菌药物临床应用监测网和细菌耐药监测网，对医疗机构抗菌药物临床应用和细菌耐药情况进行监测，开展抗菌药物临床应用质量管理与控制工作。

抗菌药物临床应用和细菌耐药监测技术方案由卫生部另行制定。

第四十三条　卫生行政部门应当将医疗机构抗菌药物临床应用情况纳入医疗机构考核指标体系；将抗菌药物临床应用情况作为医疗机构定级、评审、评价重要指标，考核不合格的，视情况对医疗机构作出降级、降等、评价不合格处理。

第四十四条　医疗机构抗菌药物管理机构应当定期组织相关专业技术人员对抗菌药物处方、医嘱实施点评，并将点评结果作为医师定期考核、临床科室和医务人员绩效考核依据。

第四十五条　医疗机构应当对出现抗菌药物超常处方3次以上且无正当理由的医师提出警告，限制其特殊使用级和限制使用级抗菌药物处方权。

第四十六条　医师出现下列情形之一的，医疗机构应当取消其处方权：

（一）抗菌药物考核不合格的；

（二）限制处方权后，仍出现超常处方且无正当理由的；

（三）未按照规定开具抗菌药物处方，造成严重后果的；

（四）未按照规定使用抗菌药物，造成严重后果的；

（五）开具抗菌药物处方牟取不正当利益的。

第四十七条　药师未按照规定审核抗菌药物处方与用药医嘱，造成严重后果的，或者发现处方不适宜、超常处方等情况未进行干预且无正当理由的，医疗机构应当取消其药物调剂资格。

第四十八条　医师处方权和药师药物调剂资格取消后，在六个月内不得恢复其处方权和药物调剂资格。

第五章　法律责任

第四十九条　医疗机构有下列情形之一的，由县级以上卫生行政部门责令限期改正；逾期不改的，进行通报批评，并给予警告；造成严重后果的，对负有责任的主管人员和其他直接责任人员，给予处分：

（一）未建立抗菌药物管理组织机构或者未指定专（兼）职技术人员负责具体管理工作的；

（二）未建立抗菌药物管理规章制度的；

（三）抗菌药物临床应用管理混乱的；

（四）未按照本办法规定执行抗菌药物分级管理、医师抗菌药物处方权限管理、药师抗菌药物调剂资格管理或者未配备相关专业技术人员的；

（五）其他违反本办法规定行为的。

第五十条　医疗机构有下列情形之一的，由县级以上卫生行政部门责令限期改正，给予警告，并可根据情节轻重处以三万元以下罚款；对负有责任的主管人员和其他直接责任人员，可根据情节给予处分：

（一）使用未取得抗菌药物处方权的医师或者使用被取消抗菌药物处方权的医师开具抗菌药物处方的；

（二）未对抗菌药物处方、医嘱实施适宜性审核，情节严重的；

（三）非药学部门从事抗菌药物购销、调剂活动的；

（四）将抗菌药物购销、临床应用情况与个人或者科室经济利益挂钩的；

（五）在抗菌药物购销、临床应用中牟取不正当利益的。

第五十一条　医疗机构的负责人、药品采购人员、医师等有关人员索取、收受药品生产企业、药品经营企业或者其代理人给予的财物或者通过开具抗菌药物牟取不正当利益的，由县级以上地方卫生行政部门依据国家有关法律法规进行处理。

第五十二条　医师有下列情形之一的，由县级以上卫生行政部门按照《执业医师法》第三十七条的有关规定，给予警告或者责令暂停六个月以上一年以下执业活动；情节严重的，吊销其执业证书；构成犯罪的，依法追究刑事责任：

（一）未按照本办法规定开具抗菌药物处方，造成严重后果的；

（二）使用未经国家药品监督管理部门批准的抗菌药物的；

（三）使用本机构抗菌药物供应目录以外的品种、品规，造成严重后果的；

（四）违反本办法其他规定，造成严重后果的。

乡村医生有前款规定情形之一的，由县级卫生行政部门按照《乡村医师从业管理条例》第三十八条有关规定处理。

第五十三条　药师有下列情形之一的，由县级以上卫生行政部门责令限期改正，给予警告；构成犯罪的，依法追究刑事责任：

（一）未按照规定审核、调剂抗菌药物处方，情节严重的；

（二）未按照规定私自增加抗菌药物品种或者品规的；

（三）违反本办法其他规定的。

第五十四条　未经县级卫生行政部门核准，村卫生室、诊所、社区卫生服务站擅自使用抗菌药物开展静脉输注活动的，由县级以上地方卫生行政部门责令限期改正，给予警告；逾期不改的，可根据情节轻重处以一万元以下罚款。

第五十五条　县级以上地方卫生行政部门未按照本办法规定履行监管职责，造成严重后果的，对直接负责的主管人员和其他直接责任人员依法给予记大过、降级、撤职、开除等行政处分。

第五十六条　医疗机构及其医务人员违反《药品管理法》的，依照《药品管理法》的有关规定处理。

第六章　附　　则

第五十七条　国家中医药管理部门在职责范围内负责中医医疗机构抗菌药物临床应用的监督管理。

第五十八条　各省级卫生行政部门应当于本办法发布之日起3个月内，制定本行政区域抗菌药物分级管理目录。

第五十九条　本办法自2012年8月1日起施行。

附录三 突发公共卫生事件应急条例

（中华人民共和国国务院令第 376 号）

第一章 总 则

第一条 为了有效预防、及时控制和消除突发公共卫生事件的危害，保障公众身体健康与生命安全，维护正常的社会秩序，制定本条例。

第二条 本条例所称突发公共卫生事件（以下简称突发事件），是指突然发生，造成或者可能造成社会公众健康严重损害的重大传染病疫情、群体性不明原因疾病、重大食物和职业中毒以及其他严重影响公众健康的事件。

第三条 突发事件发生后，国务院设立全国突发事件应急处理指挥部，由国务院有关部门和军队有关部门组成，国务院主管领导人担任总指挥，负责对全国突发事件应急处理的统一领导、统一指挥。

国务院卫生行政主管部门和其他有关部门，在各自的职责范围内做好突发事件应急处理的有关工作。

第四条 突发事件发生后，省、自治区、直辖市人民政府成立地方突发事件应急处理指挥部，省、自治区、直辖市人民政府主要领导人担任总指挥，负责领导、指挥本行政区域内突发事件应急处理工作。

县级以上地方人民政府卫生行政主管部门，具体负责组织突发事件的调查、控制和医疗救治工作。

县级以上地方人民政府有关部门，在各自的职责范围内做好突发事件应急处理的有关工作。

第五条 突发事件应急工作，应当遵循预防为主、常备不懈的方针，贯彻统一领导、分级负责、反应及时、措施果断、依靠科学、加强合作的原则。

第六条 县级以上各级人民政府应当组织开展防治突发事件相关科学研究，建立突发事件应急流行病学调查、传染源隔离、医疗救护、现场处置、监督检查、监测检验、卫生防护等有关物资、设备、设施、技术与人才资源储备，所需经费列入本级政府财政预算。

国家对边远贫困地区突发事件应急工作给予财政支持。

第七条 国家鼓励、支持开展突发事件监测、预警、反应处理有关技术的国际交流与合作。

第八条 国务院有关部门和县级以上地方人民政府及其有关部门，应当建立严格的突发事件防范和应急处理责任制，切实履行各自的职责，保证突发事件应急处理工作的正常进行。

第九条 县级以上各级人民政府及其卫生行政主管部门，应当对参加突发事件应急处理的医疗卫生人员，给予适当补助和保健津贴；对参加突发事件应急处理作出贡献的人员，给予表彰和奖励；对因参与应急处理工作致病、致残、死亡的人员，按照国家有关规定，给予相应的补助和抚恤。

第二章　预防与应急准备

第十条　国务院卫生行政主管部门按照分类指导、快速反应的要求，制定全国突发事件应急预案，报请国务院批准。

省、自治区、直辖市人民政府根据全国突发事件应急预案，结合本地实际情况，制定本行政区域的突发事件应急预案。

第十一条　全国突发事件应急预案应当包括以下主要内容：

（一）突发事件应急处理指挥部的组成和相关部门的职责；

（二）突发事件的监测与预警；

（三）突发事件信息的收集、分析、报告、通报制度；

（四）突发事件应急处理技术和监测机构及其任务；

（五）突发事件的分级和应急处理工作方案；

（六）突发事件预防、现场控制，应急设施、设备、救治药品和医疗器械以及其他物资和技术的储备与调度；

（七）突发事件应急处理专业队伍的建设和培训。

第十二条　突发事件应急预案应当根据突发事件的变化和实施中发现的问题及时进行修订、补充。

第十三条　地方各级人民政府应当依照法律、行政法规的规定，做好传染病预防和其他公共卫生工作，防范突发事件的发生。

县级以上各级人民政府卫生行政主管部门和其他有关部门，应当对公众开展突发事件应急知识的专门教育，增强全社会对突发事件的防范意识和应对能力。

第十四条　国家建立统一的突发事件预防控制体系。

县级以上地方人民政府应当建立和完善突发事件监测与预警系统。

县级以上各级人民政府卫生行政主管部门，应当指定机构负责开展突发事件的日常监测，并确保监测与预警系统的正常运行。

第十五条　监测与预警工作应当根据突发事件的类别，制定监测计划，科学分析、综合评价监测数据。对早期发现的潜在隐患以及可能发生的突发事件，应当依照本条例规定的报告程序和时限及时报告。

第十六条　国务院有关部门和县级以上地方人民政府及其有关部门，应当根据突发事件应急预案的要求，保证应急设施、设备、救治药品和医疗器械等物资储备。

第十七条　县级以上各级人民政府应当加强急救医疗服务网络的建设，配备相应的医疗救治药物、技术、设备和人员，提高医疗卫生机构应对各类突发事件的救治能力。

设区的市级以上地方人民政府应当设置与传染病防治工作需要相适应的传染病专科医院，或者指定具备传染病防治条件和能力的医疗机构承担传染病防治任务。

第十八条　县级以上地方人民政府卫生行政主管部门，应当定期对医疗卫生机构和人员开展突发事件应急处理相关知识、技能的培训，定期组织医疗卫生机构进行突发事件应急演练，推广最新知识和先进技术。

第三章　报告与信息发布

第十九条　国家建立突发事件应急报告制度。

国务院卫生行政主管部门制定突发事件应急报告规范，建立重大、紧急疫情信息报告系统。

有下列情形之一的，省、自治区、直辖市人民政府应当在接到报告 1 小时内，向国务院卫生行政主管部门报告：

（一）发生或者可能发生传染病暴发、流行的；

（二）发生或者发现不明原因的群体性疾病的；

（三）发生传染病菌种、毒种丢失的；

（四）发生或者可能发生重大食物和职业中毒事件的。

国务院卫生行政主管部门对可能造成重大社会影响的突发事件，应当立即向国务院报告。

第二十条　突发事件监测机构、医疗卫生机构和有关单位发现有本条例第十九条规定情形之一的，应当在 2 小时内向所在地县级人民政府卫生行政主管部门报告；接到报告的卫生行政主管部门应当在 2 小时内向本级人民政府报告，并同时向上级人民政府卫生行政主管部门和国务院卫生行政主管部门报告。

县级人民政府应当在接到报告后 2 小时内向设区的市级人民政府或者上一级人民政府报告；设区的市级人民政府应当在接到报告后 2 小时内向省、自治区、直辖市人民政府报告。

第二十一条　任何单位和个人对突发事件，不得隐瞒、缓报、谎报或者授意他人隐瞒、缓报、谎报。

第二十二条　接到报告的地方人民政府、卫生行政主管部门依照本条例规定报告的同时，应当立即组织力量对报告事项调查核实、确证，采取必要的控制措施，并及时报告调查情况。

第二十三条　国务院卫生行政主管部门应当根据发生突发事件的情况，及时向国务院有关部门和各省、自治区、直辖市人民政府卫生行政主管部门以及军队有关部门通报。

突发事件发生地的省、自治区、直辖市人民政府卫生行政主管部门，应当及时向毗邻省、自治区、直辖市人民政府卫生行政主管部门通报。

接到通报的省、自治区、直辖市人民政府卫生行政主管部门，必要时应当及时通知本行政区域内的医疗卫生机构。

县级以上地方人民政府有关部门，已经发生或者发现可能引起突发事件的情形时，应当及时向同级人民政府卫生行政主管部门通报。

第二十四条　国家建立突发事件举报制度，公布统一的突发事件报告、举报电话。

任何单位和个人有权向人民政府及其有关部门报告突发事件隐患，有权向上级人民政府及其有关部门举报地方人民政府及其有关部门不履行突发事件应急处理职责，或者不按照规定履行职责的情况。接到报告、举报的有关人民政府及其有关部门，应当立即组织对突发事件隐患、不履行或者不按照规定履行突发事件应急处理职责的情况进行调查处理。

对举报突发事件有功的单位和个人，县级以上各级人民政府及其有关部门应当予以奖励。

第二十五条　国家建立突发事件的信息发布制度。

国务院卫生行政主管部门负责向社会发布突发事件的信息。必要时，可以授权省、自治区、直辖市人民政府卫生行政主管部门向社会发布本行政区域内突发事件的信息。

信息发布应当及时、准确、全面。

第四章　应急处理

第二十六条　突发事件发生后，卫生行政主管部门应当组织专家对突发事件进行综合评估，初步判断突发事件的类型，提出是否启动突发事件应急预案的建议。

第二十七条　在全国范围内或者跨省、自治区、直辖市范围内启动全国突发事件应急预案，由国务院卫生行政主管部门报国务院批准后实施。省、自治区、直辖市启动突发事件应急预案，由省、自治区、直辖市人民政府决定，并向国务院报告。

第二十八条　全国突发事件应急处理指挥部对突发事件应急处理工作进行督察和指导，地方各级人民政府及其有关部门应当予以配合。

省、自治区、直辖市突发事件应急处理指挥部对本行政区域内突发事件应急处理工作进行督察和指导。

第二十九条　省级以上人民政府卫生行政主管部门或者其他有关部门指定的突发事件应急处理专业技术机构，负责突发事件的技术调查、确证、处置、控制和评价工作。

第三十条　国务院卫生行政主管部门对新发现的突发传染病，根据危害程度、流行强度，依照《中华人民共和国传染病防治法》的规定及时宣布为法定传染病；宣布为甲类传染病的，由国务院决定。

第三十一条　应急预案启动前，县级以上各级人民政府有关部门应当根据突发事件的实际情况，做好应急处理准备，采取必要的应急措施。

应急预案启动后，突发事件发生地的人民政府有关部门，应当根据预案规定的职责要求，服从突发事件应急处理指挥部的统一指挥，立即到达规定岗位，采取有关的控制措施。

医疗卫生机构、监测机构和科学研究机构，应当服从突发事件应急处理指挥部的统一指挥，相互配合、协作，集中力量开展相关的科学研究工作。

第三十二条　突发事件发生后，国务院有关部门和县级以上地方人民政府及其有关部门，应当保证突发事件应急处理所需的医疗救护设备、救治药品、医疗器械等物资的生产、供应；铁路、交通、民用航空行政主管部门应当保证及时运送。

第三十三条　根据突发事件应急处理的需要，突发事件应急处理指挥部有权紧急调集人员、储备的物资、交通工具以及相关设施、设备；必要时，对人员进行疏散或者隔离，并可以依法对传染病疫区实行封锁。

第三十四条　突发事件应急处理指挥部根据突发事件应急处理的需要，可以对食物和水源采取控制措施。

县级以上地方人民政府卫生行政主管部门应当对突发事件现场等采取控制措施，宣传突发事件防治知识，及时对易受感染的人群和其他易受损害的人群采取应急接种、预防性投药、群体防护等措施。

第三十五条　参加突发事件应急处理的工作人员，应当按照预案的规定，采取卫生防护措施，并在专业人员的指导下进行工作。

第三十六条　国务院卫生行政主管部门或者其他有关部门指定的专业技术机构，有权进入突发事件现场进行调查、采样、技术分析和检验，对地方突发事件的应急处理工作进行技术指导，有关单位和个人应当予以配合；任何单位和个人不得以任何理由予以拒绝。

第三十七条　对新发现的突发传染病、不明原因的群体性疾病、重大食物和职业中毒事件，国务院卫生行政主管部门应当尽快组织力量制定相关的技术标准、规范和控制措施。

第三十八条　交通工具上发现根据国务院卫生行政主管部门的规定需要采取应急控制措施的传染病病人、疑似传染病病人，其负责人应当以最快的方式通知前方停靠点，并向交通工具的营运单位报告。交通工具的前方停靠点和营运单位应当立即向交通工具营运单位行政主管部门和县级以上地方人民政府卫生行政主管部门报告。卫生行政主管部门接到报告后，应当立即组织有关人员采取相应的医学处置措施。

交通工具上的传染病病人密切接触者，由交通工具停靠点的县级以上各级人民政府卫生行政主管部门或者铁路、交通、民用航空行政主管部门，根据各自的职责，依照传染病防治法律、行政法规的规定，采取控制措施。

涉及国境口岸和入出境的人员、交通工具、货物、集装箱、行李、邮包等需要采取传染病应急控制措施的，依照国境卫生检疫法律、行政法规的规定办理。

第三十九条　医疗卫生机构应当对因突发事件致病的人员提供医疗救护和现场救援，对就诊病人必须接诊治疗，并书写详细、完整的病历记录；对需要转送的病人，应当按照规定将病人及其病历记录的复印件转送至接诊的或者指定的医疗机构。

医疗卫生机构内应当采取卫生防护措施，防止交叉感染和污染。

医疗卫生机构应当对传染病病人密切接触者采取医学观察措施，传染病病人密切接触者应当予以配合。

医疗机构收治传染病病人、疑似传染病病人，应当依法报告所在地的疾病预防控制机构。接到报告的疾病预防控制机构应当立即对可能受到危害的人员进行调查，根据需要采取必要的控制措施。

第四十条　传染病暴发、流行时，街道、乡镇以及居民委员会、村民委员会应当组织力量，团结协作，群防群治，协助卫生行政主管部门和其他有关部门、医疗卫生机构做好疫情信息的收集和报告、人员的分散隔离、公共卫生措施的落实工作，向居民、村民宣传传染病防治的相关知识。

第四十一条　对传染病暴发、流行区域内流动人口，突发事件发生地的县级以上地方人民政府应当做好预防工作，落实有关卫生控制措施；对传染病病人和疑似传染病病人，应当采取就地隔离、就地观察、就地治疗的措施。对需要治疗和转诊的，应当依照本条例第三十九条第一款的规定执行。

第四十二条　有关部门、医疗卫生机构应当对传染病做到早发现、早报告、早隔离、早治疗，切断传播途径，防止扩散。

第四十三条　县级以上各级人民政府应当提供必要资金，保障因突发事件致病、致残的人员得到及时、有效的救治。具体办法由国务院财政部门、卫生行政主管部门和劳动保障行政主管部门制定。

第四十四条　在突发事件中需要接受隔离治疗、医学观察措施的病人、疑似病人和传染病病人密切接触者在卫生行政主管部门或者有关机构采取医学措施时应当予以配合；拒绝配合的，由公安机关依法协助强制执行。

第五章　法律责任

第四十五条　县级以上地方人民政府及其卫生行政主管部门未依照本条例的规定履行报告职责，对突发事件隐瞒、缓报、谎报或者授意他人隐瞒、缓报、谎报的，对政府主要领导人及其卫生行政主管部门主要负责人，依法给予降级或者撤职的行政处分；造成传染病传播、流行或者对社会公众健康造成其他严重危害后果的，依法给予开除的行政处分；构成犯罪的，依法追究刑事责任。

第四十六条　国务院有关部门、县级以上地方人民政府及其有关部门未依照本条例的规定，完成突发事件应急处理所需要的设施、设备、药品和医疗器械等物资的生产、供应、运输和储备的，对政府主要领导人和政府部门主要负责人依法给予降级或者撤职的行政处分；造成传染病传播、流行或者对社会公众健康造成其他严重危害后果的，依法给予开除的行政处分；构成犯罪的，依法追究刑事责任。

第四十七条　突发事件发生后，县级以上地方人民政府及其有关部门对上级人民政府有关部门的调查不予配合，或者采取其他方式阻碍、干涉调查的，对政府主要领导人和政府部门主要负责人依法给予降级或者撤职的行政处分；构成犯罪的，依法追究刑事责任。

第四十八条　县级以上各级人民政府卫生行政主管部门和其他有关部门在突发事件调查、控制、医疗救治工作中玩忽职守、失职、渎职的，由本级人民政府或者上级人民政府有关部门责令改正、通报批评、给予警告；对主要负责人、负有责任的主管人员和其他责任人员依法给予降级、撤职的行政处分；造成传染病传播、流行或者对社会公众健康造成其他严重危害后果的，依法给予开除的行政处分；构成犯罪的，依法追究刑事责任。

第四十九条　县级以上各级人民政府有关部门拒不履行应急处理职责的，由同级人民政府或者上级人民政府有关部门责令改正、通报批评、给予警告；对主要负责人、负有责任的主管人员和其他责任人员依法给予降级、撤职的行政处分；造成传染病传播、流行或者对社会公众健康造成其他严重危害后果的，依法给予开除的行政处分；构成犯罪的，依法追究刑事责任。

第五十条　医疗卫生机构有下列行为之一的，由卫生行政主管部门责令改正、通报批评、给予警告；情节严重的，吊销《医疗机构执业许可证》；对主要负责人、负有责任的主管人员和其他直接责任人员依法给予降级或者撤职的纪律处分；造成传染病传播、流行或者对社会公众健康造成其他严重危害后果，构成犯罪的，依法追究刑事责任：

（一）未依照本条例的规定履行报告职责，隐瞒、缓报或者谎报的；

（二）未依照本条例的规定及时采取控制措施的；

（三）未依照本条例的规定履行突发事件监测职责的；

（四）拒绝接诊病人的；

（五）拒不服从突发事件应急处理指挥部调度的。

第五十一条　在突发事件应急处理工作中，有关单位和个人未依照本条例的规定履行报告职责，隐瞒、缓报或者谎报，阻碍突发事件应急处理工作人员执行职务，拒绝国务院卫生行政主管部门或者其他有关部门指定的专业技术机构进入突发事件现场，或者不配合调查、采样、技术分析和检验的，对有关责任人员依法给予行政处分或者纪律处分；触犯《中华人民共和国治安管理处罚条例》，构成违反治安管理行为的，由公安机关依法予以处罚；构成犯罪的，依法追究刑事责任。

第五十二条　在突发事件发生期间，散布谣言、哄抬物价、欺骗消费者，扰乱社会秩序、市场秩序的，由公安机关或者工商行政管理部门依法给予行政处罚；构成犯罪的，依法追究刑事责任。

第六章　附　　则

第五十三条　中国人民解放军、武装警察部队医疗卫生机构参与突发事件应急处理的，依照本条例的规定和军队的相关规定执行。

第五十四条　本条例自公布之日起施行。

内 容 提 要

本书是根据卫生部《医师定期考核管理办法》的要求，由北京医师协会组织全市感染科专家、学科带头人及中青年业务骨干共同编写而成。体例清晰、明确，内容具有基础性、专业性、指导性及可操作性等特点。既是专科医师应知应会的基本知识和技能的指导用书，也是北京市感染病专科领域执业医师"定期考核"业务水平的惟一指定用书。

本书适合广大执业医师、在校师生参考学习。

图书在版编目（CIP）数据

感染科诊疗常规／王贵强主编.
—北京：中国医药科技出版社，2012.11
（临床医疗护理常规）
ISBN 978 – 7 – 5067 – 5571 – 9

Ⅰ.①感…　Ⅱ.①王…　Ⅲ.①感染－疾病－诊疗　Ⅳ.①R4

中国版本图书馆 CIP 数据核字（2012）第 184318 号

美术编辑　陈君杞
版式设计　郭小平

出版　中国医药科技出版社
地址　北京市海淀区文慧园北路甲 22 号
邮编　100082
电话　发行：010 – 62227427　邮购：010 – 62236938
网址　www.cmstp.com
规格　787 × 1092mm $\frac{1}{16}$
印张　14¾
字数　306 千字
版次　2012 年 11 月第 1 版
印次　2013 年 11 月第 2 次印刷
印刷　北京市密东印刷有限公司
经销　全国各地新华书店
书号　ISBN 978 – 7 – 5067 – 5571 – 9
定价　**68.00 元**
本社图书如存在印装质量问题请与本社联系调换